Collection **guides marabout**

Du même auteur :

Le Cancer, Marabout Université 117 (épuisé).

Obésité ? Maigreur ? Poids idéal ? Monographie de l'Inec, Bruxelles (épuisé).

Le Guide de la Diététique, Marabout Service 166.

Le Guide Familial de la Diététique, Marabout (épuisé).

Diététique, Marabout Superflash 13 (épuisé).

Eléments de Géocancérologie, Presses de l'Inec, Bruxelles.

La Santé, un capital à préserver, en collaboration avec le Dr L. Pec, Ed. de l'Homme, Montréal.

Dr E.-G. PEETERS

l'a b c de la diététique

MARABOUT

Sommaire

1

POIDS, HÉRÉDITÉ ET VIE MODERNE

Il ne suffit pas de manger trop pour prendre du poids ni de manger peu pour rester mince.

Facteurs de poids

Nombreux sont, en réalité, les facteurs qui influent sur le poids; mais, le plus important est l'hérédité. Eh oui ! notre poids est déterminé génétiquement, comme notre espérance de vie, comme notre sensibilité aux agents cancérogènes : il n'y a pas de justice ! Cela signifie que certains resteront minces, quoi qu'ils mangent, tandis que d'autres prendront du poids au fil des ans, même s'ils surveillent leur alimentation. Cette apparente contradiction tient à l'existence de *tempéraments biochimiques.*

Tempéraments biochimiques

De quoi s'agit-il ? D'un mécanisme, génétiquement déterminé (donc hérité à la naissance) qui tient dans la nature des réactions fermentaires (enzymatiques). Dans un cas — où le poids reste stable — elles transforment complètement les sucres en énergie. Dans l'autre cas — où le poids s'accroît lorsque l'alimentation est trop abondante — elles convertissent les sucres en énergie par une voie parasite, le *cycle* ou *« shunt » pentosique*, avec accumulation de graisse résiduelle (voir schéma p. 35).

Heureusement, un équilibre diététique de longue durée peut progressivement atténuer les effets d'un tempérament à cycle pentosique. De même, un régime longuement pléthorique peut finir par engorger une chaîne enzymatique normale et faire dévier celle-ci vers le cycle pentosique. De telle sorte qu'un régime bien équilibré depuis la prime enfance, et maintenu tel à l'âge adulte, — qualitativement autant que quantitativement — , en un mot, une saine hygiène alimentaire, met à l'abri d'un embonpoint précurseur d'obésité et de l'altération d'un mécanisme enzymatique de bonne qualité*.

Vie moderne

La notion de tempérament biochimique, héréditaire, n'est pas seule en cause. Il y a aussi les facteurs liés aux *conditions de la vie moderne*. Il s'agit d'un mode d'existence auquel se sont souvent mal adaptées les coutumes alimentaires :

— disparition de l'instinct animal d'alimentation, dépendant des besoins réels de l'organisme, générateur des états de faim et de chasse;

— grandes concentrations urbaines, avec sédentarité, manque de dépenses énergétiques (chauffage, transports, manque d'exercice physique et donc oxy-

* Consulter Dr E. - G. PEETERS : Le *Guide de la Diététique*, MS 166.

génation déficiente), anonymat et solitude, repos insuffisant et de mauvaise qualité;

— stress de la vie courante, accélération du présent;

— caractère uniforme, stéréotypé des réactions, lié au contexte publicitaire, aux phénomènes de masse, à la désinformation;

— pléthore alimentaire avec *fast food* et/ou gastronomie;

— à l'inverse, carences qualitatives et quantitatives, graves dans certaines régions du globe.

Equilibre

Il faut ajouter à ces facteurs la *résorption intestinale*, très variable selon les individus, certaines *sécrétions glandulaires*, les *vitamines*, les *oligo-éléments*, etc.

Enfin, une *alimentation déficitaire* — c'est-à-dire nettement inférieure en calories aux besoins réels de l'organisme — entraîne une *perte de poids* dans **tous** les cas. Le verre d'eau qui fait grossir est une plaisanterie.

Par ailleurs, l'alimentation a une importance non négligeable dans la genèse de nombreuses *maladies* — tant par carence que par pléthore — , et dans le cours de leur traitement.

Sans doute faut-il dire ici que c'est, en grande partie, d'un judicieux *équilibre* entre les besoins de l'organisme et l'apport alimentaire que dépend l'état de santé. Se nourrir sainement n'exclut nullement une aimable gourmandise. Manger diététiquement n'implique aucun régime.

Extirper quelques idées fausses, apprendre à connaître et à manipuler quelques notions essentielles et claires : cela doit permettre au lecteur une réflexion personnelle et l'exercice de son libre arbitre, en connaissance de cause.

- **Facteurs de poids**

— *Tempéraments biochimiques* : chaîne enzymatique normale; cycle pentosique (accumulation de graisse résiduelle).
— *Vie moderne* : disparition de l'instinct; sédentarité et manque de dépense énergétique; solitude; mauvais repos; stéréotypes (publicité, désinformation...); pléthore et/ou carences.
— *Facteurs individuels* : résorption intestinale, sécrétions glandulaires, vitamines, oligo-éléments...

- **Perte de poids**

— Par déficit alimentaire, dans tous les cas.

- **Santé**

— Rôle de l'alimentation dans certaines maladies (par pléthore ou carence).
— Rôle de l'équilibre entre besoins et apports dans la santé.

2

L'ALIMENTATION AUJOURD'HUI ET DEMAIN

Des invasions barbares à la veille du XXIe siècle, s'inscrit dans l'histoire l'évolution d'une alimentation en perpétuelle métamorphose, propre à chaque époque, caractéristique de chaque nation, voire de chaque région. Nous avons abordé cette vaste matière dans un précédent ouvrage* et ne le ferons donc plus ici.

Un mot seulement à propos de l'évolution alimentaire en cette fin de XXe siècle, préfiguration des nourritures du XXIe. L'ère de *prospérité* vécue par le monde occidental, de 1945 à 1970, est incontestable. Cette conjoncture, aux aspects surtout positifs, serait réjouissante si elle ne coïncidait pas avec une aggravation des risques de *pollution*, liés à l'industrialisation des produits alimentaires. Une prise de conscience du public s'est heureusement fait jour, car l'aspect sociologique de l'alimentation n'échappe plus à personne, devant le problème démographique que connaît aujourd'hui la planète.

---

* Voir aussi Dr. E. - G. PEETERS : *Le Guide de la Diététique*, MS 166.

L'homme se trouve en présence d'une alimentation plus rationnelle, mais aussi moins naturelle, moins fraîche, moins riche en vitamines et souvent de moins bonne qualité, parce que déterminée avant tout par des facteurs de *productivité*.

Pourtant, la cuisine atteint de nos jours à des raffinements inégalés, compensés il est vrai par l'uniformité de la restauration de masse, de type *fast food*. Le développement du tourisme tend, par ailleurs, à internationaliser certains plats.

D'autre part, le public a compris l'importance d'une véritable *diététique* et, de plus en plus, évite les abus répétés. Les exigences de la mode ont même fait tomber certaines femmes dans l'excès contraire.

Cependant, depuis plus d'une décennie, l'inversion de la croissance économique, les variations du prix du pétrole et l'appauvrissement en réserves non renouvelables ont entraîné ce qu'on appelle pudiquement une *crise mondiale* et que le bon sens qualifie de *changement de société*.

3

DE QUOI LES ALIMENTS SONT-ILS FAITS ?

L'alimentation est un assemblage complexe de produits variés, d'origine animale ou végétale, les uns nécessaires à la nutrition, les autres neutres.

Les *constituants utiles* de l'alimentation sont : l'eau, les matières énergétiques (glucides ou hydrates de carbone, lipides ou graisses, protides ou protéines), les éléments minéraux et les vitamines.

La *substance constitutive* inerte (ce mot, pris dans son sens biochimique, signifie sans activité pour la digestion, sans apport nutritif) la plus importante est la cellulose.

L'eau, source de toute vie

Quelques éléments biologiques

La vie n'est concevable qu'au contact de l'eau : celle-ci fut d'ailleurs le siège de ses premières manifestations. Et c'est elle encore qui constitue l'élément le plus important de toute matière vivante. Chez l'homme, elle représente en effet quelque 70 % du poids corporel.

La répartition de l'eau dans l'organisme se fait dans les proportions suivantes : 50 % dans la constitution des cellules, 15 % dans le liquide interstitiel*, et 5 % dans le sang. L'homme adulte a besoin de 40 g environ d'eau par kilo de poids, dont la moitié environ est apportée par les boissons. L'autre moitié provient, soit de l'eau contenue dans les aliments solides, soit de la combustion de ces aliments.

En *mouvement* constant dans l'organisme, l'eau traverse les organes qu'elle imbibe, y renouvelle le liquide existant et s'élimine soit par l'urine (20 g/kg/jour), soit par les matières fécales (2 à 4 g/kg/jour), soit encore par les poumons, sous forme de vapeur d'eau (6 g/kg/jour), soit enfin par la peau, sous forme de transpiration (peu importante dans les conditions habituelles des pays tempérés) et par perspiration (élimination de vapeur d'eau par les pores) à raison de 10 g / kg / jour.

Il va de soi qu'en cas de travail physique important, ou dans les pays à climat tropical, une *transpiration* accrue peut augmenter considérablement les pertes en eau. Or l'élimination d'eau par transpiration absorbe un nombre important de calories, si bien que son augmentation a pour but essentiel de maintenir à un degré constant la température interne. Dans des con-

---

* *Liquide interstitiel* : liquide baignant les interstices entre les organes ou entre les cellules nobles d'un organe, au niveau du tissu conjonctif. Ce tissu, dit de remplissage, est constitué d'un réseau plus ou moins lâche de cellules séparées, reliées entre elles par des fibres de diverses substances, à base protéique.

ditions extrêmes de travail intense par forte chaleur, l'organisme peut perdre jusqu'à quinze litres d'eau par jour, soit près de dix fois la quantité habituellement acquise sous forme de boissons. Il est donc évident que la consommation de liquide devra s'adapter aux conditions de vie et augmenter en cas de dépense accrue, sous peine de voir s'installer des phénomènes de *déshydratation*.

La quantité de liquide intracellulaire et sanguin restant à peu près constante chez un même individu, c'est donc aux dépens du liquide interstitiel que vont se faire les fluctuations en eau de l'organisme. Un organisme déshydraté se traduira ainsi, entre autres signes, par une peau flasque et ridée, due à la fuite du liquide interstitiel qui imbibe habituellement les tissus sous-cutanés.

Composition des eaux douces naturelles

• **Les eaux de pluie** : leur composition, extrêmement variable, est fonction de nombreux facteurs : proximité de la mer, direction dominante et intensité des vents, composition du sol — dont les sels minéraux sont entraînés par les courants ascendants — , pollution atmosphérique et saisons. Elles sont très peu minéralisées et leurs constituants exprimés en milligrammes par litre (mg ‰) ou parts par million (ppm), ces valeurs étant équivalentes.

• **Les eaux de surface** : ces eaux — sources, rivières, fleuves et lacs — sont habituellement peu minéralisées et leur composition varie naturellement avec les terrains sur lesquels les eaux ruissellent et les degrés d'évaporation.

• **Les eaux souterraines** : la composition des eaux

souterraines varie essentiellement en fonction des terrains et des roches traversés. Mais, même si leurs constituants varient très fort d'un terrain à l'autre et selon la saison, ce sont généralement des eaux à teneur minérale élevée, puisque l'eau des nappes souterraines dissout les sels des terrains et des roches au contact desquelles elle stagne.

L'eau de source est évidemment la meilleure, mais le débit en est insuffisant pour alimenter les grandes villes et il faut donc capter *l'eau de rivières, de fleuves et de lacs* dont la pureté n'est pas toujours satisfaisante. D'où la nécessité de faire subir à l'eau de captation des traitements propres à la rendre potable. Quant aux *eaux de puits*, excellentes au départ, elles voient la préservation de cette qualité conditionnée par l'étanchéité du puits, ainsi que par le mode de prélèvement, lequel doit se faire à l'abri des contaminations possibles.

L'amélioration des eaux

L'eau captée dans les cours d'eau ou dans les lacs et destinée à la consommation peut présenter différents types de dégradation. En dehors des produits cancérogènes, cette pollution peut être bactériologique ou chimique. Une eau qui contient plus de 1 000 microbes par millilitre doit être considérée comme médiocre; elle devient franchement impure au-delà de 10 000 microbes par millilitre.

Il peut donc être nécessaire de procéder à la **désinfection des eaux.**

— La simple *décantation* et la *filtration* sont déjà capables d'éliminer un grand nombre de microorganismes.

— L'*ébullition* prolongée est un excellent moyen de stérilisation, mais inutilisable pour de grandes quantités, de même que l'irradiation ultraviolette, procédé excellent, mais trop coûteux, donc rarement adopté.

— La désinfection de l'eau est obtenue dans la pratique courante par l'action de certains produits chimiques : *chlore* et dérivés comme le *ferrochlore* et l'*hypochlorite* (javellisation, verdunisation*), *ozone***.

— Pour les usages domestiques, on peut envisager l'addition à l'eau de comprimés désinfectants, sous réserve d'efficacité et de respect des durées de contact.

— D'une manière générale, ces précautions visent surtout les germes d'origine intestinale, comme l'eschérichia coli, les entérocoques, les salmonella.

Une eau potable ne peut, par ailleurs, contenir **aucun germe pathogène** (germe susceptible d'engendrer des maladies). On s'en rendra compte en laboratoire par inoculation au *cobaye*. Une eau potable doit être pauvre en matières organiques et en chlorures et ne renfermer ni nitrates, ni nitrites, ni ammoniac. L'oxydation des matières organiques par l'*ozone* est pratiquée fréquemment.

Quant aux **eaux dures** (voir tableau p. 18), responsables de l'*entartrage* des canalisations et des appareils électroménagers, on peut les traiter soit à l'aide d'appareils *anticalcaires*, soit à l'aide d'appareils *adoucisseurs* d'eau.

---

* *Verdunisation* : purification de l'eau par addition de chlore à très faible dose.

** *Ozone* : variété de l'oxygène, de formule O_3. Il s'agit d'un gaz bleu, d'odeur forte et pénétrante, à fort pouvoir oxydant, se dégageant notamment de certains appareils électriques.

Dureté de l'eau dans quelques villes
en mg⁰/₀₀ de carbonate de calcium
(1 degré français de dureté vaut 10 mg⁰/₀₀ de $CaCO_3$)

Très douces 0 à 50	**Douces** 50 à 150	**Dures** 150 à 250	**Très dures** plus de 250
France Ajaccio Brest Limoges Mulhouse St-Etienne	Clermont-Fd Nancy Orléans Pau Vichy	Bordeaux Dijon Grenoble Le Havre Le Mans Lyon Marseille Montpellier Nice *Paris (moyenne)* Reims Rouen Strasbourg Toulon Toulouse	Caen Lille Metz Mézières Neuilly-s/S. St-Cloud St-Denis St-Quentin Thonon Versailles
Belgique Spa	Eupen Ostende	Dinant Tamines	Beauraing Binche *Bruxelles* Charleroi

— Les *appareils anticalcaires* ne débarrassent pas l'eau de son calcaire. Ils se limitent à modifier celui-ci de manière à empêcher son dépôt dans les conduites et les appareils ménagers. Ces appareils anticalcaires peuvent utiliser, soit un procédé chimique (cartouches à base de cristaux de polyphosphate ou de silicate), soit un procédé électrophysique. Les cartouches chimiques ne sont pas sans danger : elles peuvent être à l'origine d'intoxications au plomb. En effet, les polyphosphates, une fois solubilisés, risquent de dissoudre la couche d'hydrocarbonate de plomb protectrice des tuyaux, puis de se combiner avec le plomb. Une fois absorbés, ceux-ci déterminent les symptômes d'une intoxication plombique, le *saturnisme* et se déposent dans les os.

— Quant aux *adoucisseurs d'eau*, ils sont excellents car ils captent le calcaire au niveau de résines échangeuses d'ions et débitent ainsi une eau véritablement douce. Lorsqu'ils sont à base de résines cationiques, comme les aluminosilicates naturels (zéolite) ou synthétiques (permutite), les appareils sont régénérés à l'aide de chlorure de sodium (sel). Par ailleurs, les résines anioniques nécessitent, pour la régénération, une solution d'acide chlorhydrique notamment.

Les sources d'énergie

Les matières énergétiques servent à alimenter les besoins en énergie des organismes vivants. **La valeur énergétique des aliments s'exprime en calories.** La calorie (kilocalorie ou Kcal) est équivalente à 4,1855 joules, donc à ± 0,0042 kilojoule (kJ).

1 g de *glucides*	(voir p. 20)	dégage 4 calories (Kcal)
1 g de *lipides*	(voir p. 22)	dégage 9 calories (Kcal)
1 g de *protéines*	(voir p. 29)	dégage 4 calories (Kcal)
1 g d' *alcool*		dégage 7 calories (Kcal) (1° d'alcool = 8 g/l)

Quel que soit le travail effectué, le bon fonctionnement de l'organisme requiert un *minimum quotidien* de 1 600 calories. Ce minimum, qui se rapporte essentiellement aux fonctions circulatoire et respiratoire, est appelé *métabolisme basal*. La déperdition d'énergie due aux mouvements (250 à 450 calories), aux digestions (200 calories) et à l'homéothermie (régulation de la température du corps à une valeur constante : 200 calories) représente par contre, au cours d'une journée, un total de quelque 800 calories.

L'*adulte sédentaire* (intellectuel, employé de bureau) doit donc emmagasiner chaque jour une quantité de substances énergétiques allant de 2 200 à 2 700 calories au moins.

Dans certaines *professions manuelles*, où le déploiement de la force physique est considérable, ces besoins atteignent quotidiennement 4 000 et même 5 000 calories (gros travailleurs de force).

Entre ces valeurs extrêmes, se situe toute la gamme des activités possibles, chacune ayant des besoins énergétiques correspondants.

Signalons — entre autres facteurs individuels susceptibles d'influer sur le métabolisme basal — que le taux quotidien de calories se trouve en partie déterminé par l'*absorption intestinale* des aliments. C'est pourquoi, en dehors de la notion de tempérament biochimique, les rations caloriques de deux individus dont les dépenses énergétiques sont semblables peuvent apparaître assez dissemblables, sans différence notable de poids.

Les glucides

Les **glucides élémentaires** comportent essentiellement les *sucres*, l'*amidon* et le *glycogène*.

• **Les glucides alimentaires** sont
— des molécules simples d'hydrates de carbone : *monosaccharides*,
— des molécules doubles : *disaccharides*,
— des complexes : *polysaccharides*.

Ainsi, le *glucose des fruits* — appelé aussi *dextrose* — est un monosaccharide; le *saccharose de betterave et de canne* un disaccharide; tandis que l'*amidon des graines* et le *glycogène du foie et des muscles* sont des polysaccharides.

Seuls les sucres simples ou monosaccharides se voient absorbés directement, sans transformation aucune, par le tube digestif. Les di- et polysaccharides, en revanche, doivent au préalable être transformés en glucose : c'est là le rôle de la *digestion*.

Les glucides sont les premières réserves énergétiques de l'organisme. Ce n'est qu'après épuisement du glycogène musculaire, produit grâce au glucose résorbé, que l'organisme puise son énergie dans l'oxydation des graisses; les protéines ne se trouveront mobilisées qu'en dernier lieu, souvent à toute extrémité. Comme l'apport en calories, la ration de glucides des manuels et des sportifs devra être, proportionnellement, supérieure à celle des sédentaires, mais moins dans le chef du glucose que du *saccharose* et de l'*amidon* (voir chapitre 6, p. 105).

Le métabolisme glucidique est contrôlé par différentes hormones dont la plus importante est l'*insuline* produite dans le pancréas. L'insuline est nécessaire à la pénétration du glucose sanguin dans les cellules et sa présence se manifeste donc par une diminution de glycémie, ou *hypoglycémie* (la glycémie est la teneur du sang en sucre).

En revanche, la diminution de la sécrétion d'insuline, voire sa disparition, entraîne inévitablement une élévation de la glycémie, ou *hyperglycémie*, par défaut d'utilisation cellulaire : c'est là, fort schématisé, le mécanisme du *diabète* (d'autres hormones présentent, à cet égard, une action antagoniste de celle de l'insuline, donc à effet hyperglycémiant).

Les lipides ou graisses

Sans entrer dans des détails chimiques, disons que les **matières grasses alimentaires** peuvent se présenter sous trois formes :

— les *graisses simples*, formées par l'association de molécules d'acides gras et de glycérol ou glycérine;

— Les *esters* des *stérols*, composés de molécules d'acides gras et d'un dérivé du cholestérol;

— les *lipides complexes* comme la lécithine, composant naturel du jaune d'oeuf, qui participe à la constitution des lipoprotéines.

Seuls les acides gras et la glycérine se voient directement absorbés par l'intestin. Les mécanismes de la digestion ont donc pour rôle de transformer les molécules plus complexes de corps gras en glycérine et acides gras.

La qualité alimentaire des graisses dépend essentiellement de la nature des acides gras qui les composent, certains acides gras se montrant indispensables à l'équilibre alimentaire. L'organisme est, en effet, incapable d'en assurer la synthèse; c'est pourquoi on les appelle acides gras essentiels.

• Il s'agit d'**acides gras insaturés*** en raison de la présence dans leur molécule de deux, trois ou plusieurs doubles liaisons (acides di-, tri- ou polyinsaturés).

Il en résulte des *propriétés biologiques importantes* : tout d'abord, ils assurent la solubilité, le transport et donc l'élimination du cholestérol excédentaire; ils exercent en outre une action vitaminique sur la santé de la peau et la croissance des organismes jeunes (action vitaminique F des acides gras polyinsaturés); enfin, certains acides gras insaturés des huiles de poisson possèdent une action cholestérotropique (élimination du cholestérol excédentaire), tout en étant dépourvus de l'effet vitaminique F.

- Les **acides gras saturés** constituent la partie la plus importante des matières grasses chez les animaux terrestres.

Lorsqu'ils sont chauffés, comme c'est le cas dans la cuisson, les acides gras non saturés se voient rapidement oxydés et donc saturés par la chaleur. Les acides gras saturés représentent, avec les acides gras mono-insaturés (acide oléique), les acides gras non essentiels.

Les lipides sont les constituants les plus énergétiques de l'alimentation. Ils sont par ailleurs les vecteurs des vitamines A, D, E et K dissoutes dans des matières grasses : on appelle donc celles-ci *liposolubles*.

Les matières grasses absorbées par l'intestin, sous forme d'acides gras et de glycérine, ne sont pas pour autant brûlées immédiatement, ni transformées de la sorte en calories. Au contraire, une bonne part s'en

* On parle de *saturation* pour désigner un composé organique qui ne peut pas (ou plus) fixer d'éléments supplémentaires. L'*insaturation* est mesurée de deux façons : par l'indice d'iode, d'autant plus élevé que le nombre d'acides insaturés est plus grand; par l'indice de réfraction, d'autant plus élevé que la molécule est plus lourde et donc que la chaîne moléculaire est plus longue.

trouve *resynthétisée* au niveau du foie et mise en réserve dans le tissu graisseux de l'organisme, sous une forme chimique spécifique à l'espèce. Pour l'excès de glucides et de protéines alimentaires, les lipides représentent également une forme de stockage.

Le tissu graisseux, ou adipeux, ne constitue pas seulement un dépôt. Au contraire, il est le siège d'une importante *activité métabolique*, qui va du stockage des lipides à leur libération éventuelle dans le plasma sanguin, essentiellement sous forme d'acides gras libres, liés à l'albumine et aussi à la synthèse des triglycérides (nom générique des esters de la glycérine, possédant trois fois la fonction ester ou tri-esters).

Parlons à présent du **cholestérol**. Le sang en charrie normalement 140 à 265 mg par 100 ml. Il ne s'agit pas seulement d'un cholestérol alimentaire (exogène), mais d'un corps chimique élaboré par l'organisme lui-même, plus particulièrement aux niveaux de l'hypoderme, du foie et de l'instestin (endogène).

La résorption du cholestérol alimentaire peut cependant se voir faiblement augmentée en cas d'élévation du taux des acides gras saturés alimentaires. En revanche, un organisme qui, pour des motifs variés, fabrique du cholestérol en excès, peut présenter un taux exagéré de cholestérol même en l'absence de tout excès alimentaire en graisse (hypercholestérolémies familiales). Ceci explique pourquoi la simple réduction des matières grasses alimentaires n'entraîne pas, d'office, une diminution du taux sanguin de cholestérol.

Il serait inexact de croire, par ailleurs, qu'un taux trop élevé en cholestérol — ou *hypercholestérolémie* — puisse déterminer à lui seul ces phénomènes d'*artériosclérose* si fréquents à notre époque; inexact ou en tout cas incomplet, car un quart au moins des artérioscléreux coronariens*, la moitié des artérioscléreux cérébraux et les deux tiers des artérioscléreux des membres inférieurs présentent un taux de cholestérol normal, voire inférieur à la moyenne.

Différents facteurs contribuent à la formation d'un excès de cholestérol (hypercholestérolémies secondaires). Citons tout d'abord le *tabagisme.* Puis l'épuisement nerveux, les chocs répétés dus à une existence sans cesse bousculée et que l'on nomme les *stress* de la vie courante. Ensuite vient la richesse de l'alimentation en acides gras insaturés — particulièrement en polyinsaturés —, lesquels maintiennent le cholestérol en solution dans le sang, alors que les acides gras saturés favorisent sa précipitation dans les parois des artères; le *rapport acides gras polyinsaturés/acides gras saturés* est important et doit se situer, pour une alimentation saine, vers 0,50 (voir tableau pp. 26-27). Ajoutons que l'alimentation des pays occidentaux est riche, non seulement en matières grasses, mais aussi et surtout en *hydrates de carbone.* C'est donc la ration calorique trop riche, le bilan alimentaire trop positif, qui sont à l'origine de ce taux excédentaire, et nous savons que les glucides notamment peuvent, en cas d'abondance excessive, se voir transformés eux-mêmes en graisses qui sont alors stockées. Enfin, et c'est sans doute le facteur essentiel, il faut tenir compte des *tendances héréditaires* qui s'expriment au niveau génétique. Citons encore pour mémoire la teneur des matières grasses en *sitostérol.*

* *Artériosclérose* ou *sclérose* artérielle : épaississement fibreux des parois des artères. *Artérioscléreux coronariens* : malades atteints de sclérose des artères coronaires. Celles-ci irriguent le muscle cardiaque, ou myocarde. L'artériosclérose coronarienne entraîne une réduction notable du débit de ces vaisseaux et, par là même, une insuffisance d'irrigation du myocarde, laquelle se traduit, en cas d'effort, par une crampe douloureuse (crise d'angine de poitrine).

POURCENTAGES DES MATIÈRES GRASSES

	% total en acides gras saturés	*Acides gras insaturés*	
		% en ac. oléique (mono-insaturé)	*% en ac. linoléique (di-insaturé)*
Huiles et graisses animales			
- beurre	59	34	4
- graisse de bœuf	48	50	2
- graisse de mouton	55	43	2
- graisse de porc (saindoux)	45	50	5
- huile de baleine	38	35	10
- huile de foie de morue	—	—	0
- huile de sardine	9	23	20
Huiles et graisses végétales			
- beurre de cacao	60	38	2
- graisse de coco	92	6	2
- huile d'amandes	25	75	0
- huile d'arachides	20	55	25
- huile de colza	3	22	18
- huile de coprah	91	8	1
- huile de germes de blé	8	37	55
- huile de maïs	15	34	45
- huile de noix	8	37	50
- huile d'œillette	8	30	62
- huile de lin	10	22	—
- huile d'olives	12	80	7
- huile de palme	49	40	11
- huile de palmiste	81	18	1
- huile de soja	15	26	53
- huile de tournesol	8	35	57

Il ressort du tableau des matières grasses que **les huiles végétales les plus riches en acides gras polyinsaturés**, offertes sur les marchés occidentaux, sont celles de *colza* (voir p. 138), de *tournesol,* de *germes de maïs,* de *maïs* et de *soja.*

La chaleur, nous l'avons dit, oxyde très rapidement les acides gras non saturés, en particulier les tri- et polyinsaturés. Par conséquent, dès qu'il y a chauffage,

EN ACIDES GRAS

Acides gras insaturés		*Rapport ac. gras essentiels / ac. saturés*	*Indice d'iode*	*Indice de réfraction*
ac. linolénique et suiv. (polyinsaturés)	*% en en acides gras essentiels*			
3	7	0,12	26-45	1,448
0	2	0,04	38-45	1,450
0	2	0,04	30,40	1,449
0	5	0,11	52-64	1,453
17	27	0,71	—	—
0	0	0	—	—
48	68	7,55	180	1,465
0	2	0,03	—	—
0	2	0,02	7,5-10,5	—
0	0	0	—	—
0	25	*1,25*	90-98	1,455
57	75	*25,00*	102	1,458
0	1	0,01	9	1,441
0	55	*6,87*	—	—
6	51	*5,14*	120-134	—
5	55	*6,87*	—	—
0	62	*7,75*	134	1,460
—	68	*6,80*	170-202	—
1	8	0,66	83	1,454
0	11	0,22	45-58	—
0	1	0,01	17	1,443
6	59	*3,93*	125-138	—
0	57	*7,12*	*113-143*	1,460

les huiles végétales perdent leurs propriétés diététiques. Ces huiles doivent donc être consommées à froid et en dehors de tout traitement. Aussi ne préconisons-nous pour fabrication que les seules méthodes de pression à froid. En cuisson, les huiles peuvent être préférées à d'autres matières grasses pour des raisons de digestibilité; mais il faut savoir, que, dans ce cas, l'oxydation des acides gras tri- et polyinsaturés est inévitable, et du reste rapide.

Disons en résumé que le cholestérol alimentaire n'est qu'assez faiblement résorbé par le tube digestif; plus déterminant est le cholestérol synthétisé par l'organisme lui-même au niveau de la muqueuse intestinale, du foie ou du tissu graisseux sous-cutané.

TENEUR DE QUELQUES ALIMENTS EN CHOLESTEROL
en mg par 100 g (sauf pour l'œuf entier)

2. Viandes	
- bœuf	120
- cervelle de bœuf	236
- foie de bœuf	320
- rognon de bœuf	410
- graisse de bœuf	90
- veau	65
- cervelle de veau	1 810
- foie de veau	360
- ris de veau	280
- rognon de veau	400
- mouton	70
- rognon de mouton	400
- graisse de mouton	90
- porc	100
- jambon salé cuit	70
- foie de porc	340
- rognon de porc	365
- graisse de porc (saindoux)	100
6. Volailles	
- foie d'oie	490
- poulet	90
- foie de poulet	200
7 et 8. Poissons	
- chair de poissons (moyenne)	60
- anguille	50
- cabillaud	50
- hareng	85
- maquereau	80
- merlan	55
- saumon	60
- sole	60
- truite	57
11. Crustacés	
- crevette	140
- langouste	208
12. Laits	
- lait de vache entier	14
- lait de vache écrémé	3
- crème de lait	124
- beurre	280
14 et 15. Fromages	
- fromages de 30 à 45 % de mat. grasses	125
17. Œufs d'oiseaux	
- 1 œuf de poule de 65 g	300
- jaune d'œuf par 100 g	1 560

Pour la composition des aliments en lipides, compulser les tables de composition des aliments en fin de volume. Les chiffres en caractères gras correspondent aux numéros d'ordre de chacune des catégories d'aliments reprises dans ces tables.

Les protéines et leurs acides aminés

Les protéines, ou protides, sont des corps chimiques complexes dont la molécule résulte, entre autres, de la juxtaposition d'un grand nombre d'acides riches en azote, les *acides aminés* (voir tableau, pp. 30-31). Un exemple répandu et bien connu de protéine est l'albumine du blanc d'œuf. On connaît dans la nature une vingtaine d'acides aminés différents, dont la moitié ne peut être synthétisée par l'organisme : les *acides aminés essentiels* (tableau, pp. 30-31).

Les protéines sont des constituants obligatoires de la matière vivante. Ce sont les protéines de la matière vivante qui sont les vecteurs des caractères héréditaires (gènes). Un type de protéine, qui dépend donc de l'agencement de ses acides aminés constitutifs, caractérise une espèce, une race, un individu. Les protéines sont responsables de l'immunité dans les vaccinations (gamma-globulines ou immuno-globulines); ce sont elles aussi qui occasionnent les allergies, lorsque la défense de l'organisme dépasse son but et prend un caractère explosif. Ce sont elles encore qui transportent dans le sang les lipides non hydro-solubles (apolipoprotéines).

Les protéines représentent des aliments indispensables à plus d'un égard. La cause en est due, tout d'abord, au fait que, l'organisme perdant quotidiennement une certaine quantité d'azote, celui-ci doit être remplacé par un apport alimentaire au moins équivalent. Ensuite et surtout, certains des acides aminés composant les protéines alimentaires se montrent indispensables à la synthèse des protéines constitutives de la matière vivante, indispensables donc à la santé, si bien qu'elles se comportent comme de véritables vitamines.

TENEUR DE QUELQUES ALIMENTS

en grammes d'acides aminés pour

	Arginine	Cystine	Histidine	Isoleucine	Leucine	Lysine	Méthionine
1. Céréales et dérivés							
- avoine (grain entier)	6,6	1,8	1,9	4,6	7,0	3,7	1,4
- blé (farine complète)	4,3	2,1	2,1	3,8	6,4	2,7	1,6
farine fleur	3,4	2,2	2,1	3,7	7,0	1,9	1,6
germes	6,9[3]	1,4	2,7	3,5	5,9	6,1	1,4
pain blanc	3,4	2,2	2,1	3,7	7,4	1,9	1,9
- maïs (grain entier)	5,0	2,1	2,4	4,0	12,0	3,0	2,1
- orge (grain entier)	5,0	2,1	1,9	3,8	6,9	3,4[1]	1,4
- riz (grain entier)	8,5	1,8	2,2	4,8	8,2	4,2	2,1
- riz glacé	8,0	1,6	2,2	4,6	8,5	3,0	2,1
- seigle (grain entier)	5,0	1,8	2,1	3,8	6,1	3,7	1,6
2, 7 et 8. Viandes, poissons							
- abats, cervelle, foie, rognon	6,1	1,3	3,2	5,1	9,0	8,2	2,4
- gélatine	7,8	Traces	6,9	1,4	2,9	4,0	0,8
- poisson	5,8[3]	11,2	2,1[4]	5,1	7,5	9,0	2,9
- viande et produits carnés	6,6	1,3	3,2	5,1	7,8	8,2	2,4
12. Laits							
- lait maternel	3,4	1,9	2,2	5,6	9,4	6,2	2,1
- lait de vache, laitages	3,7	0,8[2]	2,7	6,2	9,9	7,8	2,4
17. Œufs d'oiseaux							
- œuf de poule	6,4	2,1	2,6	5,8	9,0	6,7	3,0
- blanc	6,2	2,2	2,4	5,8	9,0	6,6	4,0
- jaune	7,0	1,8	2,6	5,8	8,5	6,7	2,2
18. Légumes et dérivés							
- betterave (feuille)	6,1	1,4	1,9	3,2	6,2	3,5	2,4
- betterave rouge	1,8	—	1,4	3,2	3,4	3,4	0,5
- carotte	3,5	—	1,4	4,3	5,8	4,5	1,1
- chou	7,5	1,6	1,8	2,9	4,2	3,7	1,0
brocoli	5,8	—	1,8	3,8	5,3	5,4	1,8
de Bruxelles	6,2	—	2,2	4,2	4,3	4,3	1,0
- chou-fleur	4,2	—	0,2	4,3	6,2	5,4	2,1
- épinard	4,5	—	1,4	4,0	6,4	5,1	1,8
- haricots blancs	5,8	1,0	3,2	6,1	8,2	7,0	1,3
- haricots verts	5,9	1,1	2,9	5,4	7,7	5,4	0,5
- lentille	8,3	0,6	2,2	5,3	7,0	6,2	0,6
- petit pois	8,6	1,0	1,8	5,0	6,9	5,3	1,0
- pomme de terre	5,3	1,3	1,4	4,5	4,6	5,0	1,6
- soja, farine de graines	7,4	1,9	2,6	5,3	7,7	6,4	1,3
19. Fruits (oléagineux)							
- amande	10,1	1,8	2,2	3,8	6,6	2,6	1,3
- arachide	10,6	1,6	2,4	4,2	6,2	3,5	1,0
- noisette	14,6	2,6	1,9	5,8	6,2	2,9	1,0
- noix	13,0	1,8	2,2	4,3	6,9	2,6	1,8
du Brésil	13,3	3,0	2,1	3,7	6,9	2,6	5,1
de coco	12,5	1,8	2,1	4,5	7,2	3,5	1,8

1. Orge perlée 2,2. 2. Fromage 0,5. 3. Crevette 9,4

D'après les *Tables de composition des aliments*, tiré à part de la 6e éd. française

EN ACIDES AMINES ESSENTIELS

100 grammes de partie comestible crue

Phényl-alanine	Thréonine	Trypto-phane	Tyrosine	Valine	Alanine	Acide aspartique	Acide glutamique	Glycocolle	Proline	Sérine
5,0	3.4	1.3	3.8	5.4	5.1	4.2	18.4	4.2	5.8	3.4
4,6	2.9	1.3	3.2	4.3	3.4	5.0	27.7	3.8	10.1	4.8
5,4	2.9	1.3	3.4	4.2	3.2	4.2	33.4	3.4	11.7	4.6
3.7	4.5	1.0	—	4.6	—	—	—	—	—	—
5,0	2.9	—	3.2	4.2	3.0	4.2	33.0	3.4	11.5	4.5
5,0	4.2	0.8	3.8	5.6	9.9	12.3	15.4	3.0	8.3	4.2
5,0	3.7	1.4	3.5	5.0	4.5	5.9	20.5	43.2	9.3	3.7
4,6	3.5	1.4	5.8	6.2	—	—	—	—	—	—
4,8	3.8	1.4	5.0	6.6	5.6	4.5	10.7	6.6	4.5	5.1
4,6	3.4	1.3	4.2	5.0	—	—	19.7	—	—	3.8
5,1	4,5	1,3	3,4	6,1	6,2	9,1	15,4	4,5	4,2	4,2
2,1	1,9	—	0,3	2,2	9,8	5,9	10,1	24,2	26,7[5]	3,7
3,7	4,5	1,0	3,0	5,3	6,1	9,4	14,1	6,1	5,9	5,3
4,2	4,5	1,3	3,4	5,3	6,2	9,1	15,4	4,5	4,2	4,2
4,0	4,5	1,6	4,8	6,2	3,8	9,3	19,8	2,2	8,6	4,8
5,1	4,6	1,4	5,6	7,0	3,7	8,2	22,2	1,9	9,8	5,8
5,3	5,3	1,8	4,3	7,2	—	10,7	12,3	3,8	4,3	7,7
5,9	5,0	1,9	4,2	7,8	—	11,0	12,6	4,2	4,2	6,9
4,6	5,8	1,8	4,6	6,9	—	—	12,0	3,4	4,3	8,8
5,0	4,2	1,4	4,5	5,1	—	—	—	—	—	—
1,4	2,4	1,0	—	3,0	—	—	—	—	—	—
3,7	3,8	0,8	—	5,4	—	—	—	—	—	—
2,6	2,7	0,8	2,1	3,4	—	—	—	—	—	—
3,0	3,4	1,3	—	4,2	—	—	—	—	—	—
3,4	3,4	1,0	—	4,3	—	—	—	—	—	—
3,4	4,2	1,3	—	5,8	—	—	—	—	—	—
4,5	4,0	1,8	—	5,1	—	—	—	—	—	—
6,2	4,6	1,3	—	6,6	—	—	—	—	—	—
3,4	2,6	1,0	3,0	5,1	2,6	6,6	1,4	3,7	4,5	5,8
4,2	3,7	0,8	—	5,6	—	—	—	—	—	—
4,0	4,0	1,0	4,2	4,6	(3,8)	(8,6)	(3,2)	(6,1)	—	—
4,2	3,7	1,3	2,9	5,1	4,2	17,1	23,8	1,9	2,6	2,7
5,0	4,0	1,4	3,7	5,3	5,0	1,3	19,0	4,5	5,3	5,8
5,1	2,7	0,8	—	5,0	—	—	—	—	—	—
5,0	2,9	1,1	3,0	5,0	2,9	14,1	2,0	5,4	5,1	6,6
3,7	2,9	1,4	3,7	6,2	—	7,0	20,5	9,4	5,6	9,6
4,3	3,4	1,0	—	5,4	—	—	—	—	—	—
3,4	2,6	1,1	—	4,8	—	—	—	—	—	—
4,2	3,0	2,1	—	5,6	—	—	—	—	—	—

4. Maquereau 3,7; thon 5,8.

5. Y compris hydroxyproline.

des *Tables scientifiques — Documents Geigy*. Bâle.

Une protéine ne peut jamais passer telle quelle à travers la muqueuse intestinale, sauf au cours des premiers âges, où la plus grande perméabilité de la muqueuse permet la pénétration notamment des protéines immunitaires du lait maternel, celles-là même qui confèrent au nouveau-né l'immunité acquise par la mère à l'égard de certaines maladies contagieuses. Mais chez l'adulte, l'intestin se montre absolument imperméable aux protéines et les mécanismes digestifs auront pour effet de morceler leurs molécules pour les transformer en leurs *acides aminés* constitutifs, les seuls à pouvoir être résorbés.

La richesse de l'alimentation en acides aminés importe donc bien plus que sa teneur globale en protéines. Bien qu'une telle appréciation soit fort malaisée, le tableau (pp. 30-31) montre la teneur en acides aminés essentiels de quelques protéines*.

Certains acides aminés sont consommés comme source énergétique, leur destruction aboutissant finalement à l'élaboration d'un résidu azoté, l'*urée*, qui est éliminée par les reins.

L'amalgame métabolique des substances énergétiques

On l'a vu, **il n'y a pas, dans l'organisme, de cloisons étanches** entre les métabolismes propres des glucides, des lipides et des protéines, mais bien au contraire un mélange indicible de multiples réactions mutuelles, un croisement des voies où, selon les besoins du moment, s'ébauchent diverses orientations, dont un bon nombre sont réversibles. C'est ainsi que glucides

* Consulter Dr E. - G. PEETERS : Le *Guide de la Diététique*, MS 166.

et protéines se transforment aisément en lipides. Inversement, des glucides renaîtront aux dépens de lipides et d'acides aminés. Chacune des réactions est déterminée par un *catalyseur enzymatique** tout à fait spécifique. Vienne un seul de ceux-ci à faire défaut, le cycle alors se bloque dans une position irréversible qui définit une maladie.

Sur le plan biochimique, la dégradation progressive du glucose obéit à un complexe de systèmes enzymatiques connu sous le nom de *cycle de Krebs*, lequel réalise la transformation complète du glucose en énergie.

Mais il existe d'autres complexes enzymatiques qui dirigent le métabolisme des glucides, par *la voie des pentoses*, vers la synthèse directe des lipides, le glucose étant ainsi transformé en triglycérides. C'est le cycle banal de l'engraissement, *shunt pentosique* ou *cycle de la liposynthèse* (élaboration de matières grasses).

La prédominance du cycle de Krebs ou du shunt pentosique est déterminée génétiquement. Le poids d'un individu dépend, dès lors, de l'activité prédominante de l'un ou l'autre de ses complexes enzymatiques, de telle sorte qu'un sujet peut voir une alimentation largement excédentaire ne pas déterminer chez lui d'augmentation de poids, alors qu'elle crée chez un autre une obésité caractérisée, même si l'apport calorique est nettement inférieur.

Cependant, une *suralimentation de longue durée* finit par déséquilibrer les rapports entre complexes enzymatiques et favorise à la longue le cycle de la liposynthèse.

---

* *Catalyseur enzymatique* : corps déclenchant, accélérant et facilitant une réaction chimique déterminée, sans y prendre part. Les ferments ou enzymes digestifs sont spécifiques : ils n'exercent leur action que sur une seule transformation chimique bien déterminée.

En revanche, un régime d'*équilibration diététique de longue durée*, qui entraîne une perte de poids suffisante pour atteindre le poids idéal, finit par déterminer un équilibre stable de ses complexes enzymatiques, même s'il existe génétiquement une prédominance défavorable.

Le cycle de Krebs et le shunt pentosique ○ *Ce schéma illustre la motivation biochimique de la propension de certains individus à rester minces et des autres à prendre du poids.*

Dans le premier cas, *le cycle de Krebs transforme les glucides fournis, par le canal d'un ferment, l'acétylcoenzyme A, totalement en énergie.*

Dans le second cas, *une part variable, mais qui peut être importante, des glucides alimentaires, et donc du glucose sanguin, est déviée par la voie des pentoses ou « shunt pentosique » vers la synthèse de lipides et donc de tissu graisseux.*

Le cycle de Krebs et le shunt pentosique

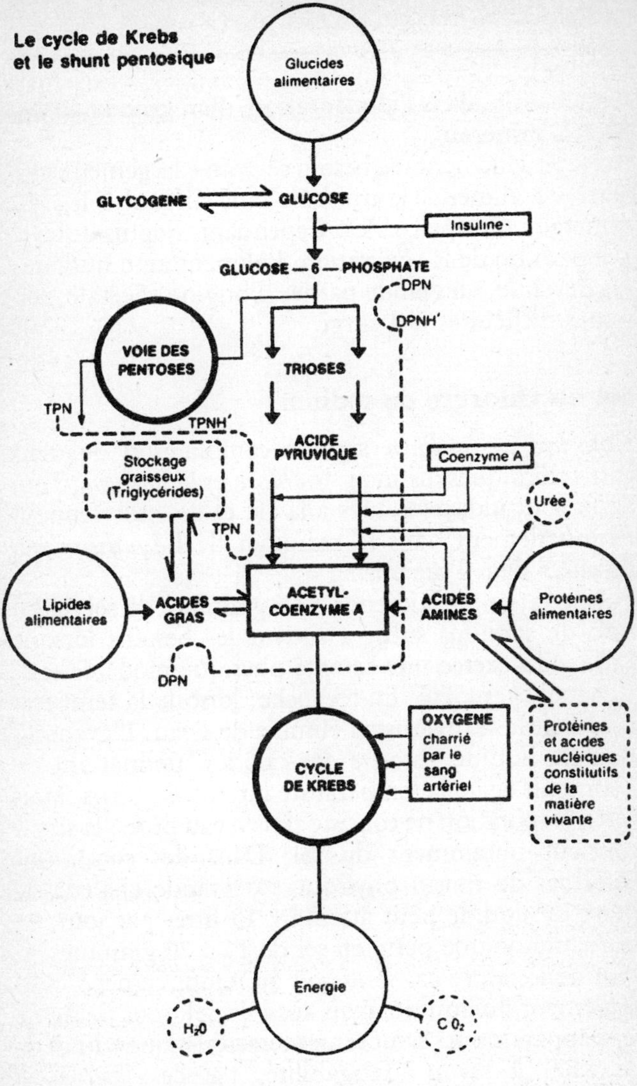

Les sels minéraux

On a besoin, dans l'alimentation, d'un grand nombre de sels minéraux.

Habituellement, ce besoin se trouve largement couvert, les aliments fournissant sans difficulté les sels minéraux indispensables. Cependant, depuis qu'avec l'apparition de la civilisation, l'alimentation humaine est devenue, en grande partie, d'origine végétale, certaines difficultés ont surgi.

Sel ou chlorure de sodium

Chlorure de sodium signifie combinaison de deux corps chimiques distincts, le *chlore* et le *sodium*. Tous deux sont indispensables à la vie et ils interviennent essentiellement dans le maintien de l'*équilibre des liquides* dans l'organisme.

Une ration quotidienne de 6 grammes de sel (chlorure de sodium) suffit à couvrir les besoins lorsque l'individu exerce une activité physique modérée sous un climat tempéré. En revanche, lorsque la température s'élève, l'organisme élimine de l'eau. L'évaporation de liquide absorbe des calories, permettant de maintenir égale la température interne du corps. Mais cette évaporation ne consiste pas en eau pure : la sueur contient notamment du sel. Dans des conditions extrêmes de travail physique par grande chaleur, la perte de liquide peut atteindre 15 litres par jour, ce qui entraîne une perte en sel de 15 à 20 grammes. Il faut donc, en ce cas, pourvoir au remplacement, non seulement du liquide, mais aussi du sel, sous peine de voir apparaître les symptômes caractéristiques du déficit salé, à savoir : fatigabilité, nausées, perte de l'appétit. C'est pourquoi les boissons des travailleurs des pays chauds doivent contenir une certaine quantité de sel.

Pour la composition des aliments en chlore et en sodium, consulter les tables en fin de volume.

Potassium

L'organisme a besoin de *potassium* à raison d'environ 1 à 3 grammes par jour. Il se comporte comme un antagoniste du sodium, si bien que c'est le potassium qui confère aux aliments et aux boissons leur effet diurétique, en favorisant l'élimination du sodium, avec une mobilisation correspondante de liquide. C'est donc le *rapport potassium/sodium (rapport K/Na)* qui va déterminer ce *pouvoir diurétique*.

Toutefois il faut prévoir, dans l'alimentation, une *restauration du sodium* lorsqu'elle est nettement excédentaire en potassium : c'est le cas pour les herbivores, et donc pour les *régimes végétariens*.

Calcium

C'est lui qui se dépose sur la *matrice protéique des os*, assurant au squelette et aux dents leur rigidité, leur dureté. La quantité de *calcium* ainsi déposée dans le squelette de l'homme adulte en bonne santé est de 800 grammes environ, soit 99 % de la quantité totale de calcium contenue dans l'organisme. Les besoins quotidiens moyens de l'adulte sont de 800 à 900 mg. Cet apport nécessaire varie cependant considérablement en fonction de l'âge et de certaines circonstances de la vie (voir tableau, p. 38).

En cas de *carence alimentaire en calcium*, la différence calcique se marque par un *manque de solidité des os*, voire à la longue par un ramollissement de ceux-ci. Le calcium n'est donc pas fixe dans les os : il se produit un échange constant, dont le sang est le vecteur, si bien que le taux de calcium sanguin varie, dans les conditions normales, entre 8,5 et 11,5 mg pour 100 ml. Cette quantité apparemment dérisoire règle, avec beaucoup de précision, le fonctionnement des systèmes musculaire et nerveux; c'est ainsi qu'un déficit en calcium se traduira par une excitabilité anormale des nerfs et des muscles : *convulsions, tétanie* (contractures musculaires) notamment.

APPORT CALCIQUE NÉCESSAIRE EN mg/JOUR

Age et situations	Groupe d'Experts (2) F.A.O./O.M.S.	Rations proposées (3)
0 à 12 mois (1)	500-600	600-720
1 à 9 ans	400-500	600-950
10 à 15 ans	600-700	1000-1400
16 à 19 ans	500-600	1400-1600
adultes	400-500	800-900
femmes enceintes	1000-1200	1500-2500
femmes allaitantes	1000-1200	2000-2500
personnes âgées	—	700-800

1. Pour les enfants nourris au sein, les besoins du nourrisson en calcium sont couverts si la capacité d'allaitement de la mère est suffisante.

2. Recommandations d'un groupe d'experts F.A.O./O.M.S. tirées des *Tables de composition des aliments*, tiré à part revu et complété de la 6e édition française des *Tables scientifiques-Documenta Geigy*, Bâle (Suisse).

3. Rations idéales compte tenu de contingences socio-économiques.

La *régulation du calcium* dans l'organisme dépend de deux petites glandes situées en pleine substance thyroïdienne, les *parathyroïdes*.

Il convient par ailleurs de signaler que la matrice osseuse fixe, de préférence au calcium, d'autres sels, lesquels ne sont pas présents d'ordinaire dans l'alimentation. C'est le cas du *strontium* et du *radium*. Or il se fait que le strontium — dont une forme radioactive (le *strontium 90*) se retrouve dans les retombées d'explosions nucléaires ou de *fallout* en cas d'accident de centrale de type Tchernobyl — passe dans le cycle du lait; il risquerait donc, si de telles catastrophes nucléaires devaient se répéter dans l'atmosphère, d'intoxiquer les jeunes enfants.

Nombreux sont les facteurs susceptibles de déterminer la résorption du calcium présent dans l'alimentation; en effet, **tout le calcium alimentaire n'est pas résorbé**, tant s'en faut. Pour qu'il y ait résorption, le bol alimentaire doit être acide - cette condition n'est réalisée qu'à la sortie de l'estomac - et mettre en oeuvre les sels biliaires et la vitamine D.

Certains aliments contiennent des substances qui *réduisent* considérablement la résorption du calcium. Ainsi en est-il notamment de végétaux, en particulier de l'oseille et des betteraves, dont l'*acide oxalique* (voir tableau, p. 40) précipite le calcium. De même, le calcium et le magnésium des graines de céréales sont précipités par la *phytine* contenue dans leur enveloppe ou péricarpe; c'est pour ce motif que l'usage du pain complet réduit notablement la résorption du calcium, du phosphore et du magnésium, alors que le pain blanc n'offre pas cet inconvénient majeur. En fait, la source la plus utile de calcium dans l'alimentation est constituée par le lait entier et ses dérivés.

TAUX D'ACIDE OXALIQUE DE DIFFÉRENTS ALIMENTS D'ORIGINE VÉGÉTALE
en mg pour 100 g de matière comestible

- rhubarbe	500 à 230	- fraise, groseilles rouge et blanche	19
- cacao	450	- mûre	18
- thé	370	- poivron vert	16
- betterave rouge	338	- framboise, myrtille	15
- poivre	320	- prune	10
- oseille	300	- tomate	7,5
- persil	190	- laitue	7,1
- figue sèche	100	- aubergine	6,9
- chocolat	90	- banane	6,4
- patate douce	56	- ananas	6,3
- céleri	50	- pomme de terre	5,7
- céleri-rave	34	- asperge, épi de maïs	5,2
- carotte	33	- haricot de Lima	4,3
- haricot vert, haricot sec	30	- poire	3
- endive	27,3	- cerise, pêche	traces
- concombre, cornichon, pissenlit	25	- chou-fleur, melon, navet, pamplemousse, petit pois, pomme	0
- orange	24		
- oignon	23		

L'*absorption intestinale* du calcium et son utilisation par l'organisme se voient favorisées par les *acides aminés* d'une ration alimentaire riche en protéines.

Enfin, le *phosphore* alimentaire a, lui aussi, un effet sur la résorption du calcium, de telle sorte que cette dernière dépend en définitive du *rapport calcium/phosphore* de l'alimentation *(rapport Ca/P)*. Pour permettre une résorption idéale, ce rapport doit se situer chez l'adulte entre 0,50 et 0,70 environ. Mais il est inversé chez le nourrisson et le bébé, puisque l'aliment principal, sinon exclusif, est chez eux le lait, le rapport Ca/P du lait étant de l'ordre de 1,50 (voir tableau, p. 41). Des premiers âges à l'adulte, ce rapport se modifie.

QUELQUES ALIMENTS RICHES EN CALCIUM ET EN PHOSPHORE

en mg pour 100 g de partie comestible

Aliments	*Calcium*	*Phosphore*	*Rapport Ca/P*
- amande	254	473	0,54
- beurre	16	23	0,74
- carotte	39	37	1,05
- caviar	137	180	0,86
- céréales (moyenne)	30	150	0,20
- crevette	200	300	0,66
- farine de poisson	4 000	2 600	1,54
- foie de veau	8	300	0,03
- fromage à pâte ferme	750	500	1,50
- fromage à pâte molle	130	180	0,72
- fruits frais (moyenne)	30	25	1,20
- fruits secs (moyenne)	120	100	1,20
- haricot sec	122	415	0,29
- lait de vache entier cru	137	91	1,50
- laitue	26	28	0,93
- légumes frais (moyenne)	45	40	1,12
- œuf de poule	54	208	0,26
- pain complet	54	145	0,37
- pain blanc	22	100	0,22
- poissons (moyenne)	40	200	0,20
- pomme de terre	14	58	0,24
- viandes (moyenne)	10	180	0,05
- (huiles végétales)	(0)	(0)	(0)

Pour la composition des aliments en calcium et en phosphore, consultez les tables de composition des aliments en fin de volume.

Le *dosage correct* du calcium est très important. Sensé prévenir l'apparition de l'ostéoporose chez la femme ménopausée, il peut aussi, pris immodérément, faire baisser le taux de certains oligoéléments (fer, manganèse, zinc) et conduire à la formation de calculs rénaux.

Phosphore

Comme l'indique le rapport Ca/P, le **phosphore** constitue partout dans l'organisme l'**élément complémentaire du calcium**, et ceci notamment au niveau du squelette où, sous forme de phosphate calcique, il est présent pour 450 grammes, soit 99 % du phosphore total du corps. Dans le sang, le phosphore circule sous forme soluble à la dose de 3 à 4,5 mg pour 100 ml.

Il participe, par ailleurs, à la constitution des molécules essentielles du noyau de toutes les cellules de l'organisme; le tissu nerveux s'en montre particulièrement riche (*phospholipides*).

Chez les enfants, les femmes enceintes et allaitantes, l'apport du phosphore doit être au moins aussi important que celui du calcium. Chez l'adulte, une alimentation normale fournit une fois et demie plus de phosphore que de calcium.

Magnésium

Le **magnésium** présente des facteurs de résorption fort semblables à ceux du calcium. Son taux sanguin varie normalement entre 1,9 et 2,5 mg % et son apport quotidien minimal avoisine les 300 mg (200 à 800 mg/24H.). Il est **indispensable pour assurer un métabolisme normal du calcium et du potassium et pour protéger le myocarde contre les toxiques**.

On a cru longtemps que sa carence prolongée pouvait favoriser l'éclosion de certains cancers, mais cette conception est aujourd'hui abandonnée.

Le magnésium est nécessaire au bon *équilibre entre la contraction et le relâchement des fibres musculaires striées*. L'*hypomagnésémie* entraîne une sensation générale de fatigue, des crampes musculaires, la spasmophilie et la tétanie, le blépharospasme (tremble-

QUELQUES ALIMENTS RICHES EN MAGNÉSIUM

en mg pour 100 g de partie comestible

1. Céréales	
- germe de maïs	550
- germe de blé	400
- germe d'orge	227
- flocon (gruau) d'avoine	148
- farine d'avoine	130
- grain de maïs	120
- farine de maïs	84
- farine de blé	73
10. Farines de poissons	
- farine de poissons	300
11. Crustacés, coquillages	
- buccin bouilli	414
- escargot	250
12. Laits	
- lait de vache en poudre écrémé non sucré	111
- lait de vache en poudre entier non sucré	100
18. Légumes et dérivés	
- algue marine (laminaire sèche)	2 500
- pois cassé sec	300
- pomme de terre frite	150
- haricot blanc sec	140
- oignon jeune vert cru	110
- aubergine crue	65
19. Fruits et dérivés	
- amande sèche	253
- noix du Brésil	225
- arachide grillée	178
- noisette sèche	150
- noix sèche	134
- figue sèche	77
21. Sucres et dérivés	
- cacao sec en poudre	410
- chocolat fondant	107

Les chiffres en caractères gras correspondent à la numérotation des catégories d'aliments reprises dans les tables de composition des aliments en fin de volume.

ment des paupières). L'administration thérapeutique d'un sel de magnésium les supprime.

On estime encore que le magnésium jouerait un rôle dans l'*utilisation organique des lipides*; son administration a un effet favorable au cours du traitement de l'*asthme*.

La carence en magnésium est devenue plus fréquente de nos jours en raison des technologies agricoles et alimentaires; l'abus d'alcool est une autre cause de déficit. Le tableau (p. 43) donne les teneurs de quelques aliments riches en magnésium.

Soufre

Les besoins de l'organisme en **soufre** sont de l'ordre de 5 grammes par jour; une alimentation variée y pourvoit largement et l'organisme en contient quelque 100 grammes. Le rôle essentiel du soufre est d'entrer dans la **composition de nombreuses protéines**, et notamment dans celle d'un acide aminé essentiel : la *méthionine*. On trouve également du soufre dans l'insuline et la vitamine B1. Il aurait un effet favorable dans la prévention et le traitement de la *séborrhée*.

Oligo-éléments

Une alimentation équilibrée doit contenir des oligo-éléments, sels minéraux dont la présence en quantité très faible ou à l'état de traces est nécessaire à la vie. Ce sont l'*iode,* le *fer,* le *cuivre*, le *cobalt*, le *manganèse*, le *molybdène*, le *sélénium* et le *zinc*.

Le caractère essentiel des oligo-éléments devrait faire comprendre à quel point un **dosage correct** est important, tel qu'il est du reste réalisé dans les formules complexes de médicaments à base de vitamines-sels minéraux.

Iode

De très faibles quantités d'iode sont nécessaires à la santé de l'organisme, en raison de la participation de ce corps chimique au fonctionnement de la *glande thyroïde*. Pour ce motif, un pourcentage de 0,22 du poids total de cette glande se trouve constitué par de l'iode, et l'organisme adulte en contient en tout 40 à 50 mg. Les besoins quotidiens en iode chez l'adulte semblent voisins de 150 à 400 microgrammes (0,15 à 0,40 mg).

La *teneur du sol* en iode varie fortement selon qu'il s'agit d'un bord de mer ou d'une région continentale. Dans les régions éloignées de la mer où le sol et, par conséquent, l'eau, la flore et la faune sont pauvres en iode, l'alimentation s'en voit elle aussi carencée. Or un déficit iodé se marque par un ralentissement du fonctionnement de la glande thyroïde, ou *hypothyroïdie*, dont un symptôme fréquent est le goître, ou augmentation de volume de la thyroïde; ces maux étaient donc fréquents dans les régions montagneuses et continentales. Les gouvernements ont pallié cet inconvénient en prescrivant l'adjonction d'iode au sel de cuisine, sous forme d'iodure : c'est le cas notamment en Suisse et dans les plaines centrales des Etats-Unis et de la Nouvelle-Zélande. Même dans les zones côtières, l'alimentation est habituellement peu riche en iode, si bien qu'on risque de voir apparaître des hypothyroïdies et des goîtres chaque fois que se manifeste un besoin accru en iode, comme au cours de la croissance, au moment de la puberté et durant la grossesse.

Certains végétaux contiennent des produits qui rendent la thyroïde inapte à fixer l'iode. On trouve ces *substances antithyroïdiennes* en particulier dans le chou. Le tableau (p. 46), apporte la teneur en iode de quelques aliments.

QUELQUES ALIMENTS RICHES EN IODE
en mg pour 100 g de partie comestible

1. Céréales	
Farine de maïs	0,08
7. Poissons de mer	
Thon frais	0,08
Hareng frais	0,07
Hareng mariné bismarck	0,05
10. Farines de poissons	
Farine de poissons (moyenne)	0,10
11. Légumes et dérivés	
Ail frais (tête)	0,09
Algue marine (laminaire sèche)	700
Navet cru (racine)	0,02
Oignon cru	0,02
19. Fruits	
Ananas frais cru	0,03
Groseille verte (à maquereau)	0,02
Mûre fraîche	0,01 à 0,02
Pruneau	0,01

Fer

Autre constituant indispensable : le **fer** dont le rôle essentiel est de participer à la **constitution de la molécule d'hémoglobine** qui donne au sang sa couleur pourpre, et à l'aide de laquelle se réalise le transport, vers tous les organes, de l'oxygène fixé par la respiration.

QUELQUES ALIMENTS RICHES EN FER
en mg de fer pour 100 g de partie comestible

Algue marine (laminaire)	600
Sang	plus de 50
Clovisse, coque cuite	50 à 20
Cacao sec en poudre, levure de bière sèche, levure de torula, persil séché	20 à 10
Foies de veau et de poulet, germes de blé et d'orge, graine de soja, haricot sec, huître, jaune d'œuf, lentille sèche, mélasse, œuf de poule entier en poudre, pois chiche sec, persil cru, rognon de mouton, viandes séchée et fumée	10 à 5
Amande sèche, banane séchée, chevreuil, chocolat, cresson, datte fraîche et sèche, épinard, escargot, farine de blé complète, farine de seigle bise, figue sèche, germe de maïs, noisette, noix sèche, pruneau, viandes	5 à 2
Banane fraîche, betterave rouge crue et cuite, carotte crue et cuite, céleri et céleri-rave, cerise, châtaigne, choucroute, chou, chou de Bruxelles, chou-fleur, citron, farine d'orge, farine blanche et pain blanc, figue fraîche, fraise, fromage, laitue, légumes frais, oignon, olives, pain complet, pêche, poisson, riz brut et poli, tomate, vin	2 à 0,5
Beurre, bière, cidre, lait de vache, orange, poire, pomme, jus de pomme	0,5 à 0,05

Pour la teneur des aliments en fer, voir en outre les tables de composition des aliments, en fin de volume.

L'organisme adulte contient quelque 5 grammes de fer, dont la moitié au niveau de l'hémoglobine sanguine. L'autre moitié sert de réserve et se trouve stockée dans la rate et le foie : on parle pour ces organes de *fonction martiale*.

La *carence en fer* cause l'*anémie ferriprive*. Les besoins quotidiens sont de 10 à 35 mg. Comme le calcium, le fer n'est résorbé qu'en milieu acide sous la forme d'ions ferreux. Une acidité insuffisante de l'estomac — ou *hypochlorhydrie* — et une trop grande richesse en phosphore de l'alimentation se montrent défavorables à la résorption du fer. On estime que 10 à 70 % du fer présent dans une alimentation variée peuvent se voir résorbés et donc employés utilement par l'organisme. Du reste, les pertes en fer sont extrêmement faibles dans les conditions normales. En effet, le capital en fer ne peut se trouver entamé que par une hémorragie, et les pertes sanguines menstruelles de la femme sont le plus souvent négligeables (en moyenne 10 à 30 g de sang, sauf circonstances pathologiques). Le tableau (p. 47) apporte la liste et la teneur de quelques aliments riches en fer.

Cuivre

Le *besoin quotidien* avoisine le milligramme. La *carence* en cuivre est rare mais l'atome est indispensable à la synthèse de l'hémoglobine sanguine. Une déficience peut donc être responsable d'anémie, mais aussi d'amaigrissement et d'arrêt de lactation.

Sont *riches en cuivre* : le germe de blé et les flocons d'avoine, les foies de veau et de porc, les crustacés, mollusques et coquillages, l'algue marine (laminaire sèche), les champignons, les fruits secs, le cacao, la levure de bière sèche.

Cobalt

Le *besoin quotidien* est d'environ 60 microgrammes (0,06 mg). La *carence* est cause d'une anémie, le cobalt entrant dans la composition de la molécule de Vitamine B12 (cyanocobalamine).

Sont *riches en cobalt* : le foie, les crustacés, mollusques et coquillages, les figues.

Manganèse

Le *besoin quotidien* est de 4 mg. **L'alimentation actuelle est insuffisante en manganèse** qui agit en association avec le magnésium. Les *carences* entraînent des troubles de la croissance et de la consolidation des os, elles perturbent la régulation du sucre sanguin. Sa présence paraît nécessaire aux fonctions de reproduction.

Sont *riches en manganèse* : le pain complet, le foie de porc, la farine de poisson, l'escargot, l'ail (tête), l'algue marine (laminaire sèche), l'endive belge (chicon) et le gingembre.

Molybdène

Le *besoin quotidien* est d'environ 100 microgrammes (0,1 mg). Les *carences* sont rares et aggraveraient l'impuissance sexuelle chez les hommes d'âge mûr.

Sont *riches en molybdène* : le sarrasin, les légumes secs. *N'en contiennent pas* : le pain blanc, le sucre blanc raffiné.

Sélénium

Le *besoin quotidien* serait d'environ 300 microgrammes (0,3 mg). Le sélénium est un des constituants de la glutation — feroxydase, enzyme qui contribue à détourner l'action indésirable des feroxydes. Les *carences* apparaissent dans les régions à sols pauvres en sélénium; la teneur des sols varie de 0,02 à 2,5 ppm pour les terres agricoles, jusqu'à 1.000 ppm pour les sols sélénifères. Sont, ainsi, pauvres en sélénium la Scandinavie, l'Ecosse, l'Angleterre, l'Allemagne, le Bénélux, la Chine, la Nouvelle-Zélande.

Divers auteurs estiment qu'il existe une *corrélation inverse* entre l'importance de l'apport en *sélénium* et les taux moyens de mortalité par *cancers*. Certains d'entre eux préconisent dès lors l'administration, à titre préventif, de petites doses quotidiennes de ce métalloïde, dans les régions carencées en sélénium. Toutefois, un abus prolongé du sélénium risquerait selon la très sérieuse Food and Drug Administration (U.S.A.), d'entraîner la mort.

Son rôle dans l'étio-pathogénie de certaines affections cardio-vasculaires a été évoqué, en particulier dans des cardio-myopathies et morts subites d'origine cardiaque, ces cardio-myopathies semblant régresser après augmentation des apports en sélénium.

Sont *riches en sélénium:* les céréales, la viande, les abats en particulier, les poissons, les crustacés. Sont *pauvres en sélénium:* les végétaux.

Zinc

Le *besoin quotidien* est d'environ 12 mg. **L'apport en zinc de la ration alimentaire est généralement insuffisant.** Son mode d'action pourrait être comparable à celui d'une vitamine, le zinc étant nécessaire à l'action de nombreux enzymes et au fonctionnement de plusieurs hormones dont l'insuline.

Les *carences* en zinc sont facilitées par les contraceptifs oraux chez la femme et par les régimes alimentaires inférieurs à 2000 calories; elles entraîneraient une mauvaise assimilation des protéines, une diminution de la résistance à l'infection par effondrement de l'immunité cellulaire, un retard dans la cicatrisation des plaies et des brûlures, une modification de la qualité bio-chimique du sperme. Chez les vieillards, qui ne consomment généralement que 6 à 7 mg de zinc par jour, surtout par réduction des viandes et poissons, peuvent apparaître des troubles du goût (allant jusqu'à l'ageusie) et de l'odorat (anosmie) qui entraînent alors une perte de l'appétit. L'administration de sulfate de zinc corrige rapidement ces troubles. L'administration de sulfate de zinc à des vieillards a tendance à corriger le déficit immunitaire de la vieillesse.

Fluor

L'utilité du fluor ne s'exprime qu'au cours des **quinze premières années de la vie.** L'administration d'un supplément fluoré, introduit très tôt dans les biberons du nourrisson, prévient en effet la *carie dentaire*, tant en fortifiant l'émail des dents qu'en inhibant la multiplication bactérienne responsable des caries.

L'ajustement de la consommation du fluor — dont les besoins quotidiens chez l'adulte sont de 1,5 à 4 mg — peut être obtenu par la fluorisation, soit de l'eau de consommation, soit du sel de cuisine. Toutefois, puisque cette thérapeutique n'a d'efficacité que durant la période de minéralisation des dents, ce sont les comprimés de fluor, les gels et dentifrices fluorés, ainsi que les liquides de rinçage au fluor, qui sont les plus indiqués.

Les vitamines

Indispensables compléments des échanges vitaux, les vitamines sont, comme les acides aminés essentiels, des substances chimiques que l'organisme n'est pas capable de synthétiser, et qui doivent donc lui être apportées régulièrement et en quantité harmonieuse par l'alimentation.

Les vitamines appartiennent à des groupes chimiques très variés. On les classe artificiellement selon leur solubilité dans l'eau (*vitamines hydrosolubles*) ou dans les matières grasses (*vitamines liposolubles*) : cette classification permet d'en répartir approximativement la distribution dans l'alimentation.

Il convient de remarquer que **trois vitamines au moins peuvent être synthétisées par les bactéries intestinales** : les *vitamines K, B12* et *H*. Ce phénomène explique pourquoi un traitement susceptible d'altérer, voire de détruire la flore intestinale — certains antibiotiques par exemple — doit obligatoirement se voir complété par l'administration de vitamines compensatoires ou de bactéries de rechange, comme les bacilles lactiques.

Tout, du reste, n'a pas encore été dit à propos des vitamines, d'autant plus que, pour certaines d'entre elles, on ne possède pas encore la preuve absolue de leur activité vitaminique chez l'homme. C'est le cas pour les vitamines B3, B6 et H.

Il faut enfin mettre en garde contre les **effets toxiques de surdosages** en *vitamines A, D, E, K, B3, B6* et, dans une moindre mesure, *C*.

— *L'hypervitaminose A* peut susciter des troubles hépatiques chroniques, une accentuation de la pression intracrânienne (syndrome pseudotumoral), des troubles de la peau (sécheresse, éruption maculopapuleuse, fissure, dépigmentation, prurit), une chute des cheveux, des ongles incarnés aux orteils (résistant à toute thérapeutique), des douleurs osseuses (?) et des malformations fœtales.

— *L'hypervitaminose D* est une affection grave qui se caractérise par des troubles du métabolisme calcique (hypercalcémie, néphrocalcinose, calcification métastatique) et par une hypertension.

— *L'hypervitaminose E* se marque par l'augmentation de l'activité anticoagulante d'un médicament, la warfarine.

— *L'hypervitaminose K* voit quelquefois s'installer une anémie hémolytique et un ictère néonatal.

— *L'hypervitaminose B3* offre des symptômes d'hépatotoxicité, d'ulcus peptique, d'alopécie ou perte totale des cheveux et des poils, de prurit et d'arythmie cardiaque.

— *L'hypervitaminose B6* peut entraîner un état de dépendance et une neuropathie sensorielle périphérique (engourdissement des extrémités) pouvant aller jusqu'à la paralysie ou ataxie.

— Quant à *l'hypervitaminose C*, elle est susceptible d'occasionner la formation de calculs d'oxalate chez les individus prédisposés, ainsi que l'apparition de multiples symptômes mineurs d'idiosyncrasie (allergie). Les effets tératogènes et cancérogènes à forte dose, évoqués par certains auteurs, paraissent actuellement sans fondement.

LES VITAMINES

Vitamines vit. : vitamine U.I. : unité internationale[1]	*Appellations chimiques*	*Besoins quotidiens en mg*
1. VIT. LIPOSOLUBLES		
Groupe A ○ *vitamine A* *1 U.I. = 0,00033 mg*	*rétinol ou axérophtol*	*0,8-1,6 (5000 U.I.)*
○ *provitamine A* son oxydation au niveau du foie libère la vit. A composé instable	β-carotène 1 U.I. de vit. A = 0,00066 mg de β-carotène	2
○ rétinoïdes	naturels ou artificiels	—
Groupe D présente à l'état de provitamine dans l'alimentation (stérols)		
○ *vitamine D_2* présente par irradiation ultraviolette de l'ergostérol	calciférol (ergostérol irradié, utilisé en thérapeutique)	0,003 à 0,01 (200 à 400 U.I.)
○ *vitamine D_3* vit. naturelle de l'homme par irradiation solaire de la peau	7-déhydrocholestérol irradié	0,003 à 0,01 (200 à 400 U.I.)

Rôle biologique	*Principales sources dans l'alimentation*	*Effets toxiques de surdosages*
- *vit. de croissance* - santé de la peau et des muqueuses - cicatrisation des plaies - bon fonctionnement de l'œil	- huile de foie de morue - foie - lait - beurre	- hépatotoxicité chronique - surpression intracrânienne - troubles de la peau et des annexes - douleurs osseuses (?) - effets tératogènes
- anti-infectieux	- laitue - épinards - carottes - abricots	
- contrôle de l'évolution tumorale (poumon, sein, côlon, etc.)		
- *vit. antirachitique :* assimilation et fixation du calcium	- huile de poisson - lait - jaune d'œuf	- hypercalcémie - néphrocalcinose - calcification métastatique - hypertension

Vitamines vit. : vitamine U.I. : unité internationale[1]	*Appellations chimiques*	*Besoins quotidiens en mg*	
Vitamine E	acétate d'α-tocophérol	1	
Groupe K ○ *vitamine* K_1 ○ *vitamine* K_2	méthylnaphtoquinone (vit. de synthèse) difarnesylnaphtoquinone	5 à 10	
2. VIT. HYDROSOLUBLES **Groupe B** ○ *vitamine* B_1	aneurine ou chlorhydrate de thiamine	1,5	
○ *vitamine* B_2	riboflavine ou lactoflavine	1,5	
○ *vitamine* B_3 ou *vitamine PP* (dite « pellagra preventing)	amide nicotinique (l'acide nicotinique qui lui correspond possède les propriétés vitaminiques PP et est au surplus vaso-dilatateur)	10 à 20	

Rôle biologique	*Principales sources dans l'alimentation*	*Effets toxiques de surdosages*
- croissance du nourrisson - lobe antérieur de l'hypophyse - vit. de fertilité - *carence :* troubles des organes reproducteurs - équilibre musculaire	- huile de germe de blé - organes verts des végétaux	- potentialisation d'un anticoagulant : la warfarine
- *vit. antihémorragique :* indispensable à l'élaboration de la prothrombine qui intervient dans la coagulation du sang	- organes verts des végétaux - foie du porc - jaune d'œuf - synthétisée par des bactéries intestinales	- anémie hémolytique - ictère néonatal
- *vit. antinévritique :* élément trophique du système nerveux - assimilation et métabolisme des glucides - *carence :* béribéri, névrites, polynévrites - croissance - santé de la peau et des muqueuses - vision crépusculaire - *carence :* perlèche, sécheresse des muqueuses, conjonctivite, une part des symptômes du béribéri - santé de la peau et des muqueuses - métabolisme des glucides - *carence :* pellagre	- germe de blé - son de riz - foie - levure de bière - viande - céréales - levure de bière - lait - œufs - fromage - levure de bière - amandes - poisson (surtout saumon) - viande, foie	- hépatotoxicité - ulcus peptique - alopécie - prurit - arythmie

Vitamines vit. : vitamine U.I. : unité internationale[1]	*Appellations chimiques*	*Besoins quotidiens en mg*
○ *vitamine B_5*	acide pantothénique	10
○ *vitamine B_6*	pyridoxine	1 à 2
○ *vitamine B_9*	acide folique	1
○ *vitamine B_{12}*	cyanocobalamine	0,001
Vitamine H	biotine	0,2 à 0,3
Choline acide aminé essentiel		—

Rôle biologique	*Principales sources dans l'alimentation*	*Effets toxiques de surdosages*
- santé de la peau et des cheveux (?) - intervient dans les mécanismes enzymatiques	- viande, foie, rognon - jaune d'œuf - lait levure de bière	
- santé de la peau - action antispasmodique - formation des globules blancs - intervient dans les mécanismes enzymatiques - guérit les symptômes résiduels de la pellagre	- levure de bière - foie - poisson	- dépendance - neuropathie périphérique sensorielle et ataxie
- antianémique - associé à la vit. B_{12} augmente le nombre de globules blancs - *carence :* anémie macrocytaire - facteur extrinsèque du facteur antipernicieux - *carence :* anémie pernicieuse	- épinards - foie - levure de bière - levure de bière - viande, foie - synthétisée par certaines bactéries intestinales	
santé de la peau	- synthétisée par certaines bactéries intestinales - règnes animal et végétal	
- *action lipotropique :* transport des lipides - *carence :* engorgement graisseux du foie	- protéines alimentaires	

Vitamines vit. : vitamine U.I. : unité internationale[1]	*Appellations chimiques*	*Besoins quotidiens en mg*
Vitamine C	acide ascorbique	70 à 90
Vitamine P vit. de perméabilité capillaire	citrine	—

1. *Unité internationale (U.I.)* : quantité d'un produit qui exerce chez un animal d'expérience une action biologique donnée. Les produits biologiques dont la structure et dont le dosage chimique étaient inconnus furent

La cellulose

La cellulose des membranes végétales est un polysaccharide mais l'homme ne peut la digérer faute d'avoir à lui opposer le ferment qui l'attaque, la *cellulase* (les bovins, en revanche, possèdent cet enzyme et leur intestin transforme la cellulose en sucres simples). La cellulose — on dit aujourd'hui *les fibres* ou même *les fibres diététiques* — représente donc chez l'homme

Rôle biologique	*Principales sources dans l'alimentation*	*Effets toxiques de surdosages*
- assimilation des glucides - formation du glycogène musculaire - antihémorragique - anti-infectieux - *carence :* scorbut (avec carence en vit. P	végétaux frais	- calculs d'oxalate (chez les individus prédisposés) - symptômes d'idiosyncrasie
- résistance des vaisseaux capillaires - *carence :* scorbut (avec carence en vit. C)	- végétaux frais (surtout le citron)	

d'abord dosés en U.I. Après la découverte de la structure, les deux systèmes — biologique en U.I. et chimico-physique en mg — coexistent bien souvent.

un élément inerte. Elle **n'en est pas pour autant inutile**. Un animal auquel on supprime expérimentalement la cellulose maigrit progressivement, puis meurt. Une certaine quantité de cellulose est donc indispensable à la vie. **Son rôle consiste essentiellement à véhiculer les particules alimentaires**; ce faisant, elle permet leur dispersion et facilite l'action des ferments digestifs. Par ailleurs, sa masse stimule la progression du bol alimentaire dans l'intestin, empêchant ainsi la constipation.

La nécessité même de la cellulose dans l'alimentation détruit à elle seule le mythe de l'alimentation en pilules, réduit à néant le rêve impossible d'une nourriture en tablettes. La plus évidente démonstration réside dans le type d'alimentation fourni aux cosmonautes au cours de leurs vols : alimentation faite de repas, certes desséchés, mais riches de toute leur cellulose.

Enfin, la *carence* habituelle en cellulose est l'un des facteurs invoqués dans la genèse des *cancers du côlon.*

• Constituants des aliments

— *Eau* (de pluie, de surface, souterraine); peut subir une amélioration et/ou un traitement anticalcaire.

— *Sources d'énergie* (calculée en calories) : glucides, lipides, protéines, en amalgame métabolique.

— *Sels minéraux* : chlorure de sodium, potassium, calcium, phosphore, magnésium, soufre.

— *Oligo-éléments* : iode, fer, cuivre, cobalt, manganèse, molybdène, sélénium, zinc, fluor.

— *Vitamines* : liposolubles (A,D,E,K), hydrosolubles (B,H,C,P).

— *Cellulose.*

4

ÂGE ET ALIMENTATION

Les apports nutritifs souhaitables varient en fonction des âges de la vie, de certaines situations physiologiques comme, chez la femme, la grossesse et l'allaitement, ainsi que de l'exercice physique fourni (sédentarité ou travail physique). En diététique, comme en bien des disciplines, la règle d'or est le bon sens. Il n'y a pas, dans ce domaine, de formules, pas plus qu'il n'existe de régimes miracles. Tout le secret, s'il en est un, réside dans l'équilibre éclectique d'une saine hygiène alimentaire, poursuivie dans un cadre aussi harmonieux que possible d'exercices physiques, de repos suffisant et de détente psychique. Chaque fois qu'un apport nutritif sort de l'ordinaire, l'intervention du médecin s'impose. Le praticien est seul habilité à prescrire des règles et des dérogations qui ne peuvent être que temporaires et soumises à sa surveillance. Ces régimes d'exception s'appliquent à des cas pathologiques, dont l'obésité ou la maigreur constituent les exemples les plus fréquents, mais non les plus aisés à équilibrer dans le temps.

De 0 à 4 ans

Le lait

L'alimentation du nourrisson est le **lait maternel**. L'alimentation artificielle ne s'impose que dans les cas assez rares où la montée de lait se révèle déficiente, ou lorsque le mauvais état de santé de la mère, des grossesses répétées, l'alcoolisme ou des troubles mamelonnaires rendent l'allaitement difficile ou épuisant pour la mère, voire dangereux pour l'enfant.

Lorsqu'il est de bonne qualité, le lait maternel présente évidemment l'avantage de contenir tous les principes alimentaires en proportions harmonieuses, d'être absorbé directement, sans risque de souillure ni d'altération, et d'assurer au nourrisson, pendant toute la durée de l'allaitement, les immunités acquises par la mère vis-à-vis des maladies infectieuses qu'elle a pu contracter au cours de son existence.

Aujourd'hui, pour des motifs que nous appellerons sociaux, en raison aussi d'une certaine altération des fonctions de lactation due sans doute aux conditions de vie des pays hypercivilisés et hyperindustrialisés, l'**alimentation artificielle** a tendance à prendre le dessus. De plus en plus, le sein n'est donné que durant une période très courte, souvent même pas du tout. Or, en dépit des progrès incontestables accomplis dans les techniques d'allaitement artificiel, c'est toujours le lait maternel qui reste l'aliment idéal du nourrisson, pour les motifs que nous avons énoncés. De plus, le risque de mortalité du nouveau-né qui, au début du XXe siècle, était dix fois plus important avec l'allaitement artificiel qu'avec celui au sein (150 morts pour 1000 naissances), se trouvait encore en 1954 trois fois plus élevé, alors que la mortalité néonatale globale était tombée à quelque 36 ‰.

Il existe des différences assez nettes entre la composition du lait maternel et les substituts animaux utilisés pour l'alimentation artificielle de l'enfant (voir tableau p. 66).

Le **lait de vache**, le plus fréquemment utilisé comme substitut du lait maternel, est aussi celui qui s'en rapproche le plus. Toutefois les produits lactés destinés aux premiers âges doivent tenir compte des différences de composition et pallier celles-ci par l'incorporation de glucides, tout en assurant une dilution satisfaisante afin d'éviter un déséquilibre dans l'apport protéique.

Les différences essentielles entre le lait de femme et celui de vache consistent dans une plus grande richesse du premier en glucides et en lipides, dans sa relative pauvreté en protéines et en sels minéraux, mais aussi dans sa teneur plus importante en acides gras non saturés. Quoi qu'il en soit, **l'allaitement maternel, toutes les fois qu'il est possible, reste le meilleur.**

Le sevrage

Il faut savoir que, dès l'époque du sevrage, imposer à un enfant une quantité déterminée et fixe de nourriture en fonction du seul âge, est une erreur profonde : si les adultes ont des appétits variables selon leur nature, il en va de même pour les jeunes enfants. Il convient donc de **se fier à leur appétit**, en se rappelant tout au plus que le besoin en nourriture est davantage proportionnel à la taille qu'au poids.

COMPOSITION DU LAIT DE 24 HEURES

	Femme			Vache
	Colostrum jusqu'au 5ᵉ jour	*Lait transitoire* du 5ᵉ au 10ᵉ jour	*Lait définitif* jusqu'à 15 mois	
Calories (%)	59	64	76	67
Glucides (g %)	5,7	6,4	7,7	4,7
Lipides (g %)	3,0	3,5	4,5	3,8
Protéines (g %)	2,3	1,6	1,1	3,3
Acide citrique (g %)	—	—	0,08	0,25
Sels minéraux (mg %)				
- calcium	48	46	34	137
- chlore	59	46	38	108
- cuivre	0,13	0,10	0,05	0,01
- fer	0,10	—	0,05	0,05
- fluor	0,01	—	0,01	—
- iode	0,003	—	0,006	0,012
- magnésium	4,2	3,5	3,5	13
- phosphore	16	20	14	91
- potassium	75	64	51	143
- sodium	50	29	17	77
- soufre	23	20	14	30
- zinc	0,56	0,38	0,12	0,39
Total	*276*	*229*	*172*	*399*
Vitamines (mg %)				
- A	0,16	0,09	0,06	0,03
- caroténoïdes actifs	—	—	0,03	0,03
- B_1	0,002	0,006	0,01	0,04
- B_2	0,03	0,04	0,04	0,16
- B_3 ou PP	0,08	0,18	0,18	0,07
- B_5	0,18	0,29	0,25	0,34
- B_6	—	—	0,02	0,05
- B_{12}	0,05	0,04	traces	0,66
- H	0,06	0,35	0,81	2,17
- choline	—	—	8,9	10
- C	7,2	7,1	5,2	1,1
- D	—	—	0,0001 à 0,0025	0,00013 à 0,001
- E	1,48	0,89	0,24	0,06
Acides gras insaturés (en % du poids des graisses totales)				
- acide oléique	—	—	37,0	18,2
- acide linoléique	—	—	9,2	1,8
- acide linolénique	—	—	0,52	1,25
- acide arachidonique	—	—	0,74	0,40
Total	—	—	*47,46 %*	*21,65 %*

Partiellement d'après le rapport du Committee of Nutrition of the American Academy of Pediatrics

Plus important est le choix des aliments apportés aux enfants ; ceux-ci se montrent d'ailleurs plus sensibles que les adultes à toute modification de qualité : l'enfant dont l'alimentation est mal équilibrée sera morose, nerveux, grincheux, d'humeur instable, abattu, voire hébété. Le pédiatre — qui, après la naissance, prend la relève de l'obstétricien — se trouve le mieux placé pour établir et contrôler l'évolution de l'enfant en fonction de son régime alimentaire.

D'une manière générale, il faut veiller à offrir aux jeunes enfants une alimentation riche en *légumes* et *fruits frais*, en *lait* et en *beurre* (la margarine est exclue), tout en supprimant par ailleurs les aliments peu digestibles ou mijotés, tels que viandes grasses, charcuteries, ragoûts et sauces. L'enfant a besoin, à cet âge, d'une dose régulière de *vitamines A* et *D* (toutefois on abandonnera, si possible, l'usage périmé de l'huile de foie de morue, trop indigeste).

Il faut par ailleurs entraîner les enfants à mastiquer longuement et soigneusement.

Enfin, dès l'âge de *3 ans*, il convient de leur apporter *une ration de protéines animales* (viande, poisson, lait et dérivés, oeufs) *trois fois plus importante que celle des protéines végétales* (céréales, féculents).

Les **erreurs d'alimentation** commises dans les premiers mois de la vie peuvent avoir des conséquences irréversibles, parfois graves. C'est ainsi que la *suralimentation néonatale* est, entre autres causes, indiscutablement responsable de bien des obésités de l'âge adulte. Le mécanisme en cause rejoint la notion de tempérament biochimique, qu'une intempestive suralimentation du premier âge peut influencer défavorablement dans le sens de la synthèse exagérée de lipides (shunt pentosique). D'où l'obésité à échéance variable.

Aussi préjudiciable est incontestablement la *sous-alimentation néo-natale*. En effet, une carence protéique survenant au cours des douze premiers mois de l'existence, période au cours de laquelle se produit une importante multiplication des cellules organiques et donc de celles du système nerveux central, induit de manière irréversible une insuffisance de développement du cerveau. Parallèlement, une déficience en vitamine D s'exerçant durant la même période entraîne un ralentissement de l'élaboration osseuse, irréversible lui aussi.

De 4 à 10 ans

Le poids et l'appétit vont, dans la plupart des cas, augmenter parallèlement à l'accroissement de la taille.

La **base de l'alimentation** à cet âge est identique à celle des enfants jusqu'à 4 ans, sauf pour ce qui concerne les protéines. Bientôt, en effet, *la ration protéique d'origine végétale va pouvoir devenir égale à celle d'origine animale*, sans pour autant que cette équivalence soit obligatoire. En résumé, si le lait reste la base de l'alimentation chez le jeune enfant, on doit cependant y incorporer progressivement des éléments nourrissants, sans oublier les fruits et les légumes frais, le beurre, ainsi que les aliments riches en sels minéraux, oligo-éléments et vitamines.

Il faut d'ailleurs songer à l'*aspect gastronomique* de toute alimentation : les mets que l'on sert aux enfants doivent être non seulement de bonne qualité, mais aussi appétissants et correctement préparés.

De 10 à 20 ans

Entre 10 et 20 ans vont se produire **trois phénomènes socio-biologiques capitaux** : accroissement rapide de la taille et du poids, puberté, adaptation intellectuelle aux études.

Ces trois phénomènes requièrent de l'organisme un **effort considérable**, auquel il s'agit de répondre par l'*alimentation la plus riche de toute la vie de l'individu*, adaptée à la fois en qualité et en quantité. Les règles générales quant aux *apports protéiques animal et végétal* restent valables, de même que pour les *sels minéraux* (lait pour le calcium, fruits), les *vitamines* (légumes et fruits) et les *matières grasses* (beurre et huile végétale de qualité). De toute façon, on évitera les abus alimentaires, surtout en ce qui concerne les glucides, tels que les céréales, les féculents, le sucre et leurs dérivés.

Il convient ici d'attirer l'attention sur un phénomène assez fréquent chez la **jeune fille en post-puberté** (entre 16 et 19 ans environ) : souvent, à cet âge, la jeune fille prend du poids, allant même jusqu'à présenter un certain *embonpoint* dont les modes actuelles constituent, pour celles qui en sont affligées, un sujet de désolation... En fait, il n'y a aucune raison de s'affoler : un contrôle médical permettra d'écarter l'hypothèse d'une cause endocrinienne telle qu'un mauvais fonctionnement des ovaires, de la thyroïde ou de l'hypophyse. Si ces contrôles sont négatifs, et surtout si la maturation des organes sexuels secondaires est bonne, cet excédent de poids disparaîtra spontanément au-delà de la vingtaine.

Enfin, on veillera à ce que l'**exercice physique** constitue pour l'adolescent un délassement susceptible de le reposer de ses efforts intellectuels, sans jamais représenter une source d'épuisement supplémentaire.

L'âge adulte

Age bien malaisé à définir : considéré sous l'angle du développement physique, on peut dire qu'il est atteint vers **25 ans,** le **poids normal** à cet âge constituant dès lors une **référence**. Pratiquement, l'âge adulte se situe, selon les individus, entre 24 et 30 ans. Ici, l'alimentation devra tendre à équilibrer des apports nutritifs qui n'ont plus un but de développement mais de maintien.

La *fonction digestive* exige à elle seule quelque 200 calories; la *régulation thermique*, 200 calories également; les *mouvements*, eux, demandent de 250 à 400 calories. **L'adulte sédentaire** a donc besoin d'une alimentation susceptible de lui fournir, quotidiennement, 2200 calories environ, car le rendement de la machine humaine, extrêmement médiocre, ne dépasse guère 20 % : d'où la différence. Il convient même de noter que ce rendement peut, chez certains individus à résorption intestinale très faible, apparaître inférieur encore.

Par ailleurs, lorsque l'on produit une **activité physique accrue**, on a besoin d'une plus grande quantité de calories, puisque les efforts fournis consument davantage d'énergie. Les rations caloriques idéales doivent donc augmenter proportionnellement au travail physique quotidiennement fourni (voir chapitre 5, *Activité et alimentation*, p. 83).

Une **alimentation de base équilibrée** répondra, chez l'adulte, aux mêmes principes que ceux précédemment énoncés : *glucides, lipides, protéines animales et végétales, sels minéraux et oligo-éléments, vitamines, fibres* et *liquides* en quantité suffisante.

Il convient dans tous les cas de respecter une juste proportion entre glucides, lipides et surtout protéines, ceci aux fins d'éviter un déséquilibre qui se révélerait rapidement préjudiciable à la santé. Chez le sédentaire, l'employé, l'intellectuel, les glucides et les lipides consommés se montreront tout juste suffisants pour assurer la ration calorique indispensable. Chez le travailleur de force ou le sportif, ces rations devront être accrues en fonction de l'importance de l'effort fourni et de sa durée.

La femme enceinte

Les **besoins quantitatifs** de la femme enceinte se voient augmentés, durant les cinq à six derniers mois de la grossesse, *de 200 à 400 calories*, soit 10 à 25 %.

Au point de vue **qualitatif**, ces besoins accrus concernent surtout les *glucides*, les *protéines*, le *calcium*, le *phosphore*, le *fer* et les *vitamines A, B1, C* et *D*.

Outre leur apport calorique, les *glucides* exercent un effet favorable sur les nausées et vomissements de la grossesse.

Les *protéines* participent à l'élaboration des tissus du fœtus et, d'autre part, constituent une réserve destinée à la future lactation. Toutefois, durant les derniers jours de la grossesse, la ration protéique se verra réduite, tout d'abord pour soulager les reins, ensuite et surtout pour éviter l'acidose sanguine, génératrice d'éclampsie*.

Quant au *calcium* et au *phosphore*, ils servent évidemment à la constitution des os du fœtus, surtout au cours des deux derniers mois de la grossesse. En cas d'apport alimentaire insuffisant ou de résorption déficitaire, c'est dans les réserves de la mère que seront puisés ces sels minéraux, tandis que ses os et ses dents s'appauvriront. La ration de calcium nécessaire sera d'autant plus forte que l'apport en vitamine D est moins important et vice versa : cette ration calcique sera en tout cas d'au moins 1,7 g en cas d'apport vitaminique D satisfaisant (0,01 mg de vitamine D par jour), pour atteindre 2,5 g s'il est médiocre. Quant au phosphore, les besoins en sont de 1,5 à 3 g par jour.

Le *fer* entre dans l'élaboration du sang fœtal, ainsi que dans la constitution de réserves destinées à la période durant laquelle le nourrisson ne reçoit qu'une alimentation lactée, pauvre en fer. Les besoins de la femme enceinte en fer sont, quotidiennement, de l'ordre de 35 mg.

La ration journalière de *vitamine A* sera de 1,20 à 1,60 mg. On sait par ailleurs que les caroténoïdes actifs de l'alimentation se transforment en vitamine A sous l'action des rayons solaires; cette réaction ne se produisant pas chez les femmes hypothyroïdiennes et diabétiques, il faudra chez ces dernières veiller à administrer la vitamine directement active.

Le besoin en *vitamine B1* est de l'ordre de 1,5 à 2 mg par jour. Une carence en ce domaine risque

* *Eclampsie* : intoxication grave chez la femme enceinte, survenant au dernier tiers de la grossesse et se manifestant le plus souvent par de l'albuminurie, de la rétention urinaire, de l'hypertension artérielle, puis par le coma.

d'entraîner des nausées, de la fatigabilité, des crampes musculaires.

Quant à la ration de *vitamine C*, elle se verra aussi augmentée et atteindra de 100 à 150 mg par jour.

Par ailleurs, il existe durant la grossesse de fréquentes manifestations de goûts alimentaires aberrants, irraisonnés et impulsifs vis-à-vis de mets particulièrement sapides, connues sous le vocable d'**envies** : elles sont évidemment sans conséquence, pour autant qu'elles n'entraînent pas d'habitudes anormales.

L'**augmentation de poids**, normale au cours de la grossesse, ne doit cependant guère dépasser 10 kg au total.

Les régimes *hyposodé* (au cours duquel on diminue la ration de chlorure de sodium) et *désodé* (où l'on supprime le sel) ne doivent certainement pas se voir appliqués durant toute la portée; mais de petites périodes d'une à deux semaines du régime hyposodé durant la gestation et un régime désodé au cours des trois dernières semaines de la grossesse soulagent incontestablement la fonction rénale et semblent raccourcir quelque peu la durée du travail, tant chez les nullipares que chez les multipares.

En pratique, **on évitera** au cours de la grossesse une consommation exagérée de *sucre* et de ses dérivés, de *pain*, de *bouillies* et *panades*, de *riz*, de même que l'abus de *café*, de *thé*, d'*alcool*, d'*épices*, ainsi que l'usage du *tabac*. Il faut également songer à restreindre, par périodes, la consommation de *sel*.

On veillera à ce que le régime de la femme enceinte comporte des *rations glucidiques* et *protéiques* suffisantes, une quantité accrue de *calcium* et de *phos-*

phore (lait, fromages), des *matières grasses* à la fois animales (beurre frais) et végétales (huile de germes de maïs, huile d'olives), ainsi que des *fruits* et *légumes* frais.

Enfin, **il convient** d'éviter la suralimentation, de combattre la constipation fréquente, de surveiller l'état dentaire et de pratiquer un exercice suffisant, par exemple la marche. La préparation à l'accouchement sans appréhension et à douleurs atténuées se fait aujourd'hui efficacement dans tous les centres spécialisés.

L'accouchée

L'appétit étant habituellement modeste au cours des deux premiers jours qui suivent l'accouchement, on choisira des aliments à la fois stimulants et digestes, tels pain beurré, œufs, bouillon de viande et de légumes, café au lait. Dès le troisième jour, le régime redeviendra normal.

La femme qui allaite

Les **besoins alimentaires** de la femme qui allaite sont **plus élevés encore que ceux de la femme enceinte** (40 à 60 % supérieurs aux besoins de la femme adulte de même poids, soient 900 à 1200 calories supplémentaires, et cela selon la quantité de lait donnée au nourrisson).

La ration de *calcium* atteindra 2 à 2,5 g par jour, celle de phosphore 2,5 à 4 g.

Les *vitamines A, B1, C* et *D* continueront, elles aussi, à être fournies en quantité suffisante.

Il faut **éviter** les aliments dont la saveur particulière

risque d'*altérer le goût du lait* comme ail, choux, échalotes et oignons, harengs, ainsi que les produits susceptibles de *passer dans le lait* comme la caféine du café fort ou l'alcool. Le tabac est à proscrire. A **recommander** surtout : le lait, les fromages, la viande, les oeufs, les légumes et fruits frais.

Le troisième âge

. On considère comme personnes âgées, d'une part les individus **de 50 à 60 ans** qui présentent des signes marqués de *fatigue* et de *perte de vitalité*, d'autre part ceux **de 65 à 75 ans** qui font preuve d'une *activité soutenue*, voire d'une *dépense musculaire* encore appréciable. Ces âges représentent une étape difficile, car ils comportent l'**apprentissage d'une vie ralentie**. Il faut tenir compte, au surplus, des phénomènes de vieillissement accéléré liés à la *post-ménopause* chez la femme et à son équivalent — non négligeable — chez l'homme, la *post-andropause* (dont l'époque varie davantage dans le temps).

Cette adaptation à des conditions de vie ralentie en implique une autre, à savoir l'**adaptation à un régime alimentaire nouveau**, plus léger, destiné à éviter les excès quantitatifs et qualitatifs, dans le chef des *glucides* et des *lipides* surtout. Le *sel* n'est à surveiller qu'en cas d'hypertension et de déficience cardio-circulatoire; les *protéines*, elles, resteront abondantes. On n'oubliera jamais l'importance des *sels minéraux* et des *oligo-éléments* ainsi que des *vitamines* fournis par le lait et ses dérivés, par les légumes et par les fruits.

Le quatrième âge

La vieillesse est un état complexe qui peut tout aussi bien se rencontrer à 50 ans que faire défaut à 80. Elle consiste tout à la fois en une perte de l'énergie, de la vitalité et de l'esprit compétitif, en une difficulté d'adaptation aux changements et aux situations nouvelles, en une perte de la faculté d'élaborer des projets d'avenir, en une certaine hésitation de la parole, du geste et de la marche et, bien sûr, en un ralentissement des fonctions cardio-circulatoires, cutanées, nerveuses, digestives et excrétoires. Le *contexte psychologique* est, lui aussi, d'une grande importance. Un vieillard, c'est assez fréquemment un ou une solitaire. C'est le couvert qu'un jour on ne met plus, les achats alimentaires qui soudain se compliquent parce que trop d'articles ont la dimension d'un ménage, mais non celle de la solitude.

Un régime mal équilibré, tant pléthorique que déficitaire, ne fera évidemment qu'entraîner une aggravation de cet état. La ration calorique devra être encore diminuée; des repas légers seront pris à heure très fixe, le dernier d'entre eux assez tôt ; les aliments finement fractionnés, en fonction de l'altération dentaire éventuelle.

Les *sels minéraux* doivent, ici encore, être apportés en quantité suffisante par le lait et ses dérivés, ainsi que par les légumes et les fruits, ces derniers palliant généralement la déficience intestinale dont la manifestation la plus courante est la constipation.

La *ration protéique*, qui prendra la forme de viande hachée et de poisson, restera suffisante de manière à éviter une fonte musculaire qui ne ferait qu'aggraver les troubles de la marche et entraîner une sénilité accélérée.

On traitera les éventuels troubles du goût (agueusie) et de l'odorat (anosmie), qui entraînent une perte de l'appétit, par la correction de la *carence en zinc* et la rééquilibration alimentaire (ration protéique).

APPORTS NUTRITIFS QUOTIDIENS SOUHAITABLES EN FONCTION DE L'ÂGE

Ces valeurs sont souvent supérieures aux besoins vitaux minimaux

	Moyenne des calories nécessaires	Eau en grammes	MATIÈRES ÉNERGÉTIQUES en grammes			ÉLÉMENTS MINÉRAUX en milligrammes				
			Glucides	Lipides	Protéines	Calcium	Chlore	Cuivre	Fer	Iode
Enfants 6 mois à 1 an ☐ allaitement maternel	550	—	60	30	12	260	370	0,6	5	0,4
☐ allaitement artificiel	600 à 750	—	65 à 100	30	12 à 20	600 à 720	600 à 700	0,7	5	0,4
1 à 2 ans	750 à 900	—	100 à 130	32	20 à 30	600 à 700	600 à 700	1	5 à 10	0,4
2 à 4 ans	1 000 à 1 200	1 000 à 1 200	200 à 250	32	30 à 35	700 à 750	2 000 à 2 500	1	5 à 10	0,4
4 à 6 ans	1 200 à 1 500	1 200 à 1 500	200 à 250	34	35 à 40	750 à 850	2 000 à 3 000	1,5	5 à 10	0,4
6 à 10 ans	1 500 à 2 000	1 500 à 2 000	300 à 340	38	45 à 55	850 à 950	3 000 à 4 000	1,5	5 à 18	0,4
Adolescents ☐ garçons 10 à 12 ans	1 800 à 2 500	1 800 à 2 500	340 à 440	55	60 à 65	1 000 à 1 200	4 000 à 5 000	2	5 à 15	0,4
12 à 15 ans	2 500 à 3 500	2 500 à 3 200	440 à 640	65	65 à 95	1 200 à 1 400	5 000 à 6500	2,5	10 à 20	0,4
15 à 20 ans	3 500 à 3 800	3 200 à 3 500	640 à 680	75	85 à 100	1 400 à 1 600	6 500 à 7 000	3	15 à 25	0,4
☐ filles 9 à 11 ans	1 800 à 2 400	1 800 à 2 400	330 à 400	55	60 à 75	1 000 à 1 200	4 000 à 5 000	2	5 à 15	0,4
11 à 13 ans	2 400 à 2 900	2 400 à 3 000	400 à 500	60	80 à 85	1 200 à 1 350	5 000 à 6 000	2,5	15 à 25	0,4

ÉLÉMENTS MINÉRAUX en milligrammes						VITAMINES en milligrammes						Caroténoïdes actifs (provitamines A)
Magnésium	Phosphore	Potassium	Sodium	Soufre	Zinc	A (l)	B_1 (h)	B_2 (h)	B_3 ou PP (h)	C (h)	D (l)	
35	160	580	250	110	—	0,30	0,20	0,40	5 à 7	25	0,001	0,20
60 à 80	500 à 600	900 à 1 000	300 à 400	150 à 200	1	0,30 à 0,40	0,20	0,40	5 à 7	25	0,0008 à 0,001	0,20 à 0,40
60 à 80	500 à 600	900 à 1 000	300 à 400	150 à 200	2	0,20 à 0,40	0,40	0,60 à 0,80	8 à 10	30	0,0008 à 0,001	0,20 à 0,40
100 à 150	650 à 700	1 000 à 1 500	1 500 à 2 000	350 à 500	8	0,25 à 0,40	0,50 à 0,60	1	9 à 12	30	0,001 à 0,002	1 à 2
150 à 200	650 à 800	1 500 à 2 000	1 600 à 2 400	500 à 600	9	0,25 à 0,30	0,80	1.5	10 à 13	30	0,001 à 0,002	1 à 2
200 à 250	850 à 950	2 000 à 2 500	2 500 à 3 000	600 à 900	10	0,60	1	1.5	11 à 14	30	0,001 à 0,002	1 à 2
250 à 300	1 000 à 1 200	2 500 à 3 000	3 000 à 4 000	800 à 1 000	20	0,60	1.5	2	18	40	0,003 à 0,010	2,5 à 3,5
300 à 400	1 200 à 1 400	3 000 à 4 000	4 000 à 5 000	1 000 à 1 300	25	0,75	1,5	2,5	22	50	0,003 à 0,010	2,5 à 3,5
400 à 450	1 400 à 1 600	4 000 à 4 500	5 000 à 6 000	1 300 à 1 500	30	0,80	2	3	25	50	0,003 à 0,010	2,5 à 3,5
250 à 300	1 000 à 1 200	2 500 à 3 000	3 000 à 4 000	800 à 1 000	20	0,60	1,2	1,5	15	40	0,003 à 0,010	2,5 à 3
300 à 350	1 200 à 1 300	3 000 à 3 500	4 000 à 4 500	1 000 à 1 200	25	0,80	1 4	2	20	50	0,003 à 0,010	2,5 à 3

	Moyenne des calories nécessaires	Eau en grammes	MATIÈRES ÉNERGÉTIQUES en grammes			ÉLÉMENTS MINÉRAUX en milligrammes				
			Glucides	Lipides	Protéines	Calcium	Chlore	Cuivre	Fer	Iode
13 à 18 ans	2 900 à 3 200	3 000 à 3 500	500 à 550	70	85 à 90	1 350 à 1 500	6 000 à 6 500	3	20 à 30	0,4
Adultes ☐ *hommes* vie sédentaire et employés	2 200 à 2 700	2 200 à 2 700	370 à 460	55 à 65	75 à 90	800 à 900	5 000 à 6 000	3	10 à 20	0,3 à 0,4
travail physique moyen (ouvriers textile, menuiserie, construction)	2 700 à 3 200	2 700 à 3 500	460 à 600	65 à 75	80 à 100	1 000 à 1 200	6 500 à 7 500	3,5 à 4	10 à 25	0,4 à 0,5
travail physique intense (ouvriers agricoles, mineurs, bûcherons)	3 400 à 5 300	3 800 à 4 800	600 à 1 000	80 à 90	90 à 120	1 400 à 1 600	8 000 à 10 000	4 à 5	10 à 35	0,5 à 0,7
☐ *femmes* vie sédentaire employées, travaux ménagers	2 000 à 2 400	2 000 à 2 400	320 à 400	50 à 60	70 à 80	800 à 900	4 000 à 5 000	2,5	28	0,3
travail physique moyen (vendeuses, ouvrières)	2 400 à 3 000	2 400 à 3 200	400 à 530	60 à 70	80 à 90	900 à 1 200	6 000 à 7 000	3	32	0,3 à 0,4
enceintes (vie sédentaire, employées, travaux ménagers. + 10 à 15 % soit 200 à 400 cal)	2 200 à 2 800	2 400 à 2 900	320 à 440	65 à 80	80 à 110	1 500 à 2 500	6 000 à 6 500	3,5	35	0,3 à 0,4
allaitantes (vie sédentaire employées, travaux ménagers. + 30 à 50 % soit 900 à 1 200 cal)	2 900 à 3 600	3 000 à 3 600	450 à 600	80 à 100	100 à 150	2 000 à 2 500	6 000 à 6 500	3,5	35	0,3 à 0,4
Personnes âgées ☐ *hommes et femmes en activité moyenne*	2 000 à 2 400	2 000 à 2 400	320 à 420	50	70 à 75	700 à 800	4 000 à 5 000	2,5	16	0,3
☐ *hommes et femmes fournissant un travail physique moyen*	2 400 à 2 700	2 400 à 2 700	420 à 480	50	80 à 85	800 à 900	5 000 à 5 500	3	18	0,3
Vieillards ☐ *hommes et femmes sédentaires*	1 600 à 2 000	2 000 à 2 250	250 à 350	45	70 à 75	800 à 1 000	3 500 à 4 500	2	15	0,2 à 0,3

ÉLÉMENTS MINÉRAUX en milligrammes						VITAMINES en milligrammes						Caroténoïdes actifs (provitamines A)
Magnésium	Phosphore	Potassium	Sodium	Soufre	Zinc	A (l)	B_1 (h)	B_2 (h)	B_3 ou PP (h)	C (h)	D (l)	
350 à 400	1 300 à 1 500	3 500 à 4 000	4 500 à 5 000	1 200 à 1 300	30	0.80	1.6	2.5	22	50	0.003 à 0.010	2.5 à 3
320 à 370	1 200 à 1 400	3 200 à 3 900	4 000 à 4 800	1 000 à 1 200	20 à 25	0.80 à 1.60	1.3 à 1.8	2 à 2.5	25	50	0.003 à 0.010	2.5
450 à 500	1 500 à 1 800	4 200 à 4 800	5 200 à 6 000	1 300 à 1 500	25 à 30	0.80 à 1.60	1.7 à 2	2.6 à 3.2	25 à 30	60 à 80	0.003 0.010	3
540 à 730	2 000 à 2 400	5 000 à 6 400	6 400 à 8 000	1 600 à 2 000	30 à 45	0.80 à 1.60	2.5 à 3	3.8 à 4.5	25 à 30	80 à 100	0.003 à 0.010	3.5
250 à 300	1 000 à 1 200	2 700 à 3 200	3 000 à 4 000	900 à 1 000	15 à 20	0.80 à 1.60	1.2 à 1.4	1.8 à 2	20	50	0.003 à 0.010	2
400 à 500	1 400 à 1 600	4 000 à 5 000	5 000 à 6 000	1 200 à 1 500	25 à 30	1.20 à 1.60	1.5 à 2	2.5 à 3	20 à 25	60 à 80	0.003 à 0.010	2.5
370 à 450	1 500 à 3 000	3 900 à 4 200	4 800 à 5 200	1 200 à 1 500	25	1.60	1.5 à 2	2.5 à 3	20 à 30	100 à 150	0.010	3
400 à 500	2 500 à 4 000	4 000 à 5 000	4 800 à 5 200	1 200 à 1 500	20 à 25	0.80	1.5 à 2	2.5 à 3	20 à 30	100 à 150	0.010	3
250 à 300	1 000 à 1 200	2 500 à 3 200	3 000 à 4 000	900 à 1 000	15 à 20	0.80	1 à 1,3	1,5 à 2	20	50	0.003	1.8 à 2
320 à 350	1 200 à 1 300	3 200 à 3 500	4 000 à 4 500	1 000 à 1 200	20 à 25	0.80	1,3 à 1,6	2 à 2,5	20	50	0.003	2 à 2,2
250 à 300	900 à 1 000	2 500 à 3 000	3 000 à 3 500	700 à 900	15 à 20	0,80	1 à 1,2	1,4 à 1,8	20	40 à 50	0.003	1,6 a 1,8

- **De 0 à 4 ans**

— *Allaitement* : de préférence le lait maternel.
— *Sevrage* : se fier à l'appétit de l'enfant, mais veiller au choix des aliments (vitamines A et D).
— *3 ans* : protéines animales et végétales en rapport 3/1.

- **De 4 à 10 ans**

— Protéines animales et végétales: le rapport 1/1 peut être atteint.

- **De 10 à 20 ans**

— Accroissement de la taille et du poids, puberté, adaptation aux études = *effort considérable*.
— Alimentation la plus riche de la vie (protéines, sels minéraux, vitamines, graisses).
— Exercice physique.

- **Age adulte**

— Poids de référence à 25 ans.
— Ration calorique moyenne du sédentaire : 2200 calories.
— Importance de l'équilibre glucides/lipides/protéines/sels minéraux/vitamines/fibres/liquides.
— *Chez la femme*
○ *Enceinte* : besoins en calories augmentés de 10 % à 25 %. Besoins accrus en glucides, protéines, calcium, phosphore, fer, vitamines A, B1, C, D. Périodes éventuelles de régime hyposodé et désodé. Eviter la suralimentation, l'abus du sucre, du pain et dérivés, de café et thé, d'épices, le tabac.
○ *Accouchée* : régime léger pendant 2 jours.
○ *Allaitante* : besoins en calories supérieurs à la norme de 40 % à 60 %. Besoins en calcium, vitamines A, B1, C, D. Eviter ce qui altère le goût du lait, le café et l'alcool. Proscrire le tabac.

- **Troisième âge**

— Alléger le régime en glucides, lipides, sel.
— Conserver une activité physique (marche).

- **Quatrième âge**

— Diminuer la ration calorique.
— Apport de sels minéraux et de protéines.

5

ACTIVITÉ ET ALIMENTATION

L'aspect calorique

Il va de soi que le régime alimentaire doit être adapté aux conditions de vie. Plus l'effort à fournir est grand, plus la ration calorique doit être élevée. En effet, le travail physique consomme une énergie qui sera d'autant plus considérable que l'effort fourni se montrera plus important.

Le diagramme p. 84 donne les dépenses caloriques horaires d'un individu de 70 kilos dans différentes conditions.

La proportion de glucides, lipides et protéines

Il faut respecter certains rapports entre les constituants énergétiques, rapports qui varient physiologiquement avec l'âge, et aussi — considérablement — selon les estimations.

La dépense calorique pour différentes activités.

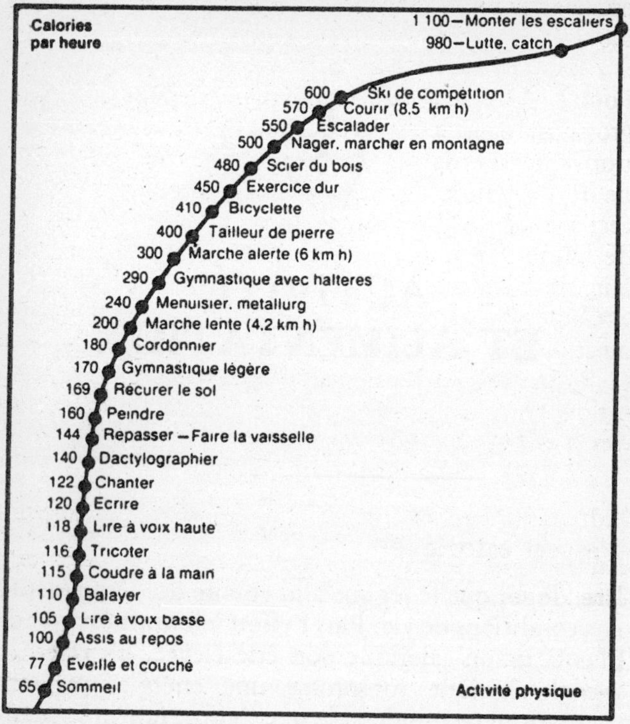

Deux d'entre eux sont essentiels : d'une part la **proportion glucides/protéines** et d'autre part la **proportion lipides/protéines**. Suivant les auteurs, le premier de ces rapports varie entre 3,3 et 15, et le second entre 0,6 et 1,5. L'étendue de ces variations prouve donc bien le défaut d'unanimité à ce sujet; il est, en tout cas, évident que ces chiffres varient selon l'âge : la proportion des lipides doit, par exemple, être plus importante chez les jeunes que chez les personnes âgées et les vieillards. Pour notre part, nous estimons que, chez l'adulte, le rapport lipides/protéines doit osciller, selon la dépense énergétique, entre 0,6 et 0,8.

Pour évaluer la **ration protéique**, on peut admettre grosso modo que les besoins de l'organisme adulte se trouvent couverts par une ration protéique quotidienne de 1 gramme au moins par kilo de poids corporel; ceci à condition que toutes les protéines reçues soient de haute valeur biologique (protéines de l'œuf, du lait, de la viande et du poisson).

Ce besoin minimal en protéines est plus important au cours des premiers mois de la vie, chez l'adolescent (2,5 g par kilo de poids), pendant la grossesse et la lactation, chez les travailleurs de force pendant les périodes d'efforts soutenus.

Adaptation gluco-protéique à l'effort physique

Au cours de l'effort physique, deux facteurs doivent être respectés.

D'une part, un apport important d'énergie immédiatement utilisable sous la forme de **glucides**, tant directement assimilables comme le *glucose* (glucides rapides) que de sucres complexes à action retardée comme le *saccharose* et l'*amidon* (glucides lents). De toute manière, la quantité de glucides ne peut être excessive car, dans ce cas, les réserves de glycogène — dans les muscles (90 g) et le foie (30 g) — se trouvent débordées et impliquent une déviation lipidique avec augmentation de la masse graisseuse.

Par ailleurs, les sucres lents, destinés à la reconstitution des réserves glycogéniques, seront distingués des sucres rapides, dont l'abus est néfaste sur le plan des performances sportives. En effet, par leur résorption rapide, ces sucres entraînent une riposte insulinique, laquelle a pour conséquence une hypoglycémie responsable du *coup de pompe*.

D'autre part, au cours de l'effort physique, le **bilan azoté** doit rester positif : autrement dit, il faut que l'*apport protéique* de l'alimentation demeure proportionné à l'intensité de l'effort fourni, faute de quoi l'organisme puisera dans ses propres réserves protéiques au niveau des muscles, déterminant par là une perte de force, donc de rendement.

C'est ainsi que l'adaptation d'un sédentaire à un effort physique régulier entraîne une rétention azotée, par suite du développement de la musculature et de la fixation protéique à ce niveau. Un supplément protéique dans l'alimentation augmente indiscutablement la capacité d'effort physique; par exemple, lors des courses cyclistes à étapes multiples, la consommation protéique quotidienne peut atteindre 6 grammes par kilo, voire davantage.

Signalons d'autre part qu'un repas riche en protéines protège contre les **malaises hypoglycémiques**, lesquels surviennent en revanche 2 heures environ après un repas riche en glucides, et 5 heures environ après un repas riche en lipides.

Enfin, rappelons aussi l'importance de l'**action dynamique** spécifique des aliments, due essentiellement aux acides aminés des protéines.

L'équilibre acide-base

Le sang est un liquide dont la réaction avoisine la neutralité. Le degré d'acidité ou d'alcalinité s'appréciant selon une échelle variable de 1 à 14 (échelle de pH), on peut donc dire que la neutralité parfaite est réalisée à pH 7. Le pH du sang, pour sa part, est très faiblement basique ou alcalin, puisqu'il se situe vers 7,35.

Les déchets des combustions alimentaires sont, par ailleurs, soit acides, soit basiques, soit neutres. L'organisme possède un large système d'équilibration de son pH mais il est intéressant de constater que, dans une maladie comme le cancer, le pH sanguin s'alcalinise légèrement.

Il s'agit donc là d'un mécanisme fondamental et il n'est pas inutile de connaître à cet égard l'effet de certains aliments de base (voir tableau ci-dessous et, en fin de volume, les tables de composition des aliments). Remarquons que, tant les données du tableau, que les tables de composition des aliments indiquent la réaction sur l'organisme des résidus des combustions alimentaires, et non la réaction propre des aliments eux-mêmes.

EFFET DE CERTAINS ALIMENTS SUR L'EQUILIBRE ACIDE-BASE DU SANG

Aliments acidifiants	*Aliments indifférents*	*Aliments alcalinisants*
produits d'origine animale sauf le lait (viandes, poissons, crustacés, mollusques et coquillages)	eau de vie	bière
arachide	gélatine	cacao
beurre	huile de foie de morue	café noir
céréales et dérivés	huiles végétales	cidre
chocolat	limonade	lait et crème de lait
fromages	miel d'abeilles	mélasse, confitures
graisses animales	rhum	porto
levures	sucre raffiné blanc	sucre non raffiné
mayonnaise	tapioca (semoule de manioc)	végétaux (légumes et fruits)
noix	thé de Chine	vins
noix du Brésil	whisky	
œufs d'oiseaux		
oignon		

L'équilibre hydro-minéral

En dehors de toute modification des conditions climatiques, un accroissement de l'effort musculaire entraîne une augmentation de la **déperdition en eau et en chlorure de sodium** (sel), par la transpiration.

Un effort musculaire intense et prolongé, qui a pour effet une sudation accrue, nécessite un apport plus important de boissons riches en chlorure sodique : eau légèrement salée (1 g par litre environ), jus de fruits, lait.

Une variation des conditions climatiques entraîne une modification des facteurs alimentaires. C'est ainsi que les efforts physiques pratiqués à **basse température** requièrent une alimentation plus riche en glucides, pour compenser une dépense calorique légèrement accrue, surtout par déperdition de chaleur.

Le froid en *altitude* nécessite impérativement un régime très riche en glucides, mais relativement limité en protéines (qui exigent beaucoup d'oxygène pour leur digestion) et en lipides (peu digestibles).

L'effort physique à **haute température** pose le problème de l'élimination de la chaleur interne de l'organisme. En effet, lorsque la température ambiante atteint ou dépasse cette température interne, la perte de chaleur n'est plus possible par radiation ni par conduction; dès lors, le seul moyen appréciable de perte calorique est l'évaporation d'eau par *transpiration* (l'évaporation d'un litre d'eau à la température du corps réalise une perte de 580 calories). Mais la transpiration ne représente pas seulement de l'*eau* ; elle contient, entre autres composants, du *chlorure* et du *lactate de sodium*, des sels de *magnésium*, des *acides gras* et de l'*urée*.

Si la perte accrue d'*urée* peut être considérée comme favorable puisqu'elle assiste le rein, il n'en va guère de même pour une sécrétion plus grande de sels de *sodium*. Dans des conditions de vie normale, la teneur en chlorure de sodium de la transpiration varie considérablement d'un individu à l'autre; par ailleurs, la quantité de transpiration dépend, elle aussi, des individus (les obèses transpirant davantage que les maigres). De plus, la quantité de chlorure de sodium éliminée par la transpiration est, chez certaines personnes, d'autant plus grande que le travail physique fourni est plus intense, si bien qu'un travail dur effectué à température élevée entraîne chez elles une perte en chlorure de sodium considérable. En conséquence, le régime d'un individu travaillant à haute température devra viser non seulement à *restaurer les pertes en liquide* (6 à 15 litres de transpiration par jour, selon l'intensité du travail effectué), mais aussi à fournir une *quantité équilibrée de chlorure de sodium* (2 à 30 g par jour).

Car une *déperdition* trop importante en chlorure de sodium se marque rapidement par des *malaises* divers tels que sensation de faiblesse, fatigabilité, inappétence et nausées, entraînant une diminution du rendement physique et intellectuel. De plus, si la perte en chlorure de sodium s'accompagne d'un déficit liquide, on verra apparaître des crampes musculaires. L'organisme, s'adaptant comme il peut, puisera dans ses réserves en liquides en entraînant une *déshydratation* sans qu'il y ait exacerbation de la soif. Ajoutons qu'au déficit chloro-sodé vient se joindre un déficit en *magnésium*. Si aucune mesure n'est prise entretemps, cette déshydratation conduira bientôt à la réduction progressive du volume sanguin, avec concentration du sang, apparition de fièvre et, finalement, défaillance circulatoire mortelle. Le phénomène risque donc d'être très grave et mieux vaut en prévenir les causes plutôt que d'en traiter les effets.

A première vue, le problème est simple : il s'agit de restaurer les pertes liquides en ajoutant à l'alimentation une quantité suffisante de chlorure de sodium (sel). On y parviendra le plus aisément en *partageant la ration de sel entre aliments et boissons*, ces dernières devant contenir au minimum 1 gramme de sel par litre de liquide; elles peuvent, bien entendu, être absorbées glacées, ce qui a pour avantage d'en masquer le goût. Les jus de fruits et les eaux orangées ou citronnées ont le même effet; elles constituent par ailleurs une source d'autres sels minéraux et d'énergie, grâce au sucre qu'elles contiennent. Dans l'armée américaine, on pallie la perte en chlorure de sodium à l'aide de tablettes contenant environ 1 gramme de sel, combiné à de l'acétate de cellulose destiné à en masquer la saveur, à en retarder l'absorption et, de la sorte, à éviter une irritation de l'estomac.

Ceci dit, de telles conditions n'entrent que rarement en ligne de compte dans la pratique sportive courante. L'alimentation apporte habituellement assez de sel et les *eaux minérales* pallient aisément sa déperdition.

Les suppléments vitaminiques

Certaines vitamines sont des constituants obligatoires des enzymes qui **règlent la contraction musculaire, donc l'effort.** Pour ce motif, l'entraînement du sportif va nécessiter un apport régulier et bien équilibré de vitamines, afin que l'organisme dispose des systèmes enzymatiques nécessaires au travail musculaire.

La diminution de l'aptitude à l'effort et la fatigabilité accrue, phénomènes fréquents au *printemps*, participent de cette cause. En effet, la longue période hivernale a vu fondre la réserve vitaminique de l'organisme, par suite d'une alimentation relativement carencée en vitamines.

Considérés par rapport à l'effort physique, **trois groupes vitaminiques** ont leur importance : le *complexe B* (vitamines B1, B2 et B3 ou PP), la *vitamine A* et la *vitamine C*. Toutefois, ni le complexe B, ni les vitamines A et C ne semblent avoir d'action nettement stimulante sur l'effort physique; néanmoins des carences en vitamines B1,B2,PP,A et C finissent par entraîner une diminution du rendement musculaire.

Tout au plus peut-on dire en ce qui concerne la vitamine C, qu'elle permet une certaine mise en réserve du glycogène et qu'elle entraîne un ralentissement du pouls et de la respiration, ainsi qu'un léger abaissement de la pression artérielle systolique*, tous phénomènes que l'on observe également après une période d'entraînement physique intensif.

Il faut dès lors conclure que, si les vitamines ne sont pas stimulantes de l'effort, l'apport vitaminique doit cependant être respecté avec soin au cours des périodes d'effort musculaire, et aussi qu'une alimentation riche en lait, fruits, légumes et protéines animales réalise pleinement cet équilibre. De petites doses supplémentaires de vitamines C sont en tout cas inoffensives.

Les anabolisants

Naguère en honneur, tant par la bouche qu'en injection, **leur usage doit être proscrit** chez les sportifs, et

---

* *Systole* : contraction ou pulsation du cœur qui chasse le sang dans la circulation corporelle. Elle provoque dans les artères une élévation de la pression. A la systole succède la diastole qui fait affluer le sang au cœur.

a fortiori chez la femme, puisque la plupart d'entre eux possèdent une action virilisante.

L'effet recherché est une stimulation de la synthèse musculaire mais leur utilisation prolongée est de nature à entraîner des troubles nombreux.

Les substances « dopantes »

Un grand nombre d'entre elles sont **interdites en sport de compétition**. C'est ainsi, par exemple, que sont défendus les produits suivants par la ligue vélocipédique belge pour 1986 :

1. *Amphétamine*
2. *Méthylamphétamine*
3. *Diméthylamphétamine*
4. *Benzphétamine*
5. *Ethylamphétamine*
6. *Fenfluramine*
7. *Norfenfluramine*
8. *Furfurylamphétamine*
9. *Furfurylméthylamphétamine*
10. *Methoxyphénamine*
11. *Phentermine*
12. *Méphentermine*
13. *Chlorphentermine*
14. *Propylhexédrine*
15. *Alétamine*
16. *Cyclopentamine*
17. *Méthylphénidate*
18. *Pidradol*
19. *Phacétopérane*
20. *Pipéthanat*
21. *Phenmétrazine*
22. *Phendimétrazine*
23. *Diéthylpropion*
24. *Prolintane*
25. *Pyrovalérone*
26. *Fencamfamine*
27. *Tranylcypramine*
28. *Pémoline*
29. *Cypénamine*
30. *Strychnine*
31. *Ibogaïne*
32. *Ephédrine et dérivés*
33. *Heptaminol*
34. *Amiphénazol*
35. *Bémégride*
36. *Leptazol*
37. *Nikéthamide*
38. *Stéroïdes anabolisants synthétiques*
39. *Corticostéroïdes*
40. *Crotétamide*
41. *Cropropamide*
42. *Interdiction de transfusion sanguine*

Quelques cas d'activité physique

Le sédentaire

L'adulte sédentaire — par exemple, l'employé de bureau — a besoin de quelque *2200 à 2400 calories par jour*. Quantité calorique assez discrète, où l'équilibre sera déterminant : *glucides et lipides* limités, *protéines* abondantes, taux de *vitamines* et de *sels minéraux* respectés; et surtout *cellulose* en quantité suffisante, puisque la limitation de l'effort physique fait de la sédentarité une cause de constipation chronique.

Le sédentaire doit évidemment s'astreindre à l'*effort physique* : natation, tennis ou, mieux, marche en forêt, car l'oxygénation est importante.

Le travailleur de force

Dans certaines professions manuelles, où le déploiement de force physique est considérable, les besoins énergétiques peuvent atteindre quotidiennement *4000 à 5000 calories*. Ici, la proportion *protéique* sera encore accrue mais les rations de *glucides* et, plus modérément, de *lipides*, seront elles aussi plus grandes. Point important : la restauration de la déperdition d'eau par transpiration et perspiration, à l'aide d'une augmentation des *boissons* et d'une consommation de boissons salées. Ainsi sont restituées les pertes en eau, mais aussi en chlorure de sodium.

L'étudiant

Ici, l'alimentation tient souvent la corde, partagée qu'elle est entre la pénurie financière chronique et les multiples usages non alimentaires auxquels sont destinés les deniers ! C'est là une fâcheuse pratique, car l'étudiant vit à cet âge où, précisément, ses besoins en alimentation, quantitativement et qualitativement équilibrée, sont les plus considérables. Sans compter que l'effort exigé, et souvent consenti, est grand. Alors ? Alors, hélas, c'est sur les bancs de l'université que se préparent bien des ulcères gastriques et duodénaux, bien des carences qui se révéleront après une ou deux décennies, bien des habitudes néfastes dont certaines mènent à l'alcoolisme...

C'est toujours vers les mêmes aliments fondamentaux qu'on se tournera pour établir le régime nécessaire : richesse *protéique* (par la viande, le poisson et, ici, le lait et les œufs qui sont peu coûteux), ration suffisante de *fruits* et *légumes* frais, *boissons saines*, les excès de bière, de piquette et d'alcool étant évités.

La mère qui travaille

N'abordons le problème que sous un aspect nutritionnel, et à propos de **deux types distincts** de mères qui travaillent : d'une part **la femme seule** qui élève son enfant; d'autre part **l'épouse** qui travaille; toutes deux doivent placer l'enfant. Pour la première, l'obligation est souvent impérative; pour la seconde, elle l'est moins.

Au-delà d'une difficile correspondance entre les obligations professionnelles et les horaires de l'enfant, l'organisation alimentaire de la famille pose bien des problèmes. Dans tous les cas, cette organisation souffre d'un *manque de temps* flagrant et d'un évident excédent de **fatigue**.

Seul repas normal encore que trop rapide : le **petit déjeuner**. Comme il est rare que le lieu de travail de la maman coïncide avec l'emplacement de la crèche, de la maternelle, de l'école, comme il est peu fréquent aussi que les horaires s'arrangent, le repas de midi est, le plus souvent, « avalé » sur place. De tels repas sont rarement équilibrés et souvent élaborés par des cantines : ils pèchent par défaut protéique et par excès de glucides et de lipides. Quant au repas du soir, pris trop tard en raison même du délai d'approvisionnement et de la durée de préparation, il est aussi, fréquemment, trop copieux, car il se veut réparateur des fautes diététiques commises au dehors.

Au risque d'entraîner, à la longue, des troubles nutritionnels, la **surveillance diététique** devra s'exercer avec beaucoup de rigueur. Toutes proportions gardées, le *petit déjeuner* sera le repas le plus riche en *calories* et le *lait*, les *œufs*, le *fromage* préviendront le déficit protéique.

Du *repas de midi*, on ne retiendra que les mets les *moins riches* en calories, pour prendre *le soir* la *viande*, le *poisson*, les *légumes* qui ont fait défaut le midi.

On ne perdra pas de vue l'importance des *sels minéraux*, des rations *vitaminiques*, de la *cellulose* et aussi des *boissons*, qui seront toujours suffisantes.

L'homme seul avec enfants

Lorsqu'il s'agit du père qui élève seul ses enfants, le problème est relativement le même que celui de la mère. Nous voulons dire ici un mot du **père qui se retrouve seul avec ses enfants durant une courte période**, à la suite d'une circonstance particulière :

accouchement, maladie ou accident de l'épouse.

C'est souvent l'occasion d'un curieux camping collectif, sans grand mal d'ailleurs, puisqu'il s'agit d'un temps assez court. Il faut se préoccuper de la ration *protéique* (sous forme d'œufs, de lait, de viande, éventuellement hachée), des *légumes*, qui pourront consister en salades ou en surgelés (pour le gain de temps qu'ils procurent), des *fruits* et de *boissons* en quantité suffisante.

L'homme d'affaires

Il serait aisé, encore qu'assez vain, de formuler le **souhait de supprimer les repas d'affaires**. Tous les industriels savent, ou en tout cas proclament, à quel point ces repas sont importants et quel impressionnant pourcentage de leurs contrats les plus considérables sont conclus à table ! Bien des hommes d'affaires présentent un certain embonpoint, qui atteint rarement l'obésité vraie et qui caractérise une alimentation riche, mais aussi des habitudes de vie telles que sédentarité, repas rares mais importants, abus de toxiques (alcool et tabac principalement).

Comme les repas d'affaires semblent indispensables à la bonne marche de l'entreprise, comme aussi les victimes consentantes de leur devoir professionnel n'ont pas la moindre intention d'échapper à ces agréables obligations gastronomiques, il faut bien se résoudre à schématiser quelques règles qui tiennent le milieu entre ce qui serait souhaitable et ce qui est, somme toute, possible. Rien n'empêche **qu'on limite certains mets**, certaines garnitures, certaines boissons, dont la haute teneur calorique et la médiocre digestibilité rendent la consommation dangereuse. C'est le cas du *pain*, qui ne devrait jamais accompagner un repas chaud, des *sauces* hautement élaborées, des *entremets* et *desserts* sucrés, des quantités exagérées de *boissons alcoolisées*.Un peu de caviar ou de homard grillé sans sauce, un filet de viande aux légumes, une salade de fruits et, comme boisson, un maximum de deux verres de vin ou de champagne.

Il faut insister sur l'importance du **fractionnement alimentaire.** En effet, un ou deux gros repas par jour favorisent l'engraissement, alors que la répartition de la ration calorique en quatre ou mieux en cinq petits repas réalise un étalement nutritif bien plus profitable au point de vue de l'économie générale.

L'alimentation en vacances

Nous disons volontiers que **les vacances constituent le meilleur des médicaments.** Et c'est vrai pour la détente nerveuse et psychique, pour la cure d'oxygénation et de mouvements physiques, pour le contact rétabli entre l'homme et son milieu naturel. Nous ajoutons parfois que le régime alimentaire peut, durant cette période d'exception, se trouver quelque peu relâché. Du reste, quelques excès alimentaires limités sont ici mieux tolérés, en raison de la dépense calorique accrue (*efforts physiques* et, surtout, meilleure *oxygénation*). Il va de soi que les vacances ne peuvent jamais devenir un prétexte à débauches gastronomiques, à consommation déraisonnable de boissons alcoolisées, car alors elles seront préjudiciables.

Autre point à retenir : l'**adaptation aux habitudes alimentaires** de pays quelquefois éloignés, ainsi que les précautions à prendre dans le domaine de l'**hygiène**. Dans certaines régions tropicales et même méditerranéennes, les légumes verts, les végétaux à feuillage, certains fruits, le lait, les fromages, certaines viandes et l'eau peuvent être porteurs de *parasites* et de *micro-organismes* divers, dont certains sont les vecteurs de maladies : *parasitoses* (trichinose, leptospirose, dysenterie amibienne), *viroses* (fièvre aphteuse) *et infestations microbiennes* (brucellose, choléra, paratyphoïdes, typhoïde). Il est indispensable de peler soigneusement les végétaux, de cuire suffisamment les viandes, de n'utiliser que des eaux bouillies ou en bouteille, d'éviter les fromages frais et de porter le lait à ébullition.

Que l'on se rappelle enfin le délai nécessaire entre un repas et le *bain* : *une heure et demie à deux heures au moins.*

L'alimentation en collectivité

L'alimentation en collectivité pose des problèmes très particuliers, qui ne peuvent se résoudre par l'improvisation.

Il ne nous est pas possible d'entrer ici dans les détails, mais il est certain que bien des facteurs déterminent ce type d'alimentation : **facteurs sociaux** (crèches, maisons pour vieillards), **professionnels** (mess, cantines et cafétérias d'entreprises), **scolaires** (internats partiels ou complets pour écoliers, mess et restaurants pour étudiants, colonies de vacances), **obligatoires** (casernes, prisons, pénitenciers), **médicaux** (hôpitaux et cliniques, sanatoriums pour tuberculeux, asiles pour malades mentaux), **religieux** (couvents et séminaires).

Le problème de base est de satisfaire tous les besoins alimentaires au prix de revient le plus bas possible. La chose n'est pas facile et c'est, hélas, top souvent au prix de revient que l'on sacrifie la qualité, voire la quantité de la nourriture ainsi fournie.

• Les **crèches** sont sans doute les institutions où la rentabilité peut le moins intervenir. Les soins doivent y être prodigués par un personnel hautement qualifé et suffisant en nombre. Les tout petits qui leur sont confiés requièrent évidemmment des *soins constants* et une *alimentation parfaite*. Il appartient donc aux instances publiques de prendre leurs responsabilités — qui sont grandes.

• **Les internats et pensionnats** s'adressent à des enfants en pleine croissance, à des adolescents. De la qualité de l'alimentation qu'ils y reçoivent va donc dépendre l'équilibre vital et la santé de toute leur existence. Le *lait* et ses dérivés, les *légumes* et *fruits* frais, la *viande* et le *poisson* doivent être très largement distribués; il serait au surplus souhaitable d'élaborer un type d'alimentation différent pour les moins de 14 ans et les plus âgés. Enfin on veillera à ne jamais négliger l'*aspect gastronomique* des repas : une même alimentation peut être bonne au goût, et donc acceptée sans réticences, ou de saveur médiocre et donc refusée, avec toutes les conséquences impliquées par un tel refus.

• **Les couvents et séminaires** posent le problème des privations chez les apprentis religieux. Si l'on peut concevoir que, dans un élan d'idéalisme, la cuisine de ces institutions évite les raffinements, il est aberrant de priver des adolescents et des adultees jeunes de rations alimentaires indispensables à leur développement : le tribut qu'ils risquent ultérieurement de payer à la tuberculose, au rachitisme et au surmenage ne va pas dans le sens de l'efficacité de leur apostolat.

Les casernes constituent, aujourd'hui encore, un exemple de gâchis en matière d'alimentation collective. Non que la nourriture y soit de mauvaise qualité : elle est souvent abondante et même variée, mais sa préparation en réduit considérablement la valeur. Or le milicien est un adolescent ou un adulte jeune, soumis à un exercice physique souvent violent, auquel il n'est guère accoutumé et qui requiert une ration calorique élevée, de l'ordre de *3600 à 4200 calories*. Il faut surtout éviter les marmites où mijotent longuement les aliments, de ce fait dépourvus de vitamines, et veiller à donner du *lait* cru, des *légumes* et *fruits* frais, de la *viande* et du *poisson*. La santé d'une armée s'en verra préservée sans que le budget alimentaire en soit plus élevé.

• Un mot des **sanatoriums** pour dire que, si la ration alimentaire des tuberculeux doit être particulièrement bien équilibrée, la suralimentation se montre préjudiciable à la guérison. C'est tout le problème de l'alimentation des dénutris qui se pose ici, d'autant plus que, dans les **familles**, on croit trop souvent encore bien faire en suralimentant l'enfant débile, dont on dit volontiers qu'il est « prétuberculeux », comme si cela signifiait quoi que ce fût !

C'est bien plus vers une alimentation de qualité, riche en *protéines* et en *vitamines*, qu'il faut se tourner. Et ici encore, ce sont le *lait* et ses dérivés, la *viande*, le *poisson*, le *beurre* et les *légumes* et *fruits* frais qui fournissent la base de cet équilibre.

Quant aux **maisons pour personnes âgées et vieillards**, le problème est de créer pour chaque cas une *diététique adaptée* à l'état de santé, aux maladies éventuelles. Or le budget alloué est généralement mince et, de plus, la psychologie du vieillard est souvent faite d'habitudes et de préjugés, qui compliquent la situation. Rappelons simplement l'importance de la ration *protéique* (lait écrémé, fromages et yoghourt maigres, viande et poisson), la digestibilité des mets et l'aspect laxatif de l'alimentation (fruits, pruneaux, pain bis).

Conseils pour la pratique du sport

Hors compétition

Pour la **pratique d'un sport hors compétition**, il convient de respecter quelques règles :

- Ne pas se départir d'un **régime alimentaire équilibré**.

- **Eviter les boissons alcoolisées et le tabac**.

- **Eviter les boissons peu digestibles** et contenant beaucoup de glucides « rapides », telles que les limonades. Dans les conditions normales de l'effort sportif, les *eaux minérales* suffisent pour restaurer la déperdition en sodium et en magnésium.

- **Eviter tout repas au moins trois heures avant un effort sportif.**

Compétition

Pour la **pratique d'un sport en compétition**, les données du problème deviennent l'affaire de **spécialistes**, qui doivent veiller avec beaucoup de soin, tant à l'équilibre alimentaire et hydro-minéral qu'aux conditions particulières de l'effort physique lui-même.

Le sport de compétition exige une longue préparation, un **entraînement** soigneux, dont la compétition n'est que l'aboutissement. Le **régime alimentaire** y joue un rôle primordial, tant au cours de la période d'entraînement que durant la compétition elle-même — que celle-ci soit de courte durée, comme dans une course de 100 mètres plat, ou de très longue durée, comme au cours des vingt-cinq étapes d'un tour de France cycliste ou des trente journées d'un championnat de football. Les plus grands athlètes, ceux dont les performances étonnent, sont ceux aussi dont l'entraînement est le plus sévère et le régime alimentaire le mieux équilibré et le plus sérieusement contrôlé. En voici les règles essentielles.

• Augmentation de l'**apport calorique global**.

• Respect de l'**apport vitaminique**, surtout en facteurs *A,B1,B2,PP* et *C*; de préférence à partir de légumes et fruits frais et de lait.

• Accroissement de la **quantité des boissons** et consommation de *boissons salées* destinées à restaurer les pertes en eau et en chlorure de sodium dues à la sudation; sans oublier le *magnésium*.

• Respect de l'**équilibre entre les trois principes énergétiques**, mais avec un *apport gluco-protéique* adapté au type de compétition.

• Utilisation, **durant la compétition**, de **substituts alimentaires** à base de *glucose, de protéines* et de *cellulose*. Ces substituts sont par exemple composés de arine de guar (pour les fibres), de fuctose (pour la econstitution glycogénique) et de protéines du lait énerday-protéin); ils peuvent aider considérablement la réalisation de performances exceptionnelles. Un *ontrôle médical* est obligatoire.

• **Alimentation et activité physique**

— *Sédentaire* : 2200-2400 calories/jour. Protéines, vitamines, sels minéraux, cellulose. Compensation par effort physique (sport) et oxygénation (marche).

— *Travailleur de force* : jusqu'à 4000-5000 calories/jour. Protéines, lipides, glucides accrus. Boissons (salées).

— *Etudiant* : protéines, fruits, légumes frais. Boissons saines !

— *Mère qui travaille* : problème d'organisation du temps et de répartition des repas. Petit-déjeuner : calories, lait, œufs, fromage. Déjeuner : repas le moins riche. Dîner : viande, poissons, légumes. Importance des sels minéraux, vitamines, cellulose et boissons.

— *Homme avec enfants* : (momentanément). Surveiller la ration protéique, les légumes, les fruits, les boissons.

— *Homme d'affaires* : Repas d'affaires : limiter pain, sauces, entremets, desserts, boissons alcoolisées. Fractionnement alimentaire.

— *Vacances* : adaptation à d'autre habitudes alimentaires, hygiène.

— *Collectivités* : responsabilité des autorités dirigeantes dans l'adaptation de l'alimentation aux besoins sociaux (âge), professionnels, médicaux.

• **Pratique du sport**

— *Hors compétition* : équilibre alimentaire, rejet de l'alcool et du tabac, digestibilité des boissons (eau minérale), délai de 3 heures entre repas et effort.

— *Compétition* : entraînement et régime surveillés par spécialistes, apport calorique, équilibre énergétique, boissons (salées), vitamines, substituts alimentaires pendant la compétion.

6

CONSOMMER DES ALIMENTS ET DES BOISSONS DE QUALITÉ

L'appréciation de la qualité des aliments est généralement aisée, si l'on se rapporte aux quelques critères qui définissent cette qualité pour chacun d'entre eux.

Les céréales et leurs dérivés

Il s'agit des **graines de graminées**, composées de *cellulose* (enveloppe externe ou péricarpe), de matières albumineuses ou *gluten*, de *lipides*, *vitamines* et *sels minéraux* (zone entre l'enveloppe et l'amande), d'*amidon* (amande) et de *vitamines B1* et *E* (germe).

Les céréales constituent une part importante de l'alimentation humaine; part d'autant plus grande que le niveau de vie est plus bas, ceci en raison de leur prix réduit. C'est pourquoi, *lorsque l'alimentation se compose en large majorité* de *céréales*, il est essentiel de les consommer *entières*, de manière à se nourrir non seulement d'amidon, comme dans la farine blanche ou le riz décortiqué, mais aussi des autres composants cités plus haut. Une méconnaissance de cette règle risque d'entraîner des maladies graves dont la plus connue est le béribéri, carence en vitamine B1 par consommation de riz poli. En revanche, dans le cadre d'une alimentation éclectique, une telle précaution sera sans objet.

Les céréales les plus importantes sont le *blé* et le *riz*. D'autres sont plus ou moins répandues selon les régions : *seigle*, *avoine*, *millet*, *sarrasin*, *maïs*, *orge*.

La farine et le pain de blé

Pour préparer de la **farine de froment**, il faut d'abord en déchirer l'enveloppe afin de libérer l'amidon de l'amande, qui est ensuite réduit en poussière : c'est la *mouture*. Ensuite, on séparera l'amidon des fragments de l'enveloppe : c'est le *blutage*, tamisage qui sera plus ou moins poussé.

La farine ainsi préparée contient donc de l'*amidon* et une quantité plus ou moins importante de débris d'enveloppes à la *cellulose* desquelles adhère une part importante des *protéines*, de la *vitamine B1* et du *fer*. Plus la farine est blutée, plus elle est blanche, mais plus elle est aussi pauvre en protéines, en vitamines B1 et en fer. Le tableau (p. 107) en apporte la démonstration pour les vitamines du groupe B, le fer et la cellulose, évalués en mg %.

La farine mise sur le marché dans les pays d'Europe occidentale est le plus souvent *blutée à 70-72 %*, de

LES VITAMINES B, LE FER ET LA CELLULOSE DANS LE PAIN EN FONCTION DU TAUX DE BLUTAGE

en mg %

Vitamines du groupe B, fer et celulose	*Taux de blutage (100 % = farine non blutée)*			
	100 % (pain complet)	*80 % (pain bis)*	*72 % (pain blanc)*	*60 % (pain très blanc)*
B_1	0,2	0,09	0,07	0,05
B_2	0,1	0,08	0,05	0,04
B_3 ou **PP**	1,93	1,1	0,7	0,65
B_5	0,8	0,55	0,49	0,25
B_6	0,5	0,23	0,18	0,11
H	0,07	0,003	0,003	0,002
Fer	1,6	0,9	0,8	0,7
Cellulose	1500	510	310	300

telle sorte que les besoins en vitamines du groupe B ne sont que partiellement garantis par la farine blanche et ses dérivés. Certaines nations, comme les Etats-Unis, le Danemark et la Suède, ont rendu obligatoire l'addition de vitamines B1 et B2 à la farine blanche. Selon les pays, on y ajoute parfois de la vitamine PP, du fer et ou du carbonate de calcium. En France, aucune disposition légale ne rend cette adjonction obligatoire, si bien que l'initiative privée a créé une multitude de pains vitaminés et « améliorés », qui se réfèrent aux normes de l'étranger. En Belgique, l'appellation de « pain amélioré » a été remplacée par celle de « pain spécial » et celle de « pain gris » (pain bis) soumise à une législation spéciale.

Une remarque importante à propos de la **cuisson du pain** : *une croûte noire*, signe de calcination, *ne peut jamais être consommée*. Elle contient des substances organiques brûlées, dont la suie risque de receler des produits cancérogènes.

Le pain est un aliment très digestible. Toutefois il l'est davantage *rassis* que frais,si bien qu'on évitera de consommer de grosses quantités de pain très frais, dont l'attaque par les ferments digestifs est malaisée. On peut pallier cet effet en grillant le pain frais, mais en évitant de brûler la tranche.

On appelle *pain bis* un pain pour la confection duquel on a utilisé de la farine grise blutée à 80 % et additionnée d'un huitième de farine de seigle.

Le *pain de gluten*, destiné aux diabétiques contient une part plus ou moins grande de gluten ou albumine du blé. Il est de moins bonne qualité que le pain ordinaire et la tendance actuelle est de l'abandonner au profit du pain normal, pris en quantité modérée.

On peut du reste *varier à volonté* la composition du pain et enrichir par exemple la farine en amidon pour préparer du *pain hypoazoté*, destiné aux malades des reins. De même pour les malades du cœur et des reins, on peut réaliser un *pain désodé* dans lequel on n'incorpore pas de sel.

Le *pain d'épices*, enfin, contient des farines de blé et de seigle, additionnées de mélasse, de miel, girofle, cannelle et anis. Il possède un effet faiblement laxatif.

Quel pain choisir ?

Pain complet ? Pain bis ou gris ? Pain blanc ?

La présence de *son* dans le pain retarde et même empêche la résorption du phosphore, du calcium et du fer. De plus, le son se montre irritant pour la muqueuse intestinale et, si son action laxative peut aider certains constipés, la répétition de cette irritation dans le temps risque d'apparaître préjudiciable.

De nombreux auteurs conseillent un pain *modérément gris*, préparé avec une *farine blutée à 85 %*.

Pour nous, eu égard au problème de résorption du phosphore, du calcium et du fer, qui paraît bien plus important que ceux qui tiennent à la richesse en vitamines, en fer et en cellulose, nous conseillons résolument le *pain blanc*, qui utilise une farine *blutée à 70–72 %*. Ceci suppose évidemment une *alimentation suffisamment éclectique* afin d'équilibrer les rapports entre vitamines du groupe B et sels minéraux. Dans le cas où le pain reste l'aliment principal, sinon exclusif, la part de son sera d'autant plus importante que les apports nutritifs extérieurs seront plus discrets.

Le *pain grillé* et les *biscottes* sont légèrement plus *digestibles* : du fait de leur faible teneur en humidité, ils se laissent aisément imprégner par les sucs digestifs. Mais ils ne possèdent aucun autre avantage, si ce n'est un *pouvoir calorique* quelque peu plus grand.

Les *pâtes alimentaires* sont des aliments très *digestibles* et assez riches en calories, quoique moins que le pain. Elles se voient donc recommandées aux malades et aux convalescents.

Quant aux diverses préparations à base de farine de blé, telles *crêpes*, *biscuits* et *pâtisseries*, elles comptent pami les aliments les plus *riches en calories*, sans oublier ce qui s'y ajoute en crème, confitures et autres matières à haut pouvoir énergétique !

Le riz

Le riz représente un **aliment très digestible, riche en amidon, pauvre en protéines et en matières grasses.** Il est donc bien adapté au régime du *malade* et du *convalescent*, encore qu'il ait un effet constipant.

Son choix exclusif dans certains *régimes amaigrissants* est très discutable. Il possède néanmoins un net avantage sur le pain : son pouvoir de réplétion est très grand; la satiété est en effet atteinte avec 50 grammes de riz (180 calories), alors qu'il faut environ 200 grammes de pain (500 calories sans le beurre) pour obtenir le même résultat.

Le seigle

Peu digestible, le pain de seigle est dépourvu de vitamine B3 ou PP. Consommé seul, il détermine ainsi l'apparition d'une *hypovitaminose B3 ou PP* appelée pellagre.

Un parasite du seigle, l'*ergot*, qui se développe sur les cultures au cours des années humides, détermine l'ergotisme, auquel le Moyen Age donnait le nom de « mal des ardents » en raison des sensations de brûlures qu'il occasionne par spasme vasculaire et gangrène ultérieure des membres.

L'avoine

Le *gruau* ou *flocon d'avoine* est un grain dont la mouture n'a été que partielle. Préparé en bouillie appelée porridge par les Anglais, c'est un aliment très nourissant, très riche en *phosphore* et en *vitamine B1* ; il contient au surplus un principe stimulant, l'*avénose*, détruit par la chaleur.

Le millet

Cultivé depuis la plus haute antiquité, le millet se consomme encore en bouillies dans certaines régions. Sa richesse en *phosphore*, en *fer* et en *vitamines B3 et B5* en font un aliment complet.

Le sarrasin

Consommé en bouillies, en galettes ou en crêpes, le

sarrasin constitue, comme le millet, un aliment complet, riche en *molybdène*.

Le maïs

Ainsi que le seigle, le maïs est dépourvu de vitamine B3 ou PP. Sa consommation exclusive détermine donc la *pellagre*. C'est pourquoi un procédé d'enrichissement vitaminique est employé de plus en plus fréquemment. En cas de récolte insuffisante, l'adjonction de *gesse** au maïs provoque une maladie, le lathyrisme, qui se manifeste par des troubles nerveux.

L'orge

On s'en sert pour préparer des bouillies ou comme épaississant. Sa composition est proche de celle du sarrasin et du blé.

Les viandes, volailles et gibiers

La viande contient des *fibres musculaires*, du *tissu conjonctif* et du *tissu graisseux*. Sa couleur dépend avant tout de sa richesse en *myoglobine* (pigment rouge), présente également dans les muscles humains. On dira que la viande de veau (nourri exclusivement au lait) et celle des volailles est blanche parce que dépourvue de myoglobine, et que les viandes de bœuf, de mouton et d'agneau, de cheval, de chèvre, voire de renne, d'élan et de gazelle, sont rouges parce

* *Gesse* : plante grimpante dont certaines espèces sont cultivées comme fourragères.

que riches en myoglobine.

Pas plus la couleur de la viande que la finesse d'un morceau ne déterminent son pouvoir nutritif. La viande blanche, le pis, voire le moût (poumon), possèdent une valeur nutritive généralement aussi grande que l'entrecôte à l'os.

La viande possède d'autre part une *action acidifiante*.

Le bœuf

Plusieurs éléments permettent d'apprécier sa qualité : la *couleur*, la *consistance*, l'*odeur*, le *grain*, la *teneur en graisse*.

• **La couleur** doit être rouge vif; pâle, elle est signe de carence, trop foncée signe de maladie (ceci en l'absence de tout moyen artificiel pour entretenir la couleur).

• **La consistance** doit être ferme; molle, flasque et collante, elle est signe de maladie œdémateuse; gorgée d'eau, elle est signe d'imprégnation par les œstrogènes et autres produits hormonaux.

• **L'odeur** doit être saine, fraîche, douce; inodore ou d'odeur désagréable, la viande est de mauvaise qualité.

• **Le grain** dépend de la richesse relative en tissu conjonctif; plus celui-ci est abondant, plus la viande est ferme; plus il est rare, plus la viande est tendre. Une viande riche en tissu conjonctif présente un grain rugueux, tant à l'aspect qu'au toucher. Une viande tendre aura un grain moelleux, sera veloutée au toucher.

• **La teneur en graisse** varie entre 6 % et 20 %. Elle dépend de la race et, bien sûr, du morceau choisi. Mais une viande d'apparence maigre peut tromper et contenir une part encore importante de matières grasses (10 %).

La viande de bœuf est **particulièrement digestible**; il semble que, consommée crue, elle le soit légèrement plus que cuite, mais l'absence de cuisson risque d'entraîner une parasitose : le *taenia saginata* (ver solitaire du bœuf). Lorsque la viande est consommée crue et hachée, il faut veiller à l'absorber peu de temps après le hachage, car la viande ainsi traitée constitue un terrain de choix pour la *prolifération microbienne*.

Le veau

La chair du veau ne sera blanche que si l'animal a été **nourri exclusivement au lait**. Plus gélatineux que le bœuf, le veau est un peu moins digestible. C'est une viande à éviter toutes les fois qu'on n'est pas certain de sa qualité.

Le ris de veau est le *thymus*; très *digestible*, très riche en *nucléoprotéines**, il représente à la fois un aliment idéal pour le convalescent et à proscrire pour le goutteux. Le *pancréas*, parfois servi comme ris de veau, constitue une tromperie et sa qualité est médiocre.

La cervelle de veau, très riche en matières grasses phosphorées (*phospholipides*), se montre moins

---

* *Nucléoprotéine* ou *nucléoprotéide* : protéine complexe résultant de la combinaison d'une protéine et d'un acide nucléique. Les nucléoprotéines jouent un rôle essentiel dans tout l'organisme, notamment dans le noyau cellulaire, d'où leur nom.

digestible que le ris; le *cholestérol* qu'elle contient n'est cependant que faiblement résorbé par l'organisme.

Quant au **foie de veau**, il a beaucoup perdu de son caractère indispensable depuis que le traitement de l'anémie pernicieuse ne relève plus de son exclusive consommation. Il reste un aliment utile pour les petits enfants et les convalescents, à condition de provenir d'un animal n'ayant subi aucun traitement médicamenteux ni hormonal.

Le porc

Sa digestibilité dépend de sa richesse en *graisse* : un morceau de porc maigre, comme le jambon, est parfaitement digestible. De plus, le porc est, de toutes les viandes, la plus riche en *vitamine B1*.

On ne peut consommer la viande de porc crue, en raison du risque de parasitose : *taenia solium* (ver solitaire du porc) et trichinose. Il faut donc la cuire, la saler ou la fumer.

Le mouton et l'agneau

Voici une autre viande dont la digestibilité dépend de la teneur en graisse. La couleur de la viande doit, comme celle du bœuf, être d'un rouge vif. C'est une viande saine, dépourvue de parasitoses pour l'homme.

Quant à l'agneau, il se montre plus digestible que son aîné, autant même que le bœuf, à condition d'être abattu avant d'avoir engraissé.

Le cheval

La viande de cheval est une viande *maigre*, qui ne

contient que 6 % de graisse. Elle est comestible pour autant qu'elle provienne d'animaux sains et jeunes. Sa saveur douce, caractéristique, tient à sa richesse en *glycogène*. Consommée crue, la viande de cheval semble ne présenter pour l'homme que des risques minimes de parasitose (*cysticercose*).

Les volailles

La viande de **poulet** est blanche, tendre, maigre pourvu qu'on élimine la peau, et très digestible. Elle convient fort bien aux malades et aux convalescents.

Le **pigeon** possède toutes les qualités du poulet. Il constitue un aliment idéal pour les malades et les convalescents; sa teneur particulièrement faible en graisse et sa grande digestibilité lui confèrent des avantages diététiques comparables à ceux du lapin.

En revanche, les viandes de **canard** et d'**oie**, pour nourrissantes qu'elles soient, se montrent fort peu digestibles, en raison de leur richesse en *graisse* (25 à 30 %).

Les gibiers

Les gibiers fournissent des viandes *maigres*.

Les gibiers à poils sont fermes et peu digestibles. Ceci rend nécessaire un certain degré de rassissement, sans pour autant atteindre le stade d'une viande faisandée, laquelle, par définition, se montre suspecte d'infestation microbienne.

Les gibiers à plumes sont comestibles frais, qu'il s'agisse de faisans, perdreaux, perdrix, sarcelles ou pintadeaux. Ils sont malheureusement, de plus en plus, le produit d'un élevage intensif qui les prive de leurs qualités essentielles.

Les charcuteries

Les charcuteries constituent le plus souvent des aliments riches en *calories* et peu digestibles, en raison de leur teneur en *matières grasses*. Certaines d'entre elles sont néanmoins acceptables diététiquement, tels les jambons cuits maigres, les jambons d'Ardenne, d'Auvergne, de Bayonne, de Parme et Serrano, les filets d'Anvers et de Saxe, la langue fumée...

Une haute concentration en *sel* les fait prohiber aux malades du cœur et des reins, chez qui le sodium doit être limité.

Les poissons et les fruits de mer

Sans être moins riches en protéines que la viande, les poissons de mer et d'eau douce possèdent une **haute valeur nutritive** pour une richesse en matières grasses qui est, en moyenne, plus faible. C'est ainsi qu'on distingue :

— **les poissons gras** (anguille, lamproie, saumon, thon), qui apportent plus de 200 calories par 100 grammes;

— **les poissons mi-gras** (carpe, hareng, lotte, maquereau, sardine, turbot), qui fournissent 100 à 110 calories par 100 grammes;

— **les poissons maigres** (barbue, cabillaud, dorade, églefin, plie, sole, truite, tanche, raie), qui contiennent environ 75 calories par 100 grammes.

La chair des poissons est **très digestible** et pauvre en nucléoprotéines; sa graisse apparaît riche en *acides gras polyinsaturés* et sa teneur en *phosphore* et en *iode* élevée. Aussi les poissons se voient-ils recommandés aux malades et aux convalescents comme aux vieillards, aux goutteux et aux hypercholestérolémiques. Ils peuvent cependant déterminer des *allergies*.

Il n'est pas toujours aisé de se procurer du poisson de **grande fraîcheur**; les signes de qualité sont les suivants :

— odeur franche et agréable;
— peau brillante et écailles bien fixées;
— branchies franchement rouges;
— chair blanche, ferme, élastique, adhérant à l'arête centrale.

Comme les viandes les poissons sont *acidifiants*.

Les crustacés, mollusques et coquillages sont en général peu riches en calories et en matières grasses, et d'une concentration protéique voisine de celle des poissons. Ils se montrent remarquablement riches en *sels minéraux* (calcium, fer, iode, magnésium, phosphore, potassium) et sont également *acidifiants*. Plus encore que les poissons, ils sont susceptibles de déterminer des *allergies*.

Les produits laitiers

Le lait et ses dérivés directs

• **Le lait de vache entier** constitue un aliment complet car il contient des *glucides*, des *lipides*, des *protéines* de grande valeur biologique, ainsi qu'une gamme étendue de *sels minéraux* et de *vitamines* essentielles. Parmi ces dernières la *vitamine D*, qui est liposoluble, est indispensable à la résorption intestinale du calcium; elle n'est présente évidemment que dans le lait entier et donc dans ses dérivés, la crème de lait, le beurre et les fromages. Le lait ne comporte naturellement pas de cellulose. Il se montre très digestible et, comme les fruits et les légumes, il exerce sur le sang un effet alcalinisant.

Toutefois **la composition du lait varie considérablement** selon la saison, le moment de la traite (début ou fin), les animaux, les facteurs géographiques liés au climat et au sol, la nourriture fraîche ou hivernale. Une inflammation du pis (pus de mammite), un état général déficient (carence en calcium), une infection tuberculeuse (bacilles tuberculeux) ou l'administration de médicaments (calmants, hormones, antibiotiques, antithyroïdiens) peuvent évidemment affecter la qualité du lait, voire le rendre impopre à la consommation; le DDT, qui peut imprégner les pâturages, se concentre de préférence dans le lait, en particulier dans sa fraction grasse.

• **La crème de lait** : c'est le dépôt gras surnageant du lait frais, que l'on peut obtenir par centrifugation. La crème de lait contient 25 à 30 % de matières grasses et fermente aisément. Sa richesse en graisses en fait un aliment nutritif et généralement bien toléré, sauf par les vésicules biliaires sensibles.

• **Le lait écrémé** : il s'agit du lait débarrassé de sa fraction grasse. Dépourvu, par conséquent, de lipides et de vitamines liposolubles (A,D,E), il constitue un appoint appréciable pour les *régimes maigres*. Attention cependant à la résorption du calcium, laquelle est extrêmement faible lorsque la vitamine D fait défaut ! Quelle que soit la rigueur du régime institué, il faut, pour assurer la balance calcique, recommander la consommation d'un peu de lait entier ou de l'un de ses dérivés.

• **Le lait en poudre non gras** : il s'agit d'un lait *écrémé*, obtenu actuellement par *lyophilisation*, technique permettant une solubilisation immédiate et complète, soit dans l'eau, soit dans le café. C'est donc un adjuvant diététique appréciable, à condition de respecter un apport minimum en lait entier pour assurer, à l'aide de la vitamine D ainsi fournie, une résorption suffisante de calcium.

• **Le petit lait** : c'est le *lactosérum* ou liquide de filtration obtenu lors de la séparation du fromage blanc. Il est également pauvre en lipides, mais riche en *vitamine B2*, d'où sa coloration dorée.

• **Le babeurre ou lait battu** : c'est le liquide surnageant lors du barattage ou préparation du beurre. Il se montre faiblement acide, par fermentation lactique.

• **Le kéfir** est un liquide blanc et mousseux, légèrement visqueux, produit de la fermentation alcoolique et lactique du lait par les grains de kéfir. Agissant comme excitant de la sécrétion chlorhydrique de l'estomac, il peut être utile dans les *atonies gastriques* ou *achylies**, fréquentes chez les personnes âgées.

• **Le yaourt ou yoghourt** : il s'agit d'un produit de coagulation du lait par fermentation lactique de deux germes microbiens. Sa richesse en acide lactique s'oppose à la fermentation butyrique et combat la putréfaction, si bien qu'il se révèle favorable dans le traitement des *colites* et des *diarrhées*.

La présence de *bacillus bulgaricus* est ici prépondérante. Or ce bacille est tué après plusieurs jours d'un séjour à basse température; d'où l'inefficacité de nombre de yoghourts, soit après conservation au réfrigérateur, soit parce qu'ils sont essentiellement à base de *lactobacillus acidophilus*, qui confère au yaourt un goût nettement moins acide.

• **Le lait de brebis** est sensiblement plus riche en *calories* que le lait de vache; il le doit essentiellement à sa richesse relative en *lipides*. Sa teneur en vitamines liposolubles s'en trouve accrue, mais non sa digestibilité.

• **Le lait de chèvre** est aussi, mais très faiblement, plus riche en *calories* que le lait de vache et, comme le lait de brebis, il doit cette caractéristique à sa richesse relativement plus grande en *lipides*.

Ce lait ne peut remplacer le lait de vache pour l'alimentation des nourrissons, car il est pratiquement dépourvu de vitamine B12, et son emploi exclusif détermine une *anémie hypochrome*, l'anémie du lait

* *Achylie* : absence de pepsine et d'acide chlorhydrique dans le suc gastrique.

de chèvre. De plus, la consommation de lait de chèvre cru, celle aussi de fromage frais préparé à partir de ce lait, entraîne un risque de *brucellose* (fièvre de Malte — due à une bactérie, *brucella melitensis),* particulièrement dans les pays méditerranéens.

Les fromages

Ce sont des produits du lait dont la préparation requiert **trois étapes principales** : la *coagulation* du lait et les deux phases de la maturation, *blocage de l'acidité* et *affinage* (ou *peptonisation*) de la caséine.

On peut classer les différents types de fromages selon leur **degré de matières grasses** : *triple crème* (plus de 75 %), *double crème* (plus de 60 %), *crème* ou *extra-gras* (plus de 45 %), *gras* (40 % au moins), *demi-gras* (plus de 20 %), *maigre* (moins de 20 %).

Relevons le fait que les appellations triple crème, gras, demi-gras, etc., sont quelque peu fallacieuses, en ce sens qu'elles ne tiennent pas compte du degré d'humidité des pâtes à fromages. En effet, les pourcentages se rapportent à la matière sèche.

Une autre classification des fromages, très limitative dans son énumération prend en compte leur **consistance** :

• **Fromage blanc frais**, auquel s'appliquent toutes les nuances de pourcentage en matières grasses.

• **Fromages à pâte molle**

— *à égouttage spontané* : bouquet des moines, brie, camembert, coulommiers;

— *à égouttage accéléré* : carré de l'Est, gris de Lille, herve, livarot, maroilles, munster, pont-l'évêque.

• **Fromages à pâte demi-dure**

— *non cuits* : cantal, fromages d'abbaye, hollande, murols, passendale, port-salut, reblochon, saint-paulin, saint-nectaire, wynendale;

— *cuits* : appenzell, comté, emmenthal, gruyère, parmesan.

• **Fromages de chèvre**

• **Fromages à moisissures internes**: bleus, fourme d'Ambert, blue Stilton, gorgonzola, roquefort (lait de brebis).

• **Fromages fondus**

Les fromages à *pâte molle* et les fromages de *chèvre* sont beaucoup plus *pauvres en calcium* que les autres; ils n'en restent pas moins des aliments fort intéressants, particulièrement pour les artérioscléreux, en raison même de leur pauvreté en calcium.

En revanche, et pour la raison inverse, les autres fromages leur seront préférés pour les enfants, les adolescents et les adultes jeunes.

En ce qui concerne les fromages à *pâte molle*, à la fermentation très active, il est conseillé de les consommer à point, c'est-à-dire après que la tranche de section ait perdu sont aspect crayeux, mais en tout cas **avant la putréfaction**. Celle-ci se marque par l'apparition d'une odeur et d'une saveur *ammoniacales*, signe de l'existence de toxines putrides diverses.

La *croûte* de tous les fromages doit être *éliminée* de la consommation.

Disons enfin qu'il y aurait un risque de trouver de l'*aspergillus flavus* - champignon microscopique générateur de mycotoxines cancérogènes, comme les aflatoxines B1 et G1 - dans les fromages *bleus* de toutes origines.

Les œufs d'oiseaux

L'œuf de poule

L'œuf de poule est un aliment intéressant, complètement assimilable et d'une valeur calorique moyenne faible : 102 calories la pièce, pour un poids moyen de 65 grammes.

Le blanc d'œuf est constitué d'*albumines* (qui coagulent vers 75 °C), précieuses car elles contiennent tous les acides aminés essentiels, d'*eau* et de *chlorure sodique* (sel).

Le jaune, lui, se compose d'*albumines*, d'*huile d'œuf* (25 % du jaune environ), de *lécithines* et de *phosphatides* (lipides azotés et phosphatés), de *sels minéraux* (calcium, fer, phosphore), de *vitamines A et D* (cette dernière en été seulement) et d'un colorant vital jaune, la *lutéine*.

Cette énumération suffit à convaincre de l'**intérêt de sa consommation** : l'œuf constitue un aliment idéal pour les enfants, les malades, les convalescents, dans les régimes diététiques amaigrissants et aussi pour les malades du foie, les goutteux et les diabétiques. En revanche, il se montre néfaste dans les affections biliaires.

Sa digestibilité varie d'après le degré de cuisson et le mode d'accommodation choisi. Les préparations les meilleures sont l'œuf poché et l'œuf à la coque.

L'œuf contient une **proportion élevée de cholesté-**

rol. Vu la faible résorption du cholestérol alimentaire par le tube digestif, il n'est cependant pas prohibé chez l'artérioscléreux. Il faut seulement veiller à le consommer *frais* et, si possible, s'approvisionner directement à la ferme. Il faut ensuite déposer les œufs le plus rapidement possible et les laisser au réfrigérateur.

La qualité des œufs dépend des conditions d'élevage et, en particulier, de l'alimentation des poules. A cet égard, il y a lieu de *prohiber les coccidiostatiques * et les antibiotiques*, qui se concentrent dans les œufs. Les farines de poisson administrées naguère aux poules ont été abandonnées, en raison du goût d' « huile de foie de morue » qui apparaissait dans les œufs. Quant aux additifs destinés à pousser la coloration des jaunes, disons que les caroténoïdes (provitamine A) et la riboflavine (vitamine B2) sont tolérables. Remarquons enfin que la coloration des coquilles (brune ou blanche) n'a aucun rapport avec la valeur nutritive des œufs.

L'œuf de cane

D'une valeur calorique plus élevée que celle de l'œuf de poule (*129 calories la pièce* de 70 grammes) c'est à sa plus haute teneur en *lipides* qu'il le doit. Il faut veiller à le **cuire à fond**, pour éviter le risque de *salmonella*, microbes transmis par le purin, où barbotent les canes, à travers l'oviducte et le cloaque de l'animal.

---

* *Coccidiostatiques* : produits qui empêchent le développement des coccidies, champignons parasites, ou les détruisent. Ils préviennent en conséquence la transmission d'une maladie appelée coccidiomycose ou coccidioïdomycose.

L'œuf d'oie

Valeur calorique un peu moins élevée que celle de l'œuf de cane, mais encore nettement supérieure à celle de l'œuf de poule. Le motif est le même : une concentration un peu plus élevée en *lipides*.

Les légumes

Les légumes exercent sur le sang un *effet alcalinisant* (au contraire de la viande et du poisson, qui sont acidifiants). Leur richesse en *cellulose*, intéressante au cours des cures d'amaigrissement, tant pour la pléthore qu'elle procure que pour sa richesse même en fibres risque de se montrer irritante pour le tube digestif : il est nécessaire de les **mâcher soigneusement lorsqu'ils sont consommés crus**.

La tradition populaire attribue à certains légumes diverses **propriétés** (détaillées dans le tableau pp. 126-127), qualités certes réelles, mais qu'il convient d'évaluer modestement. On remarquera que les légumes constituent un excellent *palliatif à l'appauvrissement vitaminique B1* de la farine blutée.

Un légume mérite une mention particulière pour la place considérable qu'il occupa et occupe encore dans l'alimentation. Il s'agit de la **pomme de terre**, sans laquelle des générations entières n'auraient pu survivre. Ce tubercule, riche en vitamines et en produits biologiques importants, perd malheureusement nombre de ses avantages au moment de la *cuisson* (voir tableau pp. 128-129).

COMPOSITION ET PROPRIÉTÉS MÉDICINALES DE QUELQUES LÉGUMES

Valeurs pour 100 g de partie comestible — matières énergétiques et cellulose en g % — sels minéraux et vitamines en mg %

	Calories (Kcal)	Eau en grammes	Matières énergétiques		
			Glucides	Lipides	Protéines
Herbacées Artichaut	34	87,6	5,6	0,15	2,4
Asperge cuite	25	93,5	3,5	0,2	2,3
Chou blanc et vert	27	92,6	4,8	0,2	1,4
Chou rouge cru	33	90,4	6	0,2	1,7
Choucroute	22	93,2	3,9	0,2	1,1
Epinard	24	92,4	2,9	0,3	2,3
Laitue (feuilles crues)	18	94,4	2,6	0,2	1,3
Oignon cru	47	86,9	9,8	0,2	1,4
Oseille crue	26	90	2,6	0,5	2,6
Poireau cru	43	87,9	7,9	0,3	2
Pois chiche sec	361	10,6	61	5	18
Petit pois	91	74,5	15,4	0,4	6,4
Petit pois précuit conservé en boîte	66	81,2	11,7	0,4	3,7
Carotte crue	41	88,6	8,5	0,2	1,1
Carotte cuite conservée en boîte	31	90,8	6	0,5	0,6
Radis cru	21	92,9	3,9	0,1	1,1

Sels minéraux			Vitamines			Cellulose	Propriétés médicinales
Fer	Phophore	Sodium	B1	B3 ou PP	C		
1,5	94	43	0,13	0,9	7	2,2	Cholagogue
0,9	58	2	0,15	1,3	27	0,8	diurétique
0,5	32	13	0,05	0,32	50	1,3	vermifuge anti-ulcéreux antihydroïdien
0,5	31	18	0,08	0,4	60	1,1	expectorant
0,5	18	650	0,03	0,2	16	0,7	vermifuge
3,5	55	80	0,16	0,6	50	0,6	émollient
0,6	28	14	0,07	0,35	9	0,6	émollient
0,5	44	9	0,04	0,35	20	0,8	vermifuge, émollient
—	44	20	0,08	—	120	0,8	apéritif, diurétique
1	50	28	0,06	0,5	19	1,2	diurétique
7	375	—	0,4	1,5	—	5,3	apéritif
2	122	3	0,32	2,3	26	2,2	apéritif
1,8	67	260	0,11	1,6	12	1,3	apéritif
0,8	37	50	0,06	0,5	8	1	émollient
0,6	25	280	0,03	0,3	3	0,8	émollient
1,1	31	15	0,06	0,3	21	0,7	dépuratif

MÉTHODES DE CUISSON DES ALIMENTS

Avantages	Inconvénients
1. Cuisson dans l'eau départ à froid ou ébullition	
Elimination des principes peu digestibles de certains aliments.	Elimination d'une partie importante des sucs alimentaires, sauf pour les œufs cuits à la coque, et destruction vitaminique.
2. Cuisson dans l'eau, départ à chaud ou pochage	
Le contact brutal de l'eau chaude provoque la formation d'une pellicule superficielle, par suite de la coagulation des protéines, empêchant ainsi pour une bonne part la diffusion des éléments solubles.	Destruction vitaminique.
3. Réduction dans l'eau	
Pas de pertes par évaporation ni par élimination.	Destruction vitaminique.
4. Bouillons, potages et gelées	
Peu de pertes par évaporation et bonne digestibilité,	Sans couvercle, pertes par évaporation. Destruction vitaminique.
5. Cuisson à l'étouffée	
Pas de pertes par évaporation ni par élimination.	Destruction vitaminique et digestibilité réduite des plats dont la cuisson est trop longue.
6. Cuisson sous eau, en casserole ou en croûte	
Pas de perte par solubilisation des éléments solubles.	Sans couvercle, pertes par évaporation. Destruction vitaminique.
7. Cuisson à la vapeur	
Conservation du goût frais et d'une bonne partie des vitamines.	Pertes par évaporation, mais néanmoins réduites. Ces pertes sont nulles avec la casserole à la pression et, de plus, le temps de cuisson se trouve abrégé, d'où conservation meilleure encore des vitamines.

8. Cuisson à la poêle	Si la cuisson n'est pas trop poussée, conservation vitaminique et goût agréable.	Ceux d'une cuisson trop poussée et digestibilité médiocre due à la présence de corps gras.
9. Grillades	Conservation des sucs et vitamines.	Digestibilité malaisée de la croûte. Si celle-ci est noire et donc brûlée, elle doit être éliminée car elle contient alors des suies cancérogènes.
10. Cuisson au four	Digestibilité accrue par déshydratation.	Destruction vitaminique plus ou moins poussée selon la durée de cuisson et perte accrue des sucs.
11. Cuisson à la broche	Qualités gastronomiques.	Pouvoir calorique assez élevé et destruction vitaminique en fonction de la durée de cuisson.
12. Cuisson aux infra-rouges	Conservation d'un maximum de goût, de sucs alimentaires et de vitamines.	La dessication ne peut être trop poussée.
13. Cuisson au four à micro-ondes	Rapidité de cuisson même des produits et plats surgelés.	Qualité discutable des mets. L'exposition aux micro-ondes peut constituer un danger (attention au mode d'emploi).
14. Fritures	Un goût particulièrement agréable et la conservation des sucs alimentaires.	Destruction vitaminique en fonction de la durée de cuisson et digestibilité médiocre due aux matières grasses cuites.
15. Cuisson au bain-marie	La température relativement basse de cette forme de cuisson détruit peu les vitamines.	Digestibilité médiocre des sauces riches en corps gras.
16. Les papiers métalliques	Aucune perte des sucs alimentaires.	Ils relèvent éventuellement d'une cuisson trop poussée.

En parlant de légumes, il convient de dire un mot des **pesticides** (*insecticides, fongicides, herbicides*). Cela vaut pour tous les produits agricoles et ceux qui en dépendent, les produits d'élevage et l'industrie du lait.

Ces pesticides sont des contaminants chimiques fortuits, appelés légalement *additifs technologiques*, dont l'origine réside le plus souvent dans certains traitements agricoles ou procédés d'élevage. Un élément important à considérer est la notion de délai — au moins quinze jours — entre le dernier épandage de pesticide et le moment de la vente au consommateur ou à l'usine de conserves. Le cas nous a été cité d'un lot important d'épinards, destinés à la mise en conserve et dont l'usine a dû se défaire, en raison d'une aspersion de pesticide quelques jours avant la cueillette; il s'agissait de *parathion*, utilisé contre la mouche de l'épinard, produit effroyablement toxique et que la stérilisation ne réduit que partiellement, par hydrolyse.

Rappelons que 100 kilos d'un insecticide, l'*endosulfan*, ont suffi pour détruire en 1969 tous les poissons dans le Rhin, sur une distance de 600 kilomètres et que 1986 fut, pour ce grand fleuve, une année de martyre écologique.

Mais le plus célèbre des pesticides est incontestablement le *DDT*, dont l'utilisation quotidienne dans le monde pendant des années a eu pour conséquence qu'il n'existe pratiquement plus d'aliment qui s'en montre exempt. Certes, les concentrations observées sont variables : pour le lait, elles varient entre 0,5 et 13,8 parties par million (ppm); pour la viande et les graisses animales, entre 3,1 et 68,5 ppm; pour certaines céréales, elles paraissent plus importantes. Mais le chiffre record semble atteint par la graisse de certains poulets, avec 502 ppm. Les tissus humains ne sont évidemment pas épargnés, puisque l'homme consomme ces produits; c'est ainsi qu'à l'occasion d'autopsies systématiques, on a pu découvrir de 0,41 à 68 ppm dans le tissu graisseux et de 0,1 à 34 ppm dans le cerveau. Enfin, disons que le lait de femme en contient dans des proportions variables, entre 0,1 et 116 ppm; qu'une mère donne du DDT à têter à son nouveau-né a quelque chose de choquant ! Du reste, le problème du DDT pose un cas assez particulier, ce produit étant d'une stabilité peu commune. Van der Laan, aux Pays-Bas, signale que 50 % du DDT alimentaire persistent encore sept ans après leur absorption. Cela revient à dire qu'au moment de la mort de l'individu, 1/16 de la dose ingérée subsiste sous forme de dépôt.

Les fruits

Comme les légumes, les fruits sont *alcalinisants* et riches en *cellulose*. Leur enveloppe contient en outre de la *pectine*, laquelle se transforme en gelée au cours de la cuisson. Constituant la source principale de *vitamine C*, ils doivent, autant que possible, se consommer frais et crus. Il se montrent riches en *potassium* et en acides organiques : *malique* (fruits à pépins), *citrique* (oranges, fraises, framboises) et *tanique* (coings, myrtilles).

Comme pour les légumes, des traces de **pesticides** parfois très toxiques peuvent persister sur les fruits : dans ce cas, il suffit de les laver soigneusement. Mais le malheur veut que les racines des plantes, voire les feuilles, absorbent ces insecticides, qui se concentrent alors dans la pulpe du fruit, avec les conséquences toxiques que l'on imagine pour ceux qui les absorbent.

Un exemple tragique est celui des empoisonnements subis par ceux qui consommèrent, en 1957, des conserves d'airelles fabriquées aux Etats-Unis : ces conserves contenaient des proportions importantes d'un herbicide utilisé dans les cultures d'airelles, l'*aminotriazole* ; outre sa toxicité aiguë, cet herbicide total a révélé, à l'expérimentation, des propriétés antithyroïdiennes puissantes et cancérogènes violentes pour la thyroïde.

La persistance, sur les écorces de fruits, de certains insecticides et fongicides que le lavage n'élimine pas est fréquemment dangereuse; c'est le cas de l'*orthodiphényl* et du *phénylphénol* (agrumes), et du *thiobendazole* (agrumes et bananes).

Les agrumes peuvent, signalons-le, être livrés « garantis non traités » mais alors le pourcentage parfois important de fruits pourris est à charge de l'importateur.

Les problèmes évoqués pour les légumes et les fruits frais peuvent être les mêmes pour des **fruits secs** et les **conserves** de fruits et légumes.

Les corps gras

Les matières grasses, ou *lipides*, sont les aliments les plus riches en *calories* : 9 par gramme, rappelons-le, alors que les glucides et les protéines n'en dégagent que 4 par gramme. Elles constituent également le support des *vitamines* appelées pour ce motif *liposolubles* : A,D,E,K.

Les graisses animales

La préparation des graisses animales représente un domaine de l'industrie alimentaire particulièrement exposé aux **falsifications, fraudes et confusions**. Elle se voit pourtant soumise à une réglementation précise.

Prenons l'exemple de la graisse de porc. Par *saindoux*, il faut entendre uniquement la graisse de porc obtenue par fusion lente, à basse température (maximum 75 °C) et par clarification mécanique des tissus adipeux de la viande fraîche de porc. L'appellation de *saindoux pur raffiné* est réservée au saindoux obtenu selon le même procédé, mais après un lavage et une filtration mécanique supplémentaires, destinés à réduire l'acidité et le goût de la graisse de porc.

Or certains producteurs de graisses ont semé la confusion dans les esprits entre ce *raffinage* et la *régénération** des graisses. Le prix de la matière première destinée à la régénération est si bas qu'en dépit d'une manipulation industrielle complexe et prolongée, et de l'adjonction de produits chimiques coûteux, le produit fini se vend encore meilleur marché que le produit naturel. L'effet psychologique et commercial se trouve sauvegardé, du fait que la régénération n'est jamais explicitement citée et que des superlatifs divers figurent en bonne place sur l'emballage, bien que ne correspondant à aucun critère de qualité. Si l'on considère que le rancissement d'une graisse commence quarante-huit heures après l'abattage, on peut se faire une idée des transformations qui s'opèrent en quelques semaines. La régénération de ces graisses rancies va donc nécessiter une série de

---

* *Régénération des graisses* : ensemble de méthodes physicochimiques utilisées pour faire disparaître, dans les graisses vieillies, les traces d'acidité et de rancissement. Ces méthodes font appel à des techniques dont la plupart sont dangereuses pour la santé.

manipulations*. Le législateur devrait exiger la discrimination totale entre les graisses naturelles et les graisses régénérées, ainsi que la déclaration sans équivoque de ces dernières.

Le beurre

• **Le beurre de laiterie** suppose une organisation de récolte, de transport et de transformation apportant, aux points de vue de la propreté en général et de la qualité bactériologique en particulier, un *maximum de garanties*. Ce beurre, très aseptique, contient en moyenne *82 à 85 % de matières grasses* et un minimum d'impuretés, notamment d'albumines, d'où son altération lente.

• **Le beurre de ferme** apporte moins de garanties au point de vue bactériologique, donc de sa conservation. Le barattage étant moins poussé, il contient en général un *résidu protéique* qui accélère les processus

---

* Ces manipulations sont la neutralisation, le lavage, la décoloration, la filtration par terre à foulon, la désodorisation (par la vapeur à plus de 180° C), éventuellement l'adjonction de conservateurs et antioxydants.

Le *rancissement* des graisses résulte grosso modo de la libération d'acides gras libres (indice d'acidité) et l'apparition de peroxydes (indice de peroxyde).

Neutralisation : les acides sont neutralisés par barbotage d'air en présence de soude caustique (NaOH), puis décantation, lavage à l'eau, et enfin centrifugation fractionnée. Ils peuvent également être éliminés par entraînement à la vapeur d'eau.

Terre à foulon : espèce d'argile qui filtre les impuretés des graisses.

Antioxydant : de tous les produits susceptibles d'empêcher l'oxydation et donc le rancissement, les tocophérols et un dérivé liposoluble de l'acide ascorbique, le palmitate d'ascorbyle, sont certainement les moins toxiques; les gallates sont tolérables sous réserve de dosages stricts.

d'hydrolyse et de rancissement. Son taux en matières grasses n'est que de *80 à 82 %*.

• **Le beurre salé** est le plus souvent du beurre de ferme auquel on incorpore du *chlorure de sodium* (sel de cuisine) pour en retarder les altérations*.

• **Le beurre allégé** peut, par exemple, contenir de la crème de lait, du caséinate de lait, du babeurre, de la gélatine, du sel et du sorbate de potassium (pour la conservation) ainsi que de la vitamine A, ce qui représente, au lieu des 735 calories d'un beurre frais non salé, *374 calories pour 100 grammes*.

• **Le beurre allégé déshydraté** se présente sous la forme de *granulés lyophilisés*. On obtient le produit par adjonction, à la poudre, de deux à trois fois son volume d'eau.

Il a été démontré que **le beurre est le corps gras le plus digestible** et donc celui qui est **résorbé le plus rapidement**. Cette vitesse de résorption diminue lorsque le beurre est fondu à une température égale ou supérieure à 80°C. Il *devient indigeste lorsqu'il brunit*, car il se produit alors une substance chimique présente lors de la cuisson de toutes les graisses : l'*acroléine***. Pour ce qui est des **additifs**, disons que les *antioxydants* doivent être interdits, de même que les *colorants*. Toutefois, *l'acide ascorbique*, ou vitamine C, et les tocophérols, proches de la vitamine E sont

---

* Pour plus d'informations concernant ces altérations possibles, consulter E.-G. Peeters, Le Guide de la Diététique, MS 166.

** *Acroléine* : aldéhyde éthylénique toxique, point de départ vers la synthèse de nombreux polymères dangereux, dont certains cancérogènes.

des antioxydants sans danger ; en hiver, lorsque les beurres sont peu colorés en raison de l'alimentation artificielle des vaches laitières, l'incorporation de *caroténoïdes* est absolument inoffensive.

Les huiles végétales

Ces huiles présentent une **grande valeur diététique, à condition de ne pas être consommées avec excès, étant donné leurs fortes propriétés énergétiques**. Nous savons par ailleurs que les matières grasses alimentaires ne sont pas seules en cause, tant s'en faut, lorsqu'il s'agit d'*élévation du taux des fractions grasses du sang* : sont bien davantage en cause l'hérédité, une ration calorique excédentaire (surtout en glucides), l'obésité, le tabagisme, le nervosisme chronique.

Ceci dit, on aura intérêt à **consommer des huiles végétales riches en acides gras di-insaturés et polyinsaturés**, riches également en sitostérol (qui réduit l'absorption intestinale du cholestérol). En effet, il est toujours utile de **faciliter l'élimination du cholestérol** sanguin même si le fond du problème consiste à s'attaquer aux causes de l'élaboration excédentaire du cholestérol par la peau, le foie et l'intestin.

Où la question se complique, c'est lorsqu'on apprend que **certaines techniques** qui interviennent dans la fabrication et dans le raffinage de ces huiles végétales **risquent d'en altérer les propriétés diététiques**. La *chaleur* oxyde très rapidement les acides gras non saturés, en particulier les di-insaturés et polyinsaturés; par conséquent, dès qu'il y a chauffage, les huiles végétales perdent une part importante de leurs propriétés diététiques. C'est donc *à froid*, et en dehors de tout traitement quelconque, que ces huiles doivent être consommées. Aussi ne préconisons-nous pour leur préparation que les seules *méthodes de pression à froid*.

En *cuisson*, ces huiles se voient quelquefois préférées à d'autres matières grasses pour des raisons de digestibilité. Il faut savoir que, dans ce cas, l'oxydation des acides gras di-insaturés et polyinsaturés est inévitable.

L'oxydation des huiles végétales est d'autant plus rapide que celles-ci sont plus riches en acides gras polyinsaturés, d'où l'indication impérative de **n'utiliser qu'à froid, sans chauffage, les huiles de germes de maïs, de maïs, de tournesol et de soja**, pressées à froid et purifiées par simple filtration.

Les huiles d'arachide et d'olives pures supportent bien la cuisson. Elles sont moins riches en acides gras polyinsaturés et s'oxydent donc moins rapidement à la chaleur.

Pour les fritures, on peut préférer les huiles pour des raisons de digestibilité mais non par diététique; dans ce cas, c'est une *huile d'arachide* que l'on choisira. A cet usage, les mélanges de graisses animales pures (veau et bœuf) obtenues par fusion à basse température, sont très bonnes; par contre, **les graisses régénérées sont à proscrire, de même que les huiles végétales hydrogénées**. A propos de la cuisson des fritures et en particulier des frites, il faut savoir que certaines friteuses, par recoupement des courants de chaleur appelés *points chauds*, développent de très hautes températures: d'où risque de décomposition des matières grasses et formation d'hydrocarbures cancérogènes et acroléine. D'où l'avantage d'utiliser certains appareils électro-ménagers électriques, à condition qu'ils soient munis d'un *thermostat* permettant de rester *au-dessous de 180° C*. Enfin les matières utilisées pour les fritures ne devraient jamais servir plus de *sept à huit fois pour les huiles*, de *quinze à vingt fois pour les graisses animales*; après quoi il faudrait les éliminer et les remplacer par des produits frais. Il ne s'agit aucunement d'un gaspillage, mais d'une simple mesure d'hygiène alimentaire : le brunissement des fritures est signe d'une oxydation des graisses, qui s'accentue à chaque cuisson. La *filtration* devrait aussi être systématique, pour éviter le dépôt des suies.

En tout état de cause, certaines *méthodes industrielles* d'extraction, de lavage, de séchage, de démucilaginisation, de neutralisation, de désodorisation, de décoloration et de recoloration des huiles appellent des réserves, même si elles sont admissibles à condition qu'il soit prouvé qu'aucun résidu de solvant organique ne subsiste dans le produit, ni ne forme par combinaison des dérivés toxiques.

L'huile de colza, dont la production a doublé au cours des quatre dernières années, est présente dans beaucoup d'huiles de table et de margarines, présence que les étiquettes ne mentionnent guère. Or les acides gras de l'huile de colza — l'*acide érucique* en particulier — possèdent pour la plupart une longue chaîne et leur toxicité relative pour le myocarde a été soupçonnée dans des rapports scientifiques français, canadiens et hollandais.

Les margarines

La vogue des huiles végétales n'a pas manqué de favoriser la vente des **margarines**. Or, ce qui est vrai pour les huiles raffinées par certains procédés industriels l'est encore davantage pour les margarines qui, presque toutes, subissent une **hydrogénation catalytique** (un durcissement artificiel, généralement à haute température) destinée à les rendre solides. A telle enseigne que, bien des margarines ne contenant quasi plus d'acides gras di-insaturés et polyinsaturés, ni de sitostérol libre, leur consommation devient un leurre. Par ailleurs, de nombreuses margarines renferment une forte proportion d'*huile de palme*, d'*huile de coco*, voire de *graisse de baleine*. Ces huiles n'ont aucune propriété intéressante au point de vue diététique. Et même quand les huiles végétales utilisées dans les margarines sont, en majorité, des huiles à haute concentration en acides gras polyinsaturés, les traitements industriels qu'elles subissent risquent de saturer rapidement ceux-ci. Leur avantage diététique sur le beurre (voir ci-dessous) devient alors très problématique (Enselme).

Plus récemment introduites sur le marché, quelques **margarines de consistance plus molle** présentent des taux élevés d'acides gras polyinsaturés.

Comme pour le beurre, il existe des **margarines allégées,** qui contiennent de *50 à 60 % des matières grasses* d'une margarine normale, par adjonction d'huiles de *soja*, de *tournesol* et par émulsion d'*eau*.

La controverse beurre - margarine

Nous nous trouvons ici en présence de l'un des problèmes les plus controversés de la diététique. La connaissance des effets de certains composants des graisses, les acides gras polyinsaturés (appelés quelquefois vitamine F), sur **l'élimination du cholestérol sanguin** a longtemps discrédité les graisses animales au profit des huiles végétales. Une connaissance limitée de la chimie alimentaire, en général, et de la préparation industrielle des margarines, en particulier, n'a fait qu'aggraver le quiproquo et pousser le corps médical — sur la foi de travaux scientifiques parfaitement valables, mais incomplets — à recommander la consommation de la margarine aux *hypercholestérolémiques* et aux *artériosclèreux*, aux dépens du beurre.

Il ressort, avant toute chose, qu'une **publicité** habile est quelquefois parvenue à transformer un produit réservé aux budgets modestes, la margarine, en une denrée dite diététique. Or, s'il est vrai que le beurre contient beaucoup moins d'acides gras polyinsaturés qu'une huile végétale obtenue par pression à froid, il est totalement inexact de soutenir qu'une huile ayant subi une hydrogénation catalytique ou que bon nombre de margarines industrialisées conservent ces propriétés.

Quant au beurre, comme tous les corps gras, il faut en user très modérément, car il s'agit d'un aliment très riche en *calories*.

Pour lutter sur leur terrain contre certaines margarines molles, très riches en acides gras polyinsaturés, les industries laitières ont mis au point des *spécialités à teneur en lipides réduite*, qui contiennent deux fois moins de matières grasses que le beurre, et que le fabricant recommande pour tartiner et cuire, mais non pour frire. Ces produits sont à distinguer des beurres allégés par des huiles végétales, qui ne sont plus des produits laitiers purs.

En tout cas, le beurre conserve les avantages incontestables d'un produit moins thermosensible, naturel, exempt de certains traitements industrialisés nocifs. Du reste, le problème du cholestérol réside moins dans la nécessité de faire baisser à tout prix un taux trop élevé dans le sang que d'empêcher sa synthèse excédentaire, notamment par un apport calorique correctement équilibré.

Le sucre, ses dérivés et succédanés

Le sucre

Le sucre employé par les ménagères est le saccharose. Dans les pays européens, il s'agit du sucre de *betterave* dont le *raffinage* a été poussé jusqu'à un état de pureté totale. Le raffinage donne un sucre blanc et l'incorporation d'un colorant, le bleu d'indanthrène RS, pour l'azurer et lui conférer une blancheur éclatante, paraît inoffensive. Un tel sucre ainsi raffiné ne contient évidemment plus *ni matières protéiques, ni sels minéraux*, sinon à l'état de traces; mais il faut bien reconnaître que, dans les régions où une alimentation variée assure un apport vitaminique souvent supérieur aux besoins, la mode des sucres imparfaitement raffinés et des mélasses apparaît sans grand fondement, et le bénéfice à en retirer assez illusoire.

Tout au plus certains auteurs défendent-ils l'hypothèse du rôle préservateur des traces protéiques, présentes dans les sucres imparfaitement raffinés, à l'égard des *caries dentaires*.

Le glucose ou dextrose des fruits est le sucre directement assimilable. C'est sous cette forme que tous les sucres se voient résorbés par le tube digestif.

Le lactose est le sucre présent dans le lait.

Les sucres sont des combustibles et ne sont que cela. Ils sont présents dans tous les types d'alimentation et leur proportion judicieuse n'est jamais accrue sans dommages graves pour la santé. Leur consommation se voit fortement réduite dans le *diabète sucré* et dans l'*obésité*.

La cassonade est un sucre moins raffiné, qui contient des matières colorantes et, en quantité variable (cassonades brune ou blonde), de la mélasse dont elle possède du reste la saveur.

Le miel se compose de *glucose*, de *lévulose*, de *saccharose*, de *sels minéraux*, mais non de vitamines. Sa teneur en eau est en moyenne de 20 %, mais ne peut en tout cas dépasser 25 %. La proportion de ces différents composants, le parfum, la coloration, varient éminemment d'un miel à l'autre, selon les espèces de fleurs d'une région déterminée. Le *lévulose* qu'il contient ne requiert pas l'intervention de l'insuline pour son assimilation. C'est ce qui fait dire parfois qu'il est permis aux diabétiques, bien que sa teneur en glucose et en saccharose démente évidemment cette affirmation. Lorsqu'un miel contient une proportion trop élevée de saccharose, il cristallise facilement.

Les sucres gélifiants, proposés sur le marché pour la préparation des confitures, sont parfaitement inoffensifs. Le produit gélifiant est la *pectine* des fruits, de pommes généralement (350 à 550 mg%); ces sucres contiennent en outre, selon les marques, de petites quantités soit d'*acide citrique*, soit d'*acide malique*, destinées à prévenir la cristallisation du sucre au sein même des confitures.

Les dérivés du sucre

Ils sont légion mais nous n'envisagerons ici que les **confiseries**. Ce domaine est sans doute l'un de ceux pour lesquels **la solution est la plus malaisée**, et ce, à plus d'un titre. En effet, les *enfants* se montrent les plus gros consommateurs de friandises : or ce sont eux que leur jeune âge rend les plus sensibles à l'effet des produits chimiques toxiques et cancérogènes. Par ailleurs, la modicité du prix de ces friandises les met à la portée de tous. Les bonbons médicamenteux eux-mêmes n'échappent pas à tout reproche. La consommation annuelle de confiseries atteint huit kilos par habitant, ce qui indique que la consommation enfantine peut aisément se monter au double, au triple ou au quadruple de ce chiffre.

Or les *additifs* contenus dans les sucreries sont multiples : colorants, arômes, émulsifiants, acidulants, mousses et gommes synthétiques, épaississants et divers. Il est évidemment possible de fabriquer des friandises parfaitement saines, mais comment maintenir des prix compétitifs lorsque toutes les matières premières à utiliser coûtent dix fois le prix de leurs succédanés synthétiques ? Les arômes naturels sont chers et leur durée est limitée. Quant aux colorants, la solution serait plus aisée, trop simple peut-être : on pourrait concevoir la fabrication de bonbons non colorés, mais enveloppés dans des papiers transparents de couleurs; l'effet psychologique d'attirance serait identique, mais on exclurait la consommation de colorants.

Nous estimons ce problème à ce point important pour la santé des petits que nous n'hésitons pas à conseiller aux parents d'habituer leurs enfants à ne jamais consommer de bonbons et à refuser ceux-ci lorsqu'on leur en offre. Cette éducation est moins malaisée qu'on ne le pense; de plus, le bénéfice obtenu au point de vue diététique et dentaire sera immense. Le bonbon accordé le soir à l'enfant qui va se coucher est une déplorable habitude, responsable de bien des *caries dentaires*.

Les chocolats, eux, peuvent être consommés avec modération, beaucoup de modération même. La fabrication de ceux-ci devrait éviter le traitement des pâtes de cacao à l'ammoniac. Les chocolats au sorbitol pour diabétiques sont inoffensifs mais d'une valeur calorique égale à celle des autres !

Les succédanés du sucre

Ils sont nombreux. Il en est de toxiques, voire de cancérogènes, de douteux mais aussi d'excellents. Nous dirons quelques mots de quatre d'entre eux : la *saccharine*, le *cyclamate sodique*, l'*aspartame* et la *taline*.

La saccharine s'est révélée cancérogène pour la vessie du rat au cours d'expérimentations menées au Canada et aux USA. A la suite des résultats de cette expérimentation, la saccharine a été *interdite au Canada et aux Pays-Bas*; aux USA, d'abord interdite, la vente de saccharine est à nouveau autorisée, mais en pharmacie. Ajoutons, pour la petite histoire, qu'elle était *interdite en France depuis 1902*, sans expérimentation d'ailleurs. La vente reste autorisée en Allemagne, en Belgique et en Suisse (qu'en pensent les instances européennes ?). Du reste, selon l'Organisation mondiale de la santé (OMS), aucun risque ne serait à craindre aux doses acceptables pour l'homme, soit 20 tablettes par jour. Enfin, selon les sources fédérales canadiennes, c'est à des impuretés contenues dans la saccharine que seraient imputables les cancers de la vessie enregistrés lors de l'expérimentation sur le rat. Affaire à suivre donc.

Le cyclohexylsulfamate sodique ou **cyclamate sodique** s'est, lui aussi, révélé cancérogène pour la vessie du rat et suspect d'action tératogène, mais à des doses considérablement plus élevées que celles qui peuvent être utilisées dans l'alimentation humaine. Il est donc, à l'heure actuelle, *à éviter* sous réserve de plus complètes expérimentations.

L'aspartame, en revanche, ne présenterait *ni toxicité aiguë ni toxicité subaiguë*; les expérimentations animales menées chez le rat, le singe et le chien, n'ont pu révéler d'effet toxicologique, pas plus d'ailleurs qu'avec la *dicétopipérazine* qui en est l'impureté majeure; la recherche des effets mutagène, cancérogène et tératogène s'est également révélée négative.

Quant à la **taline**, il s'agit d'un nouvel édulcorant synthétique, non encore commercialisé, dont plusieurs années d'expérimentation auraient révélé l'innocuité.

En pratique, disons que **tout édulcorant artificiel doit être évité chez l'enfant, à l'exception de l'enfant diabétique**. Si la saccharine et le cyclamate sodique suscitent quelques réserves, l'aspartame au contraire paraît sans inconvénients.

Les condiments

Ce sont les ingrédients, *épices* et *aromates* qui, incorporés aux aliments, en quantités généralement trop réduites pour avoir une incidence diététique directe, en relèvent la saveur ou leur confèrent un goût particulier et recherché, excitant éventuellement l'appétit.

Le sel de cuisine ou *chlorure de sodium* est le plus répandu. Consommé en quantité modérée, il est inoffensif mais sa haute teneur en sodium impose de le réduire chez les malades des reins et du cœur, et même de le supprimer dans les cas graves. Par contre la suppression du sel chez les obèses jeunes constitue une pratique aussi dangereuse qu'inutile. Chez les malades rénaux et cardiaques, la limitation, voire la suppression du sodium peut justifier l'usage de sels de régime, lesquels sont exempts de sodium, mais riches en chlorure de potassium. Consommé en excès, le chlorure de sodium entraîne des propriétés hypertoniques du contenu de l'estomac, qui exercent un effet caustique sur la muqueuse gastrique et, finalement, une gastrite atrophique. Celle-ci favorise la synthèse de nitrites endogènes et, par là même, la formation de nitroso-dérivés cancérogènes. Contre-indiqué dans l'hypertension, le sel peut, en revanche, être utile aux hypotendus.

Le poivre : on trouve dans le commerce le *poivre noir* (non décortiqué), le *poivre blanc* (décortiqué et de saveur moins forte), le *poivre vert* et le *poivre rouge* (cueilli avant maturité, de saveur très forte, mais aussi très fine).

Consommé en quantité raisonnable, le poivre est

un excitant léger des sécrétions digestives. Son abus entraîne des irritations dont la plus fréquente est la gastrite. Il est contre-indiqué dans les intolérances gastro-intestinales et les inflammations de la vessie (*cystites*).

Les levures

Les levures sont des micro-organismes producteurs d'anhydride carbonique (CO_2). Il ne s'agit donc pas à proprement parler d'aliments, mais leur richesse en protéines et en vitamines du groupe B leur confère un grand intérêt diététique.

Les *levures de brasserie*, de saveur amère, et surtout les *levures de boulangerie* peuvent donc être consommées soit à l'état frais, soit à l'état sec : levure-aliment.

Les levures sèches ont une *valeur calorique* élevée *(324 cal. %)*. Elles comportent aussi une proportion élevée de *protéines* à acides aminés essentiels *(45 %)*, de *glucides (35 %)* et aussi de *phosphore*, de *potassium*, de *calcium*, de *fer*; et, rappelons-le, de toutes les *vitamines* du groupe *B*.

Les boissons

Dans les conditions normales, l'homme élimine chaque jour *1200 à 1600 millilitres d'urines*. Les boissons sont destinées à compenser cette perte de liquide, à laquelle vient s'ajouter la *perte cutanée et pulmonaire*.

Contrairement à ce qu'expriment certaines opinions populaires, l'habitude de boire *au cours des repas* n'a rien d'anormal. La quantité de liquide que l'on peut prendre avec les aliments peut se situer *entre 200 et 500 millilitres*. Cet apport liquide dilue le suc gastrique et favorise son action. Par contre, des boissons prises en quantité plus abondante aboutiraient à une dilution trop importante qui, en définitive, ralentirait l'action du suc gastrique.

La boisson essentielle reste **l'eau**, et nous en avons parlé au titre des composants de base de l'alimentation (voir p. 13).

Le café

Les graines de café sont utilisées en infusion, après torréfaction, et la boisson ainsi préparée contient en solution du *tanin*, des substances *aromatiques*, du *sodium*, du *potassium*, de la *vitamine PP* et un alcaloïde stimulant, la *caféine*. Une tasse de café noir contient en outre 100 milligrammes d'*acide formique* et 200 milligrammes d'*acides phénoliques*, l'acide chlorogénique notamment.

Il existe sur le marché deux grandes variétés de café dont la **teneur en caféine varie du simple au double, celle en sodium du simple au triple** : les variétés *Arabica* et *Robusta*. C'est ainsi qu'une tasse de café Arabica contient en moyenne quelque 100 milligrames de caféine, tandis qu'une tasse de café Robusta en apporte environ 250.

Les propriétés excitantes du café dépendent essentiellement de sa teneur en caféine. Le café exerce son action tout d'abord sur le cœur (*cardiotonique*) dont il accélère le rythme, son abus risquant d'entraîner de la tachycardie. Il dilate les vaisseaux nourriciers du cœur, les coronaires (*vasodilatateur coronarien*). Par ailleurs, il agit comme diurétique et stimulant des *sécrétions gastriques et biliaires*; il accentue la *mobilisation des acides gras* à partir du tissu graisseux. Il favorise les *centres psychiques* et l'*idéation*. La caféine est l'un des seuls produits susceptibles d'abaisser la tension du liquide céphalo-rachidien, d'où son effet favorable sur certains maux de tête (*céphalées*). Les indications du café ressortissent à ses effets pharmacodynamiques: *hypotension* et *dépression cardiocirculatoire*, ralentissement du rythme cardiaque (*brachycardie*), *angine de poitrine*, *dépression du système nerveux central* par l'alcool, *fatigue,somnolence, maux de tête* et *migraines, asthénie*.

Enfin la caféine possède un *effet hyperglycémiant* par modification du système régulateur de la glycémie; elle en élève en effet le seuil, tant chez les individus bien portants que chez les diabétiques. Néanmoins, **on ne sait pas à l'heure actuelle s'il y a lieu de déconseiller aux diabétiques l'usage du café**. C'est en effet leur boisson favorite, en raison de sa teneur calorique nulle; mais il faut se demander si la prise quotidienne et répétée de café n'est pas susceptible de fatiguer les cellules pancréatiques et, par là même, d'aggraver le diabète.

Quant aux **contre-indications**, elles visent la *nervosité*, les *insomnies*, les *tremblements*, les *dystonies neuro-végétatives**, la *tachycardie*, les *palpitations*

---

* *Dystonie neuro-végétative* : troubles du tonus, de l'excitabilité et de la coordination des systèmes nerveux.

(extrasystoles), l'*hyperthyroïdie*, les *ulcères* de l'estomac et du duodénum, les affections des *voies biliaires* et des *voies urinaires*; certains auteurs déconseillent le café dans la *goutte*. A longue échéance, la consommation de café pourrait être impliquée dans l'apparition de certain *cancers* (vessie, pancréas).

Quoi qu'il en soit, l'usage régulier du café entraîne une manière d'**adaptation vis-à-vis de la caféine**, de telle sorte qu'une dose habituelle voit ses effets s'estomper; ceci explique qu'une tasse de café absorbée avant le coucher puisse, chez ceux qui en consomment régulièrement, n'entraîner ni insomnie, ni diurèse.

Il y a lieu de **proscrire les cafés trop intensément et trop longement torréfiés**; les grains de café, ne peuvent être ni noirs, ni brun foncé, mais leur teinte doit être de couleur brune moyenne. En effet les cafés foncés, presque noirs, dont les grains présentent une surface graisseuse contiennent des hydrocarbures à l'effet cancérogène bien connu. En un mot, donc, l'usage du café est autorisé à condition qu'il soit modéré et que la boisson soit préparée à partir de grains dont la teinte moyenne n'apparaît pas trop foncée.

Assez souvent le café n'est pas consommé noir, mais **additionné de lait ou de sucre, voire de lait et de sucre**. La *digestibilité* de ces mélanges se trouve considérablement *ralentie*. En effet, la caséine du lait se combine avec le tanin du café pour former du *tanate de caséine*, composé insoluble dans le milieu acide de l'estomac, ce qui allonge le temps de latence gastrique. L'addition de lait et de sucre au café retarde en tout cas le temps de résorption de la caféine.

Le café décaféiné est un café dont la caféine a été

extraite par des procédés physico-chimiques (90 % environ), sans en altérer notablement l'arôme. Encore que les contrôles effectués semblent prouver que ces cafés ne contiennent plus que des traces des solvants utilisés au cours des opérations d'extraction, leur mode de fabrication les rend cependant *suspects*, et mieux vaut s'en abstenir. Que les nerveux se contentent d'un café plus léger et consommé avant 15 heures; ceux pour qui le café est contre-indiqué l'écarteront de leur régime.

Le thé

On utilise les feuilles séchées du **théier**, riche en *adénine* et plus riche en *caféine* que le café, mais aussi les fleurs du théier d'Indochine dont l'infusion donne une boisson plus douce et moins stimulante que celle des feuilles.

On connaît deux catégories commerciales de thé : le **thé vert** torréfié rapidement à haute température, plus riche en tanin et donc plus astringent; et le **thé noir**, résultat d'une fermentation. Disons que, malgré son taux plus élevé en caféine que celui du café, le thé s'avère finalement *moins excitant*, car on utilise pour sa préparation moins de thé que de café et sa richesse en adénine, neutralise une part importante de la caféine.

Les feuilles desséchées du **maté**, riches en *caféine*, sont utilisées en infusion dans toute l'Amérique du Sud.

Les décoctions et infusions de multiples **plantes aromatiques** peuvent être utilisées en *tisanes* à des fins médicinales plus ou moins riches : *absinthe* (qualités digestives), *anis vert* (ballonnements), *bourrache* (sudorifique, expectorante), *camomille* (qualités digestives), *lavande* (eupnéique), *marjolaine* (propriétés calmantes), *menthe* (qualités digestives), *romarin* (foie), *thym* (tonique bronchique), *tilleul* (calmant léger).

Le cacao

Mêlé au lait, le cacao donne une boisson très riche en *calories*, d'autant plus qu'il faut le sucrer et qu'il possède des propriétés légèrement stimulantes, mais non excitantes. Il constitue donc une boisson idéale pour les convalescents et les amaigris, mais prohibée chez les malades des voies biliaires.

Les limonades et les sodas

En France, les *limonades* sont des boissons gazéifiées incolores et limpides, au contraire des *sodas* qui sont colorés et peuvent être troubles. En Belgique, l'appellation *limonade* couvre ces deux types de boissons.

Celles-ci ont connu, au cours des dernières décennies, une vogue progressive. A une diminution sensible de la consommation de la bière correspond un important accroissement de celle des limonades. D'où la préoccupation des grandes brasseries de s'adjoindre un département de fabrication d'eaux gazeuses et de limonades.

D'une manière générale, les boissons gazeuses sont *apéritives*. Tout abus dans leur consommation risque cependant d'entraîner une irritation de l'estomac ou *gastrite*. Elles se montrent aussi contre-indiquées dans l'*aérophagie* et les affections des *voies biliaires*. Les limonades et sodas sont également riches en *sucre*, d'où leur pouvoir calorique élevé; rares sont les limonades qui contiennent des édulcorants synthétiques, mais la première restriction importante à faire à leur sujet est que **la composition du concentré, produit fourni aux fabricants pour servir de base à leur préparation, n'est pas connue des limonadiers**. La fabrication de ce concentré exige, du reste, une technique spéciale qui n'est pas à la portée de ces derniers. Par ailleurs, une analyse ou un contrôle de ces concentrés s'avèrent malaisés, sinon impossibles. Dès l'abord donc, sans même qu'il y ait fraude volontaire, la limonade éveille la suspicion en raison de la nature même de sa composition. Du reste, disons tout de suite que les produits purement naturels, végétaux, ne sont pas eux-mêmes exempts de dangers : en effet, certains hydrocarbures, comme les terpènes, sont présents dans les huiles essentielles, donc dans les extraits naturels d'agrumes.

Autre produit de base : *l'eau*. Celle-ci doit légalement posséder des propriétés bactériologiques et chimiques bien déterminées, aisées à contrôler. Quant à la *gazéification*, elle est le plus souvent artificielle et réalisée à partir d'anhydride carbonique, manipulation sans danger d'ailleurs.

Mais lorsqu'on s'inquiète des **additifs** possibles apportés à la composition des limonades, il faut bien reconnaître que la liste en est impressionnante. Il y a les *antiseptiques* destinés à freiner ou à bloquer la fermentation. Parmi les *antioxydants*, l'emploi de la vitamine C ou acide ascorbique est admissible. Parmi les *édulcorants synthétiques*, seul l'aspartame doit être recommandé. *L'acidulation* par les acides lactique, citrique et tartrique peut être tolérée, mais l'acide malique suscite certaines réserves. Quant à l'acide phosphorique, son utilisation devrait être interdite. Les *émulsifiants* et *agents troublants* ne peuvent être ni des tweens, ni des spans et encore moins des huiles bromées. L'emploi de résines nous paraît sujet à caution, notamment celui de la gomme Dammar, car on ne connaît pour ce produit, malgré son innocuité apparente, aucune forme d'expérimentation. La *coloration* des sodas par des colorants admis se voit tolérée par les législations. Insistons toutefois sur les réserves qu'il convient d'émettre à l'égard de certains de ces colorants, même tolérés.

Un mot à propos des limonades dites au **cola**, dont la consommation s'est étendue en Europe après la seconde guerre mondiale, particulièrement auprès de la jeunesse. Composée aux Etats-Unis vers 1886 par le pharmacien J.S. Pemberton, la première de ces boissons s'y est assez aisément répandue. La composition du concentré pourrait être assez anodine, puisqu'elle comporte surtout des huiles essentielles de citron, d'orange, de vanille, de cannelle, de muscade et d'autres substances aromatiques, s'il n'y avait hélas, la *caféine*, et surtout l'*acide phosphorique*. A l'heure actuelle, les boissons dites au cola présentées sur le marché européen contiennent *par 100 millilitres* environ *0,95 mg de caféine* et *54,4 mg d'acide phosphorique*.

La caféine possède des propriétés excitantes; l'acide phosphorique est intensément acidifiant, et sa haute concentration en phosphore risque de **déséquilibrer le rapport calcium/phosphore** de l'alimentation, avec un danger grave de déficit dans la fixation osseuse du calcium. Enfin il faudrait être certain que l'acide phosphorique utilisé ne contienne pas de traces trop tapageuses de métaux lourds toxiques. La conclusion est simple. Les boissons dites au cola doivent être, dans leur compostion actuelle, formellement déconseillées aux enfants et aux adolescents. Elles ne sont bénéfiques pour personne.

Certains **sirops de fruits**, mêlés de 7 fois leur volume d'eau gazeuse ou non, donnent d'excellents sodas. Il existe de ces produits exempts de colorants qu'il faut inconditionnellement préférer aux sirops colorés.

Une dernière recommandation enfin, à propos des limonades. Elle concerne essentiellement les **enfants** pour lesquels **la dernière boisson de la journée ne peut sous aucun prétexte être un verre de limonade** ; on leur donnera au contraire de l'*eau pure*. La prévention des *caries dentaires* dépend de cette simple précaution, car le sucre qui stagne dans la bouche s'y transforme en acides qui attaquent les dents à la faveur du sommeil.

Les jus de fruits et de légumes

Les jus de fruits et de légumes sont des produits *non fermentés* obtenus par pression de fruits ou de légumes frais. Lorsqu'il s'agit de produits mis en bouteille, leur préparation doit avoir lieu dans des conditions telles que le plomb et l'arsenic en soient absents, ou ne s'y trouvent qu'à l'état de traces.

L'addition d'*acide ascorbique* ou vitamine C synthétique est évidemment défendable sur le plan diététique et en tout cas inoffensive. Il faut admettre aussi la clarification par *enzymes protéolytiques*. Néanmoins, combien plus séduisants sont les produits qui n'utilisent aucun de ces moyens et dont la conservation se voit assurée par les seules précautions d'hygiène prises lors de la préparation !

Le cidre provient de la fermentation du jus de pommes fraîches ou d'un mélange de pommes et de poires fraîches. Sa valeur calorique est voisine de celle de la bière : *40 calories %*. Le *cidre bouché* est naturellement gazeux par fermentation; l'addition artificielle d'anhydride carbonique à des jus non fermentés est inoffensive.

Le poiré provient exclusivement de la fermentation du jus de poires fraîches.

La bière

Cette boisson résulte de la fermentation alcoolique d'un moût à base de malt d'orge plus ou moins aromatisé de houblon.

D'une manière générale, la teneur élevée de la bière en *vitamine B1* fait de cette boisson un produit dont l'usage modéré est sain et recommandé.

La *valeur calorique* de la bière varie selon les **catégories**. Pour une bière du type Spéciale 1, elle est de l'ordre du 35 calories pour cent, soit de 120 calories pour un verre de 33 cl. Elle est d'environ 45 calories pour cent lorsqu'il s'agit de bière de luxe, soit 150 calories pour 33 cl (voir diagramme).

La densité d'alcool dans la bière.

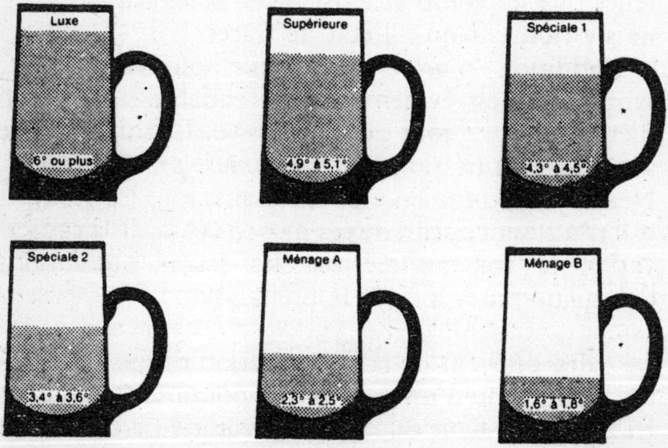
Luxe
6° ou plus
Supérieure
4,9° à 5,1°
Spéciale 1
4,3° à 4,5°
Spéciale 2
3,4° à 3,6°
Ménage A
2,3° à 2,5°
Ménage B
1,6° à 1,8°

Le vin

- **Le vin sec** est celui dont la fermentation est complète, c'est-à-dire a totalement transformé le sucre en alcool.

- **Le vin doux** est, au contraire, le produit d'une vinification incomplète, soit que la fermentation soit arrêtée artificiellement, soit que la richesse des vins en sucre soit si grande que la fermentation s'arrête spontanément avant son achèvement (Sauternes, par exemple).

- **Le vin mousseux** contient du gaz carbonique de première ou de seconde fermentation. Il est fabriqué, soit par mise en bouteille avant la transformation alcoolique de tout le sucre en moût (*mousseux*), soit par addition au vin sec de liqueur de tirage, composée surtout de sucre et de levures, puis mise en bouteilles où la fermentation reprend (*champagne*). La gazéification artificielle d'un vin est inoffensive (*anhydride carbonique*).

- **Le vin de liqueur** est préparé à partir de moûts ou de vins additionnés d'alcool (titre de 15° à 23°.)

- **Le vin de diffusion** obtenu à partir de *marcs* **doit être interdit**.

La *quantité d'alcool* contenue dans le vin est évaluée en **degrés**, chaque degré correspondant à 8 grammes d'alcool par litre; la combustion d'1 g d'alcool dégage 7 calories. La plupart des vins titrent de 9° à 12°. La teneur en alcool est de l'ordre de 20 ° pour les madères, samos et portos.

La *valeur calorique* moyenne du vin blanc doux

(10°) est de 60 à 100 calories pour cent. Celle du vin rouge (10°), de 60 à 70 calories pour cent. Lorsqu'il est consommé en quantité modérée et au cours d'un repas, le vin dégage sa valeur calorique complète. Au contraire, lorsqu'il est pris en excès et surtout à jeun, un pourcentage élevé d'alcool n'est pas brûlé, mais éliminé par les poumons (test de l'haleine utilisé par les agents de la circulation routière) et par les urines.

Outre l'*alcool éthylique*, le vin peut contenir des *alcools supérieurs* plus toxiques. C'est le cas du bourgogne.

La plupart des **apéritifs** sont préparés à base de vins cuits et d'amers comme le quinquina et la gentiane. De telles boissons peuvent se montrer parfaitement saines et exemptes de toxicité. Malheureusement, beaucoup de ces produits sont *colorés* et renferment de multiples *additifs* synthétiques.

Les spiritueux et les liqueurs

Les spiritueux titrent au moins 15° d'alcool, **les liqueurs** au moins 30°. Lorsqu'ils sont consommés avec modération et sporadiquement, les alcools naturels se montrent sans danger, mais leur abus conduit à l'*alcoolisme*, et des *cancers* peuvent apparaître sur des *cirrhoses* ou *scléroses hépatiques* graves. Mais, si l'alcool est toxique par lui-même, bien plus toxiques encore sont certaines substances qu'il contient comme *alcools supérieurs*, *acides*, *aldéhydes* et *cétones*.

Les eaux-de-vie naturelles sont celles de vin, de cidre, de poiré, de piquette, de marc, de fruits, ainsi que le rhum et le genièvre. **Les eaux-de-vie de fantaisie** sont des mélanges d'eaux-de-vie naturelles et d'alcool d'industrie (il convient, à ce sujet, de préciser que les alcools d'industrie actuels sont pratiquement exempts d'alcools supérieurs, alors que l'alcool amylique se trouve présent en petites quantités dans les alcools naturels). Les alcools et spiritueux composés artificiellement contiennent des *essences* et *arômes synthétiques*, ainsi que des *colorants*. **Tous les arômes, toutes les essences synthétiques sont à proscrire.** Quant aux colorants, nous émettons à leur propos les mêmes réserves que celles que nous avons avancées précédemment. Certains alcools frelatés, à base d'essence d'absinthe et surtout de benzaldéhyde (naguère de nitrobenzène), sont hautement toxiques et à prohiber.

Richet donne une classification des alcools par ordre de toxicité croissante :

○ *Moins toxiques* :

— Rhum, cognac, armagnac, fine champagne, calvados, marc, whisky.

— Eaux-de-vie, gin, framboise, prunelle, liqueurs sucrées.

— Cocktails.

○ *Plus toxiques* : anis, absinthe, kirsch.

Les aliments pour bébés

Lorsque le nouveau-né n'est pas nourri au sein maternel, se pose évidemment le problème de son alimentation artificielle. Dans les premières semaines, on peut se procurer en pharmacie de très nombreuses marques de *lait en poudre* excellentes et offrant toutes les garanties d'innocuité et de parfait équilibre nutritif.

Lorsque interviennent les poudres de diverses *céréales*, il est à conseiller, autant que faire se peut, de s'approvisionner en produits vendus en pharmacie, bien adaptés aux besoins du bébé et dont la fabrication est particulièrement contrôlée.

Enfin l'apparition d'une alimentation plus variée, à base de biscuits, de fruits, de légumes, puis de viande, suscite des problèmes plus complexes. Le marché est, en effet, riche en boîtes et bocaux de *bouillies alimentaires*, prêtes à l'emploi. Faut-il préférer ces préparations aux produits frais préparés à domicile ? Nous reconnaissons volontiers que la plupart de ces aliments conservés répondent à toutes les exigences concernant les éléments nutritifs et vitaminiques. D'autre part, leur qualité bactériologique est satisfaisante. Nous estimons toutefois que l'usage régulier de ces produits doit être réservé à des cas d'équilibration nutritive difficile et d'hypersensibilité digestive. **Les enfants bien portants s'accommodent fort bien d'une alimentation plus variée, composée de produits frais.** Nous insistons seulement sur la nécessité de choisir des produits de *première qualité* et sur le soin dont il faut entourer le *lavage* des fruits et des légumes entrant dans la composition des repas des bébés et des jeunes enfants.

Les aliments contaminés

Autrefois limitées à leur région de production, les denrées alimentaires contaminées peuvent aujourd'hui avoir des conséquences à de très grandes distances, en raison de l'internationalisation du commerce. La contamination peut également survenir au cours de longs voyages par mer, où les conditions d'entreposage ne permettent pas de lutter contre le développement des micro-organismes.

Les meilleures informations dont on dispose pour évaluer ces contaminations tiennent dans les statistiques de *saisies d'importations* publiées par la Food and Drug Administration (USA), telles que détaillées dans le tableau ci-dessous.

**SAISIES D'IMPORTATIONS ALIMENTAIRES AUX U.S.A.
JANVIER À MARS 1980**

Motif de la saisie	Nombre de lots	Valeur en Dollars
Micro-organismes pathogènes	371	15.206.886
Moisissures	96	19.678.040
Aflatoxine	18	494.039
Décomposition	59	1.467.222
Saleté (insectes, rongeurs, (excréments, divers)	245	29.242.807
Résidus de pesticides	71	1.050.221
Métaux lourds	7	10.592
(Source : **U.S. Food and Drug Administration**).		

7

UN MOT DES ADDITIFS ALIMENTAIRES

La liste des additifs technologiques et des méthodes industrielles de préparation et de conservation des aliments est longue. Elle risque, à première vue, de suggérer que plus aucun aliment n'est comestible ! En réalité, les produits réellement médiocres, voire nocifs, sont rares et il faut envisager ces questions avec beaucoup de bon sens*.

En cette matière, nous pourrions nous limiter à collationner, pour chacune des substances envisagées, les *valeurs limites* de concentrations admissibles. Toutefois, parce qu'elle tolère l'existence de la nuisance, la notion même de valeur limite ne permet pas de déterminer une frontière nette de concentration entre les ambiances dangereuses et celles qui ne le sont pas. En matière de consommation, il y a lieu, simplement,

---

* Pour les questions d'additifs technologiques, consulter E.-G. PEETERS : *Le Guide de la Diététique*, MS 166, et *Eléments de Géocancérologie*, Presses de l'INEC, Bruxelles 1982.

d'**éviter les substances qui ont révélé une quelconque toxicité, plutôt que d'en limiter l'absorption à des doses acceptables,** ne fût-ce qu'en vertu de l'effet cumulatif de doses considérées comme inoffensives, même si les valeurs évoluent le plus souvent vers la réduction progressive des normes admissibles.

En fait, dans l'alimentation, l'emploi de tout additif doit être interdit dont **l'utilité** et **l'innocuité** n'ont pas été l'une et l'autre prouvées (article 15 de la *Charte mondiale de l'Environnement*)*. C'est en fonction de ces critères que sont élaborés nos jugements relatifs à tous les additifs technologiques alimentaires.

Le Conseil des Communautés européennes a pris des dispositions en matière d'additifs dans l'alimentation, de manière à tenter d'en uniformiser les appellations et, si possible, d'en réglementer l'utilisation. Il s'agit de *mesures minimales*, applicables dans les pays de la Communauté économique européenne (CEE).

---

* *Charte Mondiale de l'Environnement,* dont les articles furent adoptés à l'unanimité des participants au symposium international Cancer-Environnement de l'INEC (1973) et retransmis à la CEE sous forme de recommandation par le Parlement européen.

COLORANTS

Voici la liste des matières colorantes alimentaires qui restent autorisées depuis le 1er janvier 1977 dans les pays de la C.E.E. (3305/VI/76-F) :

Numérotation communautaire	*Dénominations*
E 100	Curcumine
E 101	Lactoflavine (Riboflavine)
E 102	Tartrazine
E 104	Jaune de quinoléine
E 110	Jaune orangé S
E 120*)	Cochenille, acide carminique
E 122	Azorubine
E 123	Amarante
E 124	Rouge cochenille A
E 127	Erythrosine
E 131	Bleu patenté V
E 132	Indigotine (carmin d'indigo)
E 140	Chlorophylles
E 141	Complexes cuivriques des chlorophylles et des chlorophyllines
E 142	Vert acide brillant BS (vert lissamine)
E 150	Caramel
E 151	Noir brillant BN
E 153	Carbo medicinalis vegetalis
E 160	Caroténoïdes : a) Alpha-, béta-, gamma-carotène b) Bixine, Norbixine (Rocou Annatto) c) Capsantéine, capsorubine d) Lycopène e) Béta-apo-8' caroténal (C 30) f) Ester éthylique de l'acide béta-apo-8' caroténoïque (C 30)
E 161	Xanthophylles : a) Flavoxanthine b) Lutéine c) Cryptoxanthine d) Rubixanthine e) Violoxanthine f) Rhodoxanthine g) Canthaxanthine

*) Il est possible que ces matières colorantes ne figurent pas sur les listes positives du Danemark, de l'Irlande et du Royaume-Uni.

E 162	Rouge de betterave, bétanine
E 163	Anthocyanes
E 170**)	Carbonate de calcium
E 171**)	Bioxyde de titane
E 172**)	Oxydes et hydroxydes de fer
E 173**)	Aluminium
E 174**)	Argent
E 175**)	Or
E 180***)	Pigment rubis (lithol-rubine BK)

**) Pour la coloration en surface uniquement
***) Pour colorer les croûtes de fromage.
Esters de l'acide 1-ascorbique avec les acides gras non ramifiés en C_{14}, C_{16} et C_{18} (autorisés exclusivement pour les matières colorantes énumérées à l'annexe I n° E 160 et E 161).
La présente directive n'affecte pas les règles nationales concernant les substances naturelles qui peuvent être utilisées dans la fabrication de certaines denrées alimentaires en raison de leurs propriétés aromatiques, sapides ou nutritives mais qui peuvent avoir également un effet colorant secondaire, tels que le paprika, le curcuma, le safran et le bois de santal notamment.
Pour étendre ou dissoudre les matières colorantes énumérées, les Etats membres autoriseront l'utilisation des produits suivants uniquement :

Carbonate et carbonate acide de sodium
Chlorure de sodium
Sulfate de sodium
Glucose
Lactose
Sucrose
Dextrines
Amidons
Ethanol
Glycérol
Sorbitol
Huiles et graisses comestibles
Cire d'abeille
Eau
Acide citrique
Acide tartrique
Acide lactique
Gélatine
Pectine
Alginates d'ammonium, de sodium et de potassium

Ont donc été *supprimés*, dans les pays de la CEE, à partir du 1er janvier 1977 :

Nomenclature communautaire	Dénomination
E 103	Chrysoïne S
E 105	Jaune solide
E 111	Orange GGN
E 121	Orseille orcéine
E 125	Ecarlate GN
E 126	Ponceau GR
E 130	Bleu anthraquinonique (bleu solanthrène RS)
E 152	Noir 7984
E 181	Terre d'ombre brûlée

En France, cette liste de colorants est interdite depuis le 1er octobre 1976.

Mais, toutefois, le commerce des denrées alimentaires contenant un ou plusieurs de ces colorants fut autorisé jusqu'à la fin de 1977 dans les pays de la CEE, et jusqu'au 1er octobre 1977 en France.

Restent donc *suspects, dans la liste actuelle* : E 123, 124, 127, 131, 142, 151.

Les « additifs de Villejuif »

Une liste d'additifs *réputés dangereux* a été répandue, en France depuis 1976, en Belgique depuis 1979, et attribuée à l'Institut de Recherches scientifiques sur le cancer de Villejuif, organisme sérieux entre tous. Les données de ce document sont absolument fantaisistes, puisque l'on y apprend que le E 330 est absolument à éviter. Or il s'agit de l'acide citrique, un produit totalement inoffensif. **Un faux certain, à traiter avec le mépris qu'un tel document mérite.**

AGENTS CONSERVATEURS

Voici la liste des agents conservateurs alimentaires autorisés par la Communauté au 1/9/76 dans les pays de la C.E.E. (3305/VI/76-F) :

Numérotation communautaire	Dénomination
E 200	Acide sorbique
E 201	Sorbate de sodium (sel de sodium de l'acide sorbique)
E 202	Sorbate de potassium (sel de potassium de l'acide sorbique)
E 203	Sorbate de calcium (sel de calcium de l'acide sorbique)
E 210	Acide benzoïque
E 211	Benzoate de sodium (sel de sodium de l'acide benzoïque)
E 212	Benzoate de potassium (sel de potassium de l'acide benzoïque)
E 213	Benzoate de calcium (sel de calcium de l'acide benzoïque)
E 214	p-hydroxybenzoate d'éthyle (ester éthylique de l'acide p-hydroxybenzoïque)
E 215	Dérivé sodique de l'ester éthylique de l'acide p-hydroxybenzoïque
E 216	p-hydroxybenzoate de propyle (ester propylique de l'acide p-hydroxybenzoïque)
E 217	Dérivé sodique de l'ester propylique de l'acide p-hydroxybenzoïque
E 218	p-hydroxybenzoate de méthyle (ester méthylique de l'acide p-hydroxybenzoïque)
E 219	Dérivé sodique de l'ester méthylique de l'acide p-hydroxybenzoique
E 220	Anhydride sulfureux
E 221	Sulfite de sodium
E 222	Sulfite acide de sodium (bisulfite de sodium)
E 223	Disulfite de sodium (pyrosulfite de sodium ou métabisulfite de sodium)
E 224	Disulfite de potassium (pyrosulfite de potassium ou métabisulfite de potassium)
E 226	Sulfite de calcium
E 227	Sulfite acide de calcium
E 230*)	Biphényle (diphényle)
E 231*)	Orthophénylphénol
E 232*)	Orthophénylphénate de sodium
E 233**)	2-(4'-thiazolyl)-benzimidazole (thiobendazole)

E 236	Acide formique
E 237	Formiate de sodium (sel de sodium de l'acide formique)
E 238	Formiate de calcium (sel de calcium de l'acide formique)
E 239***)	Héxaméthylènetétramine
E 249	Nitrite de potassium (exclusivement en mélange avec du chlorure de sodium)
E 250	Nitrite de sodium (exclusivement en mélange avec du chlorure de sodium)
E 251	Nitrate de sodium (seul ou en mélange avec du chlorure de sodium)
E 252	Nitrate de potassium (seul ou en mélange avec du chlorure de sodium)
E 260	Acide acétique
E 261	Acétate de potassium
E 262	Diacétate de sodium
E 263	Acétate de calcium
E 270	Acide lactique
E 280	Acide propionique
E 281	Propionate de sodium (sel de sodium de l'acide propionique)
E 282	Propionate de calcium (sel de calcium de l'acide propionique)
E 283	Propionate de potassium (sel de potassium de l'acide propionique)
E 290	Anhydride carbonique

---

*) Uniquement pour le traitement en surface des agrumes (E 230 max. : 70 ppm ; E 231, E 232 : maximum 12 ppm exprimé en orthophénylphénol).
**) Uniquement pour le traitement en surface des bananes (maximum 3 ppm) et agrumes (maximum 6 ppm).
***) Exclusivement dans le fromage (taux maximum 25 mg/kg exprimés en formaldéhyde).

Les Etats membres peuvent autoriser l'emploi d'acide borique et de tétraborate de sodium (borax) dans le caviar (œufs d'esturgeon) étant entendu que, au moment de la mise dans le commerce, le taux de ces substances, exprimé en acide borique, ne dépasse 4 g/kg de caviar.
Les Etats membres peuvent maintenir les dispositions de leur législation nationale concernant l'utilisation :
- d'acide borique dans les produits d'œufs;
- d'alhéhyde formique dans le fromage « grana padano », étant entendu que, au moment de la mise dans le commerce, aucun résidu de cette substance ne soit décelable dans le produit fini;
- d'hexaméthylènetétramine dans les semi-conserves de poissons (pH supérieur à 4,5, taux maximum 50 mg/kg), dans le caviar et autres œufs de poisson non fumés (taux maximum 1 g/kg).

AGENTS EMULSIFIANTS, STABILISANTS. EPAISSISSANTS ET GELIFIANTS

Voici la liste des *agents émulsifiants, stabilisants, épaississants* et *gélifiants* admis par la Communauté au 1/9/1976 dans les pays de la C.E.E. (3305/VI/76-F):

Numérotation communautaire	Dénomination
E 322	Lécithines
E 339	Orthophosphates de sodium (sels de sodium de l'acide orthophosphorique)
E 340	Orthophosphates de potassium (sels de potassium de l'acide orthophosphorique)
E 341	Orthophosphates de calcium (sels de calcium de l'acide orthophosphorique)
E 400	Acide alginique
E 401	Alginate de sodium
E 402	Alginate de potassium
E 403	Alginate d'ammonium
E 404	Alginate de calcium
E 405	Alginate de propylène-glycol (alginate de 1,2 propanediol)
E 406	Agar-agar
E 407	Carraghen, carragénines, carragénates, carragheenan
E 408	Farcelleran ou Farcellaran
E 410	Farine de graines de caroube
E 411	Farine de graines de tamarin
E 412	Farine de graines de guar, gomme de guar
E 413	Gomme adragante, tragacanthe
E 414	Gomme arabique
E 420	Sorbitol
E 421	Mannitol
E 422	Glycérol
E 440	Pectines
E 450	Polyphosphates de sodium et de potassium a) diphosphates de sodium et de potassium b) triphosphates c) polyphosphates linéaires (ne comportant pas plus de 80% de composés cyclique)
E 460	Cellulose microcristalline
E 461	Méthylcellulose
E 462	Ethylcellulose
E 463	Hydroxypropylcellulose
E 464	Hydroxypropylméthylcellulose
E 465	Méthyléthylcellulose
E 466	Carboxyméthylcellulose (sel de sodium de l'éther carboxyméthylique de cellulose)

E 470*)	Sels de sodium, de potassium, de calcium des acides gras alimentaires
E 471	Mono et diglycérides d'acides gras alimentaires
E 472	Esters a) acétique b) lactique c) citrique d) tartrique e) diacetyl-tartrique des mono- et diglycérides d'acides gras alimentaires
E 473**)	Sucroesters, esters de saccharose et d'acides gras alimentaires et diglycérides d'acides gras alimentaires
E 474**)	Sucroglycérides, mélange d'esters de saccharose et de mono- et diglycérides d'acides gras alimentaires
E 475	Esters polyglycériques des acides gras alimentaires non polymérisés
E 477	Esters du propylène-glycol (1,2 propane-diol) et des acides gras alimentaires
E 480**)	Acide stéaroyl 2-lactylique
E 481**)	Stéaroyl-2-lactylate de sodium
E 482**)	Stéaroyl-2-lactylate de calcium
E 483	Tartrate de stéaroyle

*) Uniquement dans la fabrication des biscottes du type « hollandais » (taux maximum 1,5% sur la farine utilisée)
Son taux ne peut être supérieur à 6% (exprimé en oléate de sodium) des E 471, E 472 (b), E 473, E 474, E 475 et E 477
**) Ne peut être utilisé dans le pain à moins que la législation nationale ne le permette

Les Etats membres peuvent autoriser l'utilisation dans l'alimentation des substances suivantes :
gomme karaya
esters partiels de polyglycérol et d'acides gras de ricin polycondensés
monopalmitate de sorbitane
monostéarate de sorbitane
tristéarate de sorbitane
monolaurate de polyoxyéthylène (20) sorbitane
monopalmitate de polyoxyéthylène (20) sorbitane
monostéarate de polyoxyéthylène (20) sorbitane
tristéarate de polyoxyéthylène (20) sorbitane
monooléate de polyoxyéthylène (20) sorbitane
stéarate de polyoxyéthylène (8)
stéarate de polyoxyéthylène (40)
esters glycériques d'acides gras obtenus à partir d'huile de soja oxydée par chauffage
gomme Ghatti
gomme Xanthan
quillaia
esters mixtes d'acide lactique et d'acides gras alimentaires avec le glycérol et le propylène-glycol (1,2 propane-diol)
monolaurate de sorbitane
monooléate de sorbitane
dioctylsulfosuccinate de sodium
phosphatides d'ammonium (émulsifiant YN).

AGENTS ANTIOXYDANTS

Quant aux *agents antioxydants*, voici la liste des produits admis par la Communauté au 1/9/1976 dans les pays de la C.E.E. (3305/VI/76-F) :

Numérotation communautaire	Dénomination
E 300	Acide 1-ascorbique
E 301	1-ascorbate de sodium (sel de sodium de l'acide 1-ascorbique)
E 302	1-ascorbate de calcium (sel de calcium de l'acide 1-ascorbique)
E 303	Acide diacétyl 5-6-1-ascorbique (diacétate d'ascorbyle)
E 304	Acide palmityl 6-1-ascorbique (palmitate d'ascorbyle)
E 306	Extraits d'origine naturelle riches en tocophérols
E 307	Alpha-tocophérol de synthèse
E 308	Gamma-tocophérol de synthèse
E 309	Delta-tocophérol de synthèse
E 311	Gallate d'octyle
E 312	Gallate de dodécyle
E 320	Butylhydroxyanisol (BHA)
E 321	Butylhydroxytoluène (BHT)*

* Syn. Butylhydroxytoluol.

Substances ayant également d'autres fonctions

E 220	Anhydride sulfureux
E 221	Sulfite de sodium
E 222	Sulfite acide de sodium (bisulfite de sodium)
E 223	Disulfite de sodium (pyrosulfite de sodium ou métabisulfite de sodium)
E 224	Disulfite de potassium (pyrosulfite de potassium ou métabisulfite de potassium)
E 226	Sulfite de calcium
E 322	Lécithines

Substances pouvant renforcer l'action antioxygène d'autres substances

E 270	Acide lactique
E 325	Lactate de sodium (sel de sodium de l'acide lactique)
E 326	Lactate de potassium (sel de potassium de l'acide lactique)
E 327	Lactate de calcium (sel de calcium de l'acide lactique)
E 330	Acide citrique
E 331	Citrates de sodium (sels de sodium de l'acide citrique)
E 332	Citrates de potassium (sels de potassium de l'acide citrique)
E 333	Citrates de calcium (sels de calcium de l'acide citrique)
E 334	Acide tartrique
E 335	Tartrates de sodium (sels de sodium de l'acide tartrique)
E 336	Tartrates de potassium (sels de potassium de l'acide tartrique)
E 337	Tartrate double de sodium et de potassium
E 338	Acide orthophosphorique
E 339	Orthophosphates de sodium (sels de sodium de l'acide orthophosphorique)
E 340	Orthophosphates de potassium (sels de potassium de l'acide orthophosphorique)
E 341	Orthophosphates de calcium (sels de calcium de l'acide orthophosphorique)
E 472c	Ester citrique des mono- et diglycérides d'acides gras alimentaires.

Substances dans lesquelles les agents antioxygènes peuvent être dissous ou étendus

1. Alcool éthylique
2. Eau potable, eau déminéralisée, eau distillée
3. Glycérol
4. Graisses comestibles
5. Huiles comestibles
6. Propylèneglycol (1,2-propanediol)
7. Sorbitol

Les Etats membres peuvent maintenir les dispositions de leurs législations nationales autorisant l'utilisation, dans les denrées alimentaires, de l'éthylène diamine tétraacétate de calcium disodique, du gallate de propyle et de ses esters de l'acide 1-ascorbique avec les acides gras non ramifiés C_{14} et C_{18}.

8

PRÉPARATION, CONSERVATION, CONDITIONNEMENT DES ALIMENTS

La préparation

Les aliments peuvent être consommés *crus*. C'est le cas des légumes et fruits frais, de la viande crue, du filet haché, des huîtres et des coquillages. On peut aussi les consommer après une accommodation quelconque, dont la *cuisson* est la plus fréquente, et qui souvent améliore les conditions de digestibilité de ces aliments.

Certaines préparations sont tributaires des modes de conservation alimentaire et l'on ne peut dissocier ces deux aspects. Si l'on écarte les conditions de digestibilité et d'assimilation, c'est évidemment crus que la plupart des aliments possèdent le maximum de propriétés vitaminiques.

Le froid

Les aliments consommés *froids* ou *glacés* sont rares. Le froid constitue surtout une technique de conservation.

Cependant la préparation des *glaces* et des *sorbets*, voire des *soufflés glacés*, exige une manipulation au cours de laquelle le froid est essentiel. Sont également consommés à une température plus fraîche que la température ambiante les *mollusques*, les *huîtres*, certains *entremets* et *crèmes*, les *macédoines* de fruits, certains *vins* (surtout les vins blancs et mousseux), certains *alcools de fruits*, également des *eaux minérales*, *jus de fruits, limonades, bières*. La plupart des apéritifs et cocktails se servent avec des cubes de glace ou de la glace concassée.

Cette habitude de consommer des aliments et boissons froids, voire glacés, est une **mode** liée à la généralisation des réfrigérateurs. Pour bien des individus, elle apparaît sans conséquences. Le froid engendre néanmoins une stimulation du péristaltisme intestinal susceptible de se traduire par de la *diarrhée* : d'où sa contre-indication pour les intestins sensibles. L'absorption de boissons glacées par temps très chaud comporte des risques de refroidissements pouvant entraîner des *affections respiratoires* telles rhume de cerveau, angine, laryngite, bronchite et même pleurésie.

La chaleur

C'est l'élément essentiel de toute cuisine. Nous n'allons évidemment pas entrer ici dans les détails de toutes les préparations gastronomiques, qui sont innombrables. Renvoyons simplement au tableau des pp. 128-129, qui rappelle les moyens les plus courants d'accommoder et de préparer les mets à l'aide de la chaleur, ainsi que les avantages et inconvénients de chacun des systèmes.

La conservation des aliments de base

Nous ne parlerons pas ici des techniques de conservation chimique*.

Les viandes

• **Salaison** : la viande est étalée entre des couches de sel, lequel absorbe l'eau et la fait durcir. La concentration du sel empêchant le développement microbien, la viande ne peut être dessalée qu'immédiatement avant consommation.

• **Fumage** : la viande est exposée durant quelques heures, salée ou non, à la fumée d'un feu de bois aromatique à combustion lente (bouleau, genévrier, hêtre, pin, sapin) dans une chambre à fumage où la température oscille entre 70°C et 100°C. C'est le *fumage à haute température*.

On peut aussi réaliser un *fumage à basse température*, par un séjour de trois ou quatre semaines dans une chambre à fumage dont la température reste voisine de 20°C.

Sont à proscrire les techniques chimiques de fumage artificiel.

* Consulter E.-G. Peeters : *Le Guide de la Diététique*, MS 166, et *Eléments de géocancérologie*, les Presses de l'INEC, 1982.

• **Réfrigérateur** : la viande en frigo se conserve environ quatre semaines à —2 °C, mais il faut veiller à l'aérer suffisamment pour éviter le développement de moisissures.

• **Surgélation et congélation** : la viande ainsi conservée reprend, dès le réchauffement, son aspect et son goût initiaux. Une fois dégelée, elle doit être consommée immédiatement. Si une viande surgelée n'est pas destinée à la consommation rapide, elle peut être stockée en surgélateur individuel, à condition qu'un temps trop long ne s'écoule pas entre son prélèvement et son stockage.

• **Boucanage** : c'est une dessiccation de la viande qui se fait au soleil, dans les pays à climat sec. L'absence d'eau empêchant toute vie microbienne, la sécheresse des viandes doit être maintenue soigneusement. La durée de conservation de la viande boucanée est de quelques mois.

• **Farine de viande** : il s'agit d'une autre forme de dessiccation par évaporation et mouture ultérieure, permettant d'obtenir un aliment de remplacement fortifiant lorsque la viande fraîche n'est pas accessible.

• **Viandes en boîte** : les viandes conservées de cette manière sont médiocrement digestibles, en raison de leur longue cuisson. Elles peuvent se conserver plusieurs années.

Les poissons

Les remarques sont les mêmes pour les poissons que pour les viandes en ce qui concerne la *salaison*, le *fumage*, la *réfrigération*, la *congélation* et le *bouca-*

nage. Nous y ajouterons en outre deux procédés particuliers.

• **Marinage** : c'est un mode de conservation de courte durée, au cours duquel les poissons, en particulier les filets de hareng, sont mis à mariner dans du vinaigre, des oignons et des aromates. La durée de conservation dépasse rarement trente jours, sauf lorsque les poissons marinés sont disposés en bocaux hermétiquement clos.

• **Poissons à l'huile** : certaines boîtes de conserves de poisson sont remplies traditionnellement avec de l'huile. C'est le cas notamment pour les sardines et les anchois. D'autres présentent le poisson « au naturel ».

Les légumes

• **Conservation simple** : certains légumes se conservent un certain temps spontanément, sans procédés particuliers : pomme de terre, choux vert et rouge.

• **Blanchiment** : ce procédé consiste à enfouir des paquets de légumes dans la terre, l'obscurité faisant ainsi disparaître la coloration verte de la chlorophylle.

• **Salaison** : elle consiste à alterner, dans des vases en grès, des couches de légumes et du sel de cuisine. Cette technique est, aujourd'hui encore, largement utilisée dans les campagnes pour la conservation des haricots verts.

• **Stérilisation** : c'est le procédé d'Appert, ou *appertisation*, qui consiste à cuire les légumes aux trois quarts environ et à les conserver ensuite dans des flacons, où ils sont recouverts de leur jus de cuisson. Ces flacons sont bouchés hermétiquement, puis plongés dans de l'eau que l'on porte à ébullition durant dix à vingt minutes.

Les légumes ainsi conservés sont de bonne qualité, leur digestibilité se trouve accrue grâce à l'attendrissement de la cellulose et, si les vitamines C se voient en grande partie détruites, en revanche les vitamines A et D sont conservées dans le jus de cuisson qui sert à recouvrir les légumes.

• **Surgélation et congélation** : les légumes ainsi conservés reprennent, après réchauffement, leur aspect et une bonne part de leur goût initiaux. Le ramollissement de la cellulose améliore même leur digestibilité. Leur teneur en vitamine C a baissé mais les autres vitamines sont assez bien conservées.

En moyenne, on peut dire que 2/5 environ de la vitamine C sont détruits par la surgélation et que cette perte atteint les 3/4 après six mois de conservation.

• **Dessiccation** : nous connaissons dans nos régions les pois et haricots secs, les lentilles.

• **Marinage au vinaigre** : certains légumes sont conservés dans le vinaigre et consommé comme condiments : oignons et cornichons.

Les fruits

Comme les légumes, certains fruits peuvent être conservés un certain temps *tels quels*. On peut aussi les *stériliser*, les *surgeler* et les *congeler*, les *sécher*, les conserver au *vinaigre*.

• **Confitures, gelées, marmelades** : les conserves de fruits sont le résultat d'une cuisson à base de sucre. La quantité de sucre et la durée de la cuisson dépendent évidemment de la teneur en eau des fruits. En règle générale, la bonne proportion est de un kilo de sucre par kilo de fruits pour une ébullition de vingt à trente minutes.

Les *confitures* utilisent les fruits entiers pelés et dénoyautés; elles nécessitent beaucoup de sucre et un degré de cuisson poussé.

Les *gelées* s'adressent à des fruits riches en pectine (coings, groseilles, pommes) dont seul le jus sert, en se combinant avec le sucre, à la gélification.

Les *marmelades* sont le résultat de la désagrégation des fruits entiers avec une quantité limitée de sucre et un degré de cuisson peu poussé. Leur conservation n'est pas de longue durée.

• **Pâtes de fruits, fruits confits, fruits au naturel** : ce sont des techniques particulières, dans lesquelles le sucre joue également le rôle essentiel et qui dépendent chacune des méthodes de cuisson propre à chaque produit.

• **Fruits à l'alcool** : l'alcool est un antiseptique qui détruit les micro-organismes. On utilise comme alcool de base un titre de 45° qui se dilue grâce à l'apport liquide du jus de fruits.

• **Fruits à l'acide salicylique et aux salicylates** : c'est une pratique à **proscrire** dans un cas comme dans l'autre, qu'il s'agisse de préparation individuelle ou industrielle.

Le lait

Dans les conditions normales, le lait contient des *micro-organismes*. Ceux-ci proviennent soit de microbes présents dans le pis de la vache (mammite), soit de souillures relatives aux récipients. Dans les conditions idéales de surveillance vétérinaire des animaux, de traite électrique et d'hygiène des récipients, ce taux microbien peut être très bas et donc satisfaisant. Mais il augmente rapidement dans le temps, pour atteindre 36 000 germes après 4 heures, 60 000 après 9 heures et 5 000 000 après 27 heures.

On a logiquement songé à pallier cet inconvénient microbien en traitant le lait de diverses manières.

• **Pasteurisation, pasteurisation rapide** *(ou HTST)* **et pasteurisation ultra-rapide** *(ou upérisation)* : ce sont des moyens excellents, car ils détruisent peu les vitamines et n'altèrent pas la digestibilité du produit.

• **Bactofugation** : les bactéries sont d'abord détruites par la pasteurisation, puis éliminées avec leurs endotoxines à raison de plus de 999 ‰ par supercentrifugation. Ce procédé industriel est largement utilisé en Belgique et constitue à l'heure actuelle la méthode la plus parfaite de stérilisation et d'assainissement du lait.

• **Ebullition** : lorsqu'on chauffe le lait, celui-ci monte vers 80°C et ne bout qu'à 101°C. Une ébullition de cinq minutes détruit un nombre satisfaisant de germes, mais il faut veiller à assurer un refroidissement suffisamment rapide pour éviter que les germes résistants ne puissent à nouveau se développer entre 30° C et 40° C. Placé dans le réfrigérateur, un tel lait peut s'y conserver deux à trois jours. La pellicule qui s'est formée au moment de l'ébullition (peau de lait) est le résultat d'une coagulation protéique en présence de lipides et de calcium.

• **Stérilisation** : elle consiste à porter le lait à hautes températures (110 °C à 130 °C) durant un temps variable en fonction du degré atteint. Elle n'est possible qu'après homogénéisation, laquelle consiste à fragmenter le volume des particules lipidiques.

La *tyndallisation* consiste à répéter trois ou quatre fois une stérilisation à 110 °C à vingt quatre heures d'intervalle.

Dans le lait stérilisé, la vitamine C est détruite dans la proportion de 70 % et le lactose commence à se caraméliser, tandis que diverses protéines sont dénaturées.

• **Condensation** : il s'agit d'une concentration du lait de l'ordre de 60 % par évaporation progressive de l'eau. Le lait condensé existe sous forme sucrée ou non sucrée. La condensation autorise sensiblement les mêmes remarques, à propos de la digestibilité et de la destruction de la vitamine C, que le lait bouilli. Mis en boîtes ou en tube, ce lait se garde durant plusieurs mois.

• **Dessiccation** : on obtient le *lait en poudre* par évaporation complète de l'eau. On peut le préparer soit à l'aide de cylindres chauffés à 140 °C (*roller*) au niveau desquels on recueille les pellicules de lait évaporé, soit en pulvérisant le lait en très fines gouttelettes à travers un courant d'air porté à 170 °C (*spray*), soit enfin par *lyophilisation*. Les deuxième et troisième procédés préservent mieux la digestibilité et l'intégrité des vitamines.

Notons que la méthode de choix est la *lyophilisa-*

tion, mais que le procédé *spray* est, encore à l'heure actuelle, la technique la plus utilisée pour l'alimentation humaine; quant au lait *roller*, il est réservé davantage à l'industrie (biscuiterie, pâtisserie, chocolat au lait).

D'une manière générale, il faut 130 grammes de poudre de lait dissous dans 900 millilitres d'eau pour préparer 1 litre de lait. Les poudres de lait se conservent le mieux dans des boîtes métalliques sous vide.

Les œufs

Autant que possible, les œufs doivent être consommés très frais. Ils sont, du reste, d'autant plus digestibles et mieux tolérés que leur état de fraîcheur est plus grand.

Dans les grandes cités, les problèmes de récolte, de transport et de distribution mettent rarement à la disposition des consommateurs des œufs de moins d'une semaine. Des œufs vieux de plusieurs semaines ne sont pas rares. Pour tester l'intégrité d'un œuf, il suffit de le plonger dans de l'eau contenant 10g % de sel de cuisine; s'il descend au fond de l'eau, il est comestible, s'il surnage il ne l'est pas (test de bonne approximation).

Même frais, de nombreux œufs contiennent des microbes transmis au moment de leur passage dans l'oviducte de la poule. Ceci rend leur conservation aléatoire, qu'il s'agisse de *réfrigération*, de *chaulage*, d'*huilage* ou de *stabilisation* en atmosphère d'azote. **Sont à proscrire l'immersion dans le silicate de potassium et l'utilisation d'acide salicylique ou d'anhydride sulfureux.**

Le beurre

Lui aussi doit être consommé frais et sa conservation, même au réfrigérateur, dépend essentiellement de sa pureté bactériologique. Les *antioxydants* (produits contre le rancissement) et les *colorants* doivent être **interdits**. Toutefois l'*acide ascorbique*, ou vitamine C, et les *tocophérols*, proches de la vitamine E, sont des antioxydants inoffensifs.

Les méthodes traditionnelles de *salage* et d'immersion dans une *saumure* salée sont également inoffensives, mais par ailleurs peu efficaces. Le salage des beurres pose du reste un problème, car cette pratique permet assez souvent de masquer en partie le goût désagréable de beurres plus ou moins altérés.

Les margarines

Qu'il suffise de rappeler que nombre de margarines contiennent des *additifs chimiques*, notamment des antioxydants, des agents conservateurs, des émulsifiants, des colorants et des arômes.

Les boissons

Certaines boissons industrielles peuvent contenir des *antiseptiques* et des *conservateurs*.

Le conditionnement

Les ustensiles de cuisine

L'aluminium semble inoffensif; il ne résiste cependant pas aux acides, aux solutions intensément salées, aux graisses et aux alcalis. De même, les batteries de cuisine en **cuivre** sont d'excellente qualité pourvu que l'étamage soit soigneux et exempt de plomb.

Les ustensiles simplement **chromés** ou **nickelés** suscitent de nettes *réserves*, de même que les récipients **émaillés** où la libération d'un éclat est toujours possible. Les cocottes en **fonte** se montrent utiles pour les cuissons à l'étouffée, mais l'innocuité de tels récipients dépend, bien entendu, de la composition même de la fonte utilisée.

Quant aux **aciers inoxydables massifs**, ce sont des alliages variables, dont il est nécessaire de s'assurer de l'*inertie* vis-à-vis des aliments. Pour cela, il faut qu'un acier inoxydable atteigne le taux de 18/8, c'est-à-dire des concentrations moyennes de 18 % de chrome et de 8 % de nickel, qui assurent une stabilité suffisante du fer et déterminent une bonne résistance à la corrosion et à l'oxydation.

Les récipients en **verre à feu** sont excellents, mais leur maniement face à un froid brusque ou un courant d'air frais peut s'avérer délicat. Quant aux ustensiles en **porcelaine** et en **terre à feu**, leur innocuité dépend de l'émail qui les recouvre et qui doit être *exempt de sels de plomb* : un grand nombre d'accidents ont en effet été enregistrés à la suite de l'usage de poteries glacées à base de plomb. De telles poteries ne sont donc admissibles que si l'émail est complètement vitrifié; il existe d'ailleurs des vernis exempts de plomb, dont l'usage est à recommander.

L'utilisation de plus en plus courante des *lave-vaisselle électriques* pose, à propos des porcelaines et poteries, un problème particulier. Les appareils les plus efficaces du point de vue de la propreté sont ceux où la pression d'eau est la plus forte. Dans ces appareils, seuls les plats, assiettes et tasses en porcelaine parfaitement vitrifiée restent intacts, mais les poteries plus tendres, comme les céramiques et les terres à feu, y sont assez fréquemment ébréchées. Les éclats qui apparaissent sont alors l'amorce d'un effritement progressif, qui peut précisément libérer les constituants des vernis, dont certains peuvent être toxiques. Ces céramiques et terres à feu peu solides ne doivent en principe pas entrer dans le cycle de l'électroménager ou alors il faut les soumettre à un programme distinct pour objets fragiles.

Le tétrafluoréthylène polymérisé ou **teflon** est une résine synthétique utilisée pour le revêtement des poêles à frire. Il faut savoir à ce propos que la stabilité et l'adhérence de cette résine est bonne pour des températures *qui ne dépassent pas 250 °C*; ces qualités s'altèrent au-dessus de 250 °C et des fumées apparaissent à partir de 345 °C. **Les résines de silicone** paraissent présenter les mêmes garanties pour une utilisation semblable. L'emploi de nouvelles résines semble permettre des températures plus élevées encore.

Les biberons, tétines et sucettes

Ces objets destinés aux nourrissons et aux bébés doivent, plus encore que d'autres, faire la preuve de leur innocuité absolue.

Les biberons préparés à l'avance se conservent 24 heures au frigo. Pas davantage.

• **Conservation**

— *Viandes* : salaison, fumage (à haute ou à basse température), réfrigération, surgélation, congélation, boucanage, farine, boîtes.

— *Poissons* : salaison, fumage, réfrigération, congélation, surgélation, boucanage, marinage, huile.

— *Légumes* : conservation simple, blanchiment, salaison, stérilisation, surgélation, congélation, dessiccation, vinaigre.

— *Fruits* : conservation simple, stérilisation, surgélation, congélation, dessication, vinaigre, confitures, gelées, marmelades, pâtes de fruits, fruits confits, fruits au naturel, alcool.

— *Lait* : pasteurisation, HTST, upérisation, bactofugation, ébullition, stérilisation, condensation, dessiccation;

— *Œufs* (aléatoire) : réfrigération, chaulage, huilage, azote.

— *Beurre* : réfrigération, acide ascorbique, tocophérols, salage, saumure.

— *A proscrire* : fumage artificiel (chimique), acide salicylique (fruits, œufs), salicylates (fruits), silicate de potassium (œufs), anhydride sulfureux (œufs), certains antioxydants et colorants (beurre, margarines).

• **Conditionnement**

— *Ustensiles de cuisine* : innocuité relative de l'aluminium (mauvaise résistance aux acides, sels, graisses, alcalis), du cuivre (sans plomb), de la fonte (suivant composition) de la porcelaine et de la terre à feu (suivant émail), du teflon et des résines de silicone (250°C); excellence du verre à feu. Réserves pour le chromage, le nickelage, l'émaillage (éclats). Inoxydables : taux nickel-chrome de 18/8.

— *Biberons, tétines et sucettes* : proscrire le métal, le caoutchouc synthétique, les matières plastiques. Eviter les sucettes.

9

POIDS IDÉAL, SANTÉ, BEAUTÉ

La notion de poids idéal

Le poids idéal varie selon les individus et, pour chacun d'eux, en vertu de nombreux facteurs d'adaptation aux conditions d'existence. On l'a trop souvent confondu avec le poids moyen d'une collectivité ou considéré seulement en fonction de la taille. En tout état de cause, le poids du corps humain augmente irrégulièrement de la naissance à l'âge adulte.

Le poids adulte est atteint vers la vingt-cinquième année. C'est le moment où la taille ne varie plus, sinon par tassement au cours de la vieillesse. C'est le moment, aussi, où le squelette doit avoir atteint son ossification complète. De petites variations de ce poids peuvent néanmoins épouser les périodes saisonnières, suivre bien entendu des modifications du régime alimentaire, ainsi qu'accompagner des états physiologiques particuliers comme la grossesse, l'allaitement, la ménopause et l'andropause. Il faut noter aussi que le poids de certains individus à l'âge de vingt-cinq ans peut être anormal : obésité ou maigreur constitutionnelles, habitudes alimentaires déséquilibrées, états physiologiques temporaires.

Mais en dehors de ces causes de déséquilibre, **on peut considérer le poids de vingt-cinq ans comme poids de référence.**

POIDS IDÉAL DE L'HOMME À 25 ANS
en kg

Taille en cm	*Ossature fine*	*Ossature moyenne*	*Ossature puissante*
150	49,3 - 53,3	52,9 - 56,9	56,7 - 61,8
152,5	50,1 - 54,1	53,7 - 57,6	57,1 - 62,7
155	51,0 - 55,1	54,6 - 58,5	57,9 - 63,6
157,5	51,9 - 57,1	56,5 - 60,5	59,9 - 65,7
160	53,1 - 57,3	56,7 - 60,9	60,7 - 66,8
162,5	55,1 - 59,5	58,8 - 63,2	63,0 - 69,1
165	56,4 - 60,9	60,1 - 64,9	64,5 - 71,0
167,5	58,2 - 62,8	61,9 - 66,9	66,4 - 73,2
170	59,6 - 64,4	63,5 - 68,5	68,2 - 75,0
172,5	61,4 - 66,2	65,2 - 70,7	69,9 - 77,3
175	63,6 - 68,6	67,5 - 72,9	72,3 - 79,6
177,5	65,4 - 70,6	69,4 - 75,5	74,4 - 82,3
180	67,7 - 72,9	71,6 - 78,6	76,9 - 85,6
183	70,3 - 75,6	74,2 - 81,1	79,6 - 88,3
185,5	72,5 - 78,0	76,4 - 84,2	82,1 - 91,6
188	75,3 - 80,9	79,2 - 87,1	85,1 - 94,7
191	78,1 - 84,0	82,2 - 90,1	88,2 - 97,9

Dès lors, les formules qui donnent à l'âge une valeur trop importante sont inadéquates. Il faut également tenir compte de l'ossature de l'individu, de son tempérament.

L'appréciation la plus simple est de se référer aux tables en tenant compte, pour chaque type d'ossature, *essentiellement de la valeur inférieure* des limites (tableaux pp. 190, 191).

POIDS IDÉAL DE LA FEMME À 25 ANS
en kg

Taille en cm	*Ossature fine*	*Ossature moyenne*	*Ossature puissante*
142,5	45,2 - 48,3	47,8 - 52,2	51,1 - 56,7
145	46,1 - 49,3	48,8 - 53,0	52,2 - 57,6
147,5	47,0 - 50,3	49,8 - 53,8	53,3 - 58,5
150	47,5 - 50,9	50,4 - 55,2	53,9 - 59,9
152,5	48,4 - 51,9	51,4 - 56,1	55,0 - 60,9
155	49,7 - 53,3	52,8 - 57,4	56,5 - 62,3
157,5	51,0 - 54,8	54,2 - 59,1	58,0 - 64,1
160	52,3 - 56,2	55,6 - 60,8	59,5 - 65,9
162,5	53,7 - 57,8	57,2 - 62,4	61,2 - 67,7
165	55,5 - 59,8	59,2 - 64,1	63,3 - 69,5
167,5	56,9 - 61,3	60,7 66,4	64,9 - 71,9
170	58,7 - 63,3	62,7 - 68,0	67,0 - 73,7
172,5	60,0 - 64,7	64,0 - 70,0	68,5 - 76,0
175	61,4 - 66,3	65,6 - 71,3	70,2 - 77,3
178	63,1 - 68,1	67,4 - 73,1	72,1 - 79,2
180	64,5 - 69,7	69,0 - 75,1	73,8 - 81,4

La ration calorique idéale

La mesure exacte des besoins caloriques d'un adulte est bien malaisée, d'autant plus qu'elle peut varier dans le temps en fonction notamment de l'effort physique fourni, du contexte psychologique, des conditions de travail et des facteurs météorologiques et géographiques qui les déterminent, mais aussi de l'équilibre hormonal à un moment précis, particulièrement chez la femme.

Chez l'enfant, qui doit élaborer constamment de nouveaux tissus, les besoins en calories sont naturellement plus élevés que chez l'adulte. Le tableau ci-contre indique les besoins caloriques moyens en fonction de l'âge et de l'activité.

Il faut toutefois apporter aux chiffres de cette table un **correctif important en fonction de l'âge,** d'autant plus élevé que l'âge est plus avancé. En effet, à mesure que celui-ci croît, les besoins caloriques décroissent, en raison de la diminution progressive du métabolisme de base et de la variation du rendement musculaire. Encore que ces chiffres soient à l'heure actuelle controversés, le tableau ci-contre indique les pourcentages de réduction calorique en fonction de l'âge. On peut ainsi calculer les besoins d'un individu avec une approximation valable, pourvu qu'on se base sur le poids idéal en fonction de la taille (tableaux p. 190, 191) et non sur le poids réel du sujet.

Exemple : prenons une femme sédentaire de 55 ans, d'ossature moyenne, mesurant 1m65. Son poids idéal varie selon les tables entre 59,2 kg et 64,1 kg. Sa

BESOINS EN CALORIES EN FONCTION DE L'ÂGE
en calories par kg de poids et par 24 h

Âges	Kcal
Enfants	
- 4 à 6 ans	85
- 7 à 9 ans	75
- 10 à 12 ans	62
Adolescents	
○ *Garçons :*	
- 13 à 15 ans	65
- 16 à 20 ans	65
○ *Filles :*	
- 13 à 15 ans	55
- 16 à 20 ans	55
Adultes depuis 25 ans	
○ *Hommes :*	
- sédentaires	37
- activité moyenne	45
- très actifs	58
○ *Femmes :*	
- sédentaires	36
- activité moyenne	43
- très actives	52
- enceintes	+ 10 à 15 %
- allaitantes	+ 30 à 50 %

RÉDUCTION DES BESOINS CALORIQUES EN FONCTION DE L'ÂGE
en %

20 à 30 ans	0
30 à 40 ans	3
40 à 50 ans	6
50 à 60 ans	14
60 à 70 ans	21
plus de 70 ans	31

ration calorique par kilo de poids et par 24 heures est 36 calories. En tenant compte de la réduction de 14% liée à l'âge, la ration calorique idéale oscille donc entre les deux valeurs suivantes :

(59,2 x 36) — 14 %		(64,1 x 36) — 14 %
ou		ou
2131 — 298		2308 — 323
soit		soit
1833 calories	et	1985 calories

Alimentation et esthétique

Il suffit de comparer l'évolution du canon de la beauté à travers les âges pour se convaincre, si besoin était, du **caractère artificiel de toute mode**.

De la stéatopygie de la Vénus aurignacienne aux raides beautés assyro-babyloniennes et égyptiennes, de l'androgynie des premières aphrodites grecques à la « cellulite » descendue des toiles de Rubens ou au potelé des baigneuses de Renoir, que de métamorphoses singulières, que de fluctuations de l'anatomie féminine liées, du reste, aux modes vestimentaires qui les ont complétées ! Et même, que de chemin parcouru des aimables rondeurs des dames de 1935 à la minceur — pour ne pas dire maigreur — érigée en modèle. Car telle est bien la mode récente (mais cela ne serait-il pas encore en train de changer ?) : aligner le canon de la beauté sur des mannequins dont la maigreur n'est que professionnelle.

La solution de bon sens peut se résumer approximativement en se référant à la notion de *poids idéal* en fonction de l'ossature particulière de chaque individu (tableaux des pp. 190, 191). Les tables que nous donnons laissent pour chaque cas une marge entre deux poids. Entre ces deux valeurs se situe le poids idéal de chacun, lequel est fonction du mode de vie, du type d'activités, des habitudes alimentaires, du goût individuel. Le nombre de *calories* quotidiennes à consommer idéalement par chacun tient compte à la fois de ce poids idéal et de l'âge (tableaux de la p. 193).

Vouloir brosser une silhouette idéale est aberrant, voire dangereux. Car enfin, la jeune fille pubertaire et post-pubertaire qui se laisse mourir quasiment de faim pour ressembler à tel mannequin en vogue court des risques considérables, dont sa santé pâtira inévitablement. A l'âge où les besoins caloriques sont précisément importants, du fait d'un organisme en pleine expansion, en pleine transformation, une ration calorique insuffisante détermine à brève échéance des troubles divers (asthénie, chute de tension, fatigabilité, tendances dépressives, anémie et même états carentiels, avec quelquefois des troubles de l'ossification).

De grâce, qu'on se souvienne que l'excès nuit en tout et que seule la juste raison peut résoudre harmonieusement des problèmes pour lesquels il n'est que de trouver empiriquement la bonne formule !

10

OBÉSITÉ, MAIGREUR

Toute variation importante, en plus ou en moins, du poids idéal, constitue un **poids anormal**. L'augmentation du poids correspond à l'embonpoint, lequel mène à l'obésité. Sa diminution conduit à la maigreur.

L'obésité

L'obésité est une augmentation de poids progressive, due au dépôt de graisse et donc de liquide dans la peau et dans les enveloppes viscérales. Cette accumulation de tissu adipeux est toujours due à un apport alimentaire supérieur aux besoins de l'organisme, même s'il ne s'agit pas nécessairement d'un apport important. Car il n'y a pas, pour un individu, de surcharge pondérale possible sans excédent calorique par rapport à ses besoins et son utilisation propres.

Il existe néanmoins **deux types principaux d'obè-**

ses : ceux qui prennent du poids parce qu'ils mangent vraiment trop (*obèses exogènes*); ceux qui pâtissent d'une perturbation métabolique, laquelle rend déficitaire l'utilisation des calories alimentaires ou encore dévie le métabolisme des glucides vers la synthèse graisseuse (*obèses endogènes*). Ajoutons-y les *obèses mixtes*, qui participent à la fois des obésités de causes exogène et endogène.

Obésité exogène

Il s'agit de l'obésité par *suralimentation* : apport excessif de calories qui entraîne, à plus ou moins brève échéance, une augmentation de poids avec dépôts graisseux. Toujours ? Non, mais presque... Car il est de ces cas, heureux peut-être, où une alimentation excessive ne détermine guère d'augmentation de poids. On admet généralement qu'il s'agit d'une mauvaise absorption intestinale : une faible partie des aliments ingérés se trouve résorbée par le tube digestif. Lorsqu'elle persiste longtemps, l'obésité devient permanente, c'est-à-dire qu'il devient malaisé, sinon impossible de la corriger, même par un régime sévère, en raison de caractéristiques physicochimiques acquises par les dépôts : une graisse dense, ferme, localisée essentiellement sur la face, le cou et le thorax; elle comble la gouttière vertébrale cervico-dorsale. La surcharge moyenne est de 15 kilos.

Obésité endogène

Certaines périodes de l'existence coïncident physiologiquement avec des modifications importantes et permanentes de l'équilibre hormonal : la *ménopause* et son équivalent masculin moins évident, l'*andropause*.

A ce moment, des hormones importantes au point qu'elles ont déterminé toute la différenciation des sexes, disparaissent en tout ou en partie. Or ces substances sont de puissants catalyseurs des échanges vitaux, particulièrement des combustions caloriques. Leur suppression entraîne presque inévitablement une augmentation de poids qu'il convient de compenser par l'établissement d'un régime alimentaire moins riche et par l'administration éventuelle de produits à base d'hormones que, seul, le médecin peut prescrire et dont il doit contrôler l'usage. De plus, bien des *facteurs neuro-sociaux* interviennent ici, dont il n'est pas posible de négliger l'importance.

Dire que celui qui mange beaucoup est seulement un gourmand dont il convient de modérer l'appétit trop puissant, affirmer qu'il suffit de réduire la ration alimentaire de l'obèse, avec toutes les conséquences physiques et psychiques que cela implique, serait vraiment réduire ce problème très complexe à une vision par trop simpliste. Certes, il est vrai qu'une augmentation de poids résulte d'une consommation calorique trop élevée. Vrai aussi que la plupart des obèses mentent lorsqu'ils déclarent qu'ils ne mangent « presque rien ». Il n'en demeure pas moins qu'en dehors des boulimiques vrais, certains individus se mettent un jour à prendre du poids sans que leur régime alimentaire se soit notablement modifié, alors que par le passé, leur poids était demeuré stable avec un même type de régime. Il y a donc d'autres facteurs qui interviennent, qu'il convient de prendre en considération.

Nous avons déjà cité le degré plus ou moins complet de *résorption intestinale* et le *déterminisme enzymatique*. Il y a également le *ralentissement glandulaire*, lié à l'âge (encore la ménopause et l'andropause). Il y a la nécessité de réduire la *ration calorique* à mesure que l'âge avance, ce qui explique en partie l'augmentation de poids qui peut survenir à ce moment si cette réduction n'est pas respectée. Une diminution importante de l'*activité physique* peut aussi entraîner un accroissement de poids, comme le passage d'une vie très active à un état sédentaire. Rappelons enfin l'importance des *facteurs psychologiques*.

• **L'obésité endogène constitutionnelle**. Elle est l'apanage de certaines familles et frappe essentiellement le sexe féminin. Les sujets apparaissent fatigués, pâles, psychiquement instables et moralement déprimés, montrent une musculature déficiente, une pression artérielle basse, des extrémités froides. L'infiltration graisseuse est généralisée; la graisse est marbrée et localisée surtout sur les bras, le bassin et les cuisses. La surcharge moyenne est de 15 kilos.

La biochimie, nous l'avons vu, confirme qu'il existe dans l'organisme deux voies d'utilisation des glucides : le *cycle de Krebs*, qui va jusqu'à la destruction complète de ces glucides, et un cycle qui dirige la dégradation des glucides vers une accumulation de graisses (*shunt pentosique)*. La prédominance de l'un ou de l'autre de ces cycles dépend du potentiel génétique. Elle est donc héréditaire, constitutionnelle.

Mais pour se révéler, l'obésité constitutionnelle a besoin de circonstances particulières qui, selon J. MORON, sont la *suralimentation néonatale*, les *maladies éruptives de l'enfance*, les *interventions prépubertaires* (végétations, amygdales, appendicite), la *puberté*, certains *chocs nerveux*, les *grossesses*, les *modifications du rythme de vie* (mariage, arrêt du sport ou du tabac), les *maladies, accidents* et *opérations* ainsi que la *ménopause* et l'*andropause*.

• **L'obésité endogène endocrinienne**, c'est-à-dire due, en partie tout au moins, à un excès ou un défaut de sécrétions d'*hormones naturelles* mais s'exerçant, pour une part importante, par induction du *centre hypothalamique*.

— *Thyroïdienne*. Un fonctionnement insuffisant de la glande thyroïde (*hypothyroïdie*) entraîne un défaut d'utilisation des aliments dans l'organisme, par combustion imparfaite. Le mécanisme en est complexe car, si l'hypothyroïdie grave se traduit par une augmentation de poids due à un stockage graisseux et surtout de liquide intercellulaire (*myxœdème*), les besoins caloriques du myxœdémateux sont aussi très faibles et le déséquilibre aisément atteint.

— *Pancréatique*. Il s'agit de l'obésité *diabétique* liée à l'insuffisance de fonctionnement des ilôts de Langerhans du pancréas. Les antécédents familiaux semblent jouer un rôle important : obésité de même type chez des parents proches. L'obésité s'installe en période diabétique et se présente comme une obésité constitutionnelle importante, à laquelle il convient d'ajouter un amas graisseux abdominal. La surcharge moyenne est de 30 kilos.

— *Sexuelle*. Relève des troubles déterminés par un déséquilibre dans les sécrétions hormonales sexuelles. Nous avons vu qu'il n'est pas rare d'assister chez la jeune fille entre quinze et dix-neuf ans, à une augmentation de poids, quelquefois importante, qui s'estompe ensuite pour disparaître au-delà de vingt ans. Nous avons également évoqué les phénomènes de la ménopause. Ces troubles pondéraux sont beaucoup plus marqués en cas de *castration* (enlèvement chirurgical des glandes sexuelles), si la sécrétion désormais absente ne se trouve pas compensée par des hormones d'origine médicamenteuse. D'une manière générale, la déficience en hormones sexuelles entraîne, à des degrés divers, un ralentissement dans l'élaboration des protéines et, par conséquent, un stockage anormal de produits de réserves : d'où l'augmentation de poids.

— *Hypophysaire*. Un mauvais fonctionnement de l'hypophyse peut déterminer, suivant le type d'hormone déficitaire ou excédentaire, différentes maladies dont certaines se caractérisent par un accroissement considérable de poids.

— *Hypothalamique*. Des traumatismes ou des tumeurs de la région du diencéphale, au niveau duquel se situe le centre nerveux régulateur de l'appétit, peuvent déterminer des troubles de l'appétit et du stockage des graisses. C'est le cas notamment du *syndrome adiposo-génital*.

— Des *traumatismes psychiques* peuvent eux aussi s'exercer au niveau des *centres hypothalamiques* : tant les grands chocs affectifs (obésité fulgurante) que la répétition des petits chocs émotionnels (obésité progressive). L'obésité est ici très importante et généralisée.

• **L'obésité constitutionnalisée**. C'est l'appellation proposée par J. MORON pour les obésités qui, fréquemment, surviennent *après un amaigrissement important* (cures d'amaigrissement intempestives, affections cachectisantes, opérations, états dépressifs graves). L'aspect est le même que dans l'obésité constitutionnelle. La surcharge moyenne est de 10 kilos. Le mécanisme en jeu est une adaptation des dépenses caloriques aux recettes.

• **La fausse obésité par rétention de liquides**. Nous disons *fausse obésité* car il ne s'agit guère de dépôts graisseux, mais de « rétention d'eau », laquelle s'accompagne volontiers d'œdèmes périphériques. Divers dérèglements hormonaux ne sont ici pas rares ; néanmoins, une insuffisance de fonctionnement du rein aboutit au même état, cette dernière cause étant de loin la plus fréquente.

— Il existe une forme particulière de rétention de liquides que l on désigne généralement du nom de *cellulite* : appellation impropre s'il en est, puisque le mécanisme n'a rien de cellulaire, mais correspond à une fixation d'eau accrue au niveau de la substance intercellulaire, ou tissu conjonctif. Cette augmentation du pouvoir hydrophile de la substance fondamentale tient à une modification de sa structure, constituant une réaction pathologique à l'obésité elle-même. Le phénomène bien connu de *peau d'orange* correspond, dans la cellulite, à la tension exercée sur l'épiderme par les haubans fibreux délimitant les lobules graisseux du derme et de l'hypoderme. Néanmoins, un tel symptôme ne peut apparaître que s'il existe préalablement des dépôts graisseux excédentaires. Une forme transitoire et fréquente de rétention hydro-saline est l'accumulation de liquides qui, chez bien des femmes, précède la menstruation. L'entrave à la circulation veineuse de retour constituée par la congestion du petit bassin en période prémenstruelle détermine chez elles une diminution de la filtration rénale, d'où l'accumulation de liquide dans les tissus interstitiels. Cette rétention temporaire s'élimine ensuite spontanément au cours des premiers jours des règles. La surcharge totale dépasse ici rarement 3 kilos.

Les obésités mixtes

Ce sont des obésités qui participent de causes multiples, à la fois endogènes et exogènes. Toutes les associations de causes sont possibles et le diagnostic différentiel peut en être rendu malaisé. Citons, par exemple, la coexistence de troubles digestifs et hormonaux;

la coexistence d'une obésité hormonale et d'une fausse obésité par rétention liquidienne; l'aggravation de toutes les formes d'obésité par les retombées de traumatismes psychiques.

Conséquences de l'obésité

L'obésité de longue durée est une maladie grave, qui exerce une incidence considérable sur la mortalité. Les statistiques établies par toutes les compagnies d'assurances sur la vie motivent la surprime d'assurance-vie requise pour les individus dont le poids dépasse la moyenne, les risques de décès s'en trouvant accrus.

En fait, les conséquences les plus flagrantes de l'obésité sont :

— accroissement du *risque de mortalité*, comme nous venons de l'évoquer;

— augmentation du *risque de cancer*;

— aggravation du *risque de maladies vasculaires;*

— *fatigue cardiaque* accélérée et risque plus élevé d'insuffisance cardiaque, d'angine de poitrine, d'infarctus, d'apoplexie et, par voie de conséquence, d'insuffisance respiratoire et d'œdème aigu du poumon;

— élévation très fréquente de la pression artérielle avec toutes les conséquences de l'*hypertension*;

— élévation des *risques d'accidents* par manque d'agilité;

— *surmenage de nombreux organes*, comme reins, foie, pancréas, vésicule biliaire et risque accru de maladies au niveau de ces organes;

— fréquence accrue des *affections rhumatismales* à la fois d'origine métabolique et statique;

— risque accru au cours des *interventions chirurgicales* : la mortalité chirurgicale est deux fois plus importante chez les obèses que chez les individus de poids normal;

— *fragilité générale*, défaut de résistance aux maladies infectieuses;

— *essoufflement et sudation* abondante au moindre effort physique, entraînant des risques accrus de refroidissement.

La maigreur

La maigreur peut se définir comme un déficit important et permanent du poids. Il existe **deux types principaux de maigres** : ceux qui sont maigres par carence alimentaire quantitative (*maigres exogènes*); ceux qui souffrent d'un dérèglement métabolique (*maigres endogènes*).

Maigreur exogène

Il s'agit de maigreur par *sous-alimentation*. Dans ce cas, la maigreur se complique habituellement d'un manque de protéines, générateur d'*œdèmes de carence*, d'*anémie*, d'*avitaminoses* multiples (surtout du groupe B), d'un défaut de défense contre les infections et enfin d'*atrophies* musculaires, ainsi que des glandes digestives (glandes gastro-intestinales, pancréas, foie). Cette dernière entraîne une digestion imparfaite des aliments, laquelle aggrave encore la carence. De cette atrophie dépendent les règles de réalimentation des dénutris, qui ne peuvent en aucun cas consommer immédiatement des rations importantes.

Maigreurs endogènes

• **La maigreur endogène constitutionnelle** peut être due à deux ordres de phénomènes : elle apparaît, d'une part, chez des individus dont la consommation calorique est chroniquement déficitaire par *défaut d'appétit* et, d'autre part, chez ceux qui mangent normalement, voire beaucoup, mais chez qui une *malabsorption* intestinale relative, une *dépense physique* disproportionnée avec l'effort nécessaire et une élévation de l'*action dynamique* spécifique des aliments — particulièrement des protéines — entretiennent la maigreur.

Ajoutons que des *facteurs héréditaires* peuvent entraîner une réduction parfois importante de la liposynthèse, par prédominance d'une chaîne enzymatique.

Nous sommes, pour notre part, résolument adversaire de régimes très riches en calories destinés à faire grossir cette catégorie de maigres. Nous estimons que leur ration journalière ne peut en aucun cas excéder de 10 % la ration idéale. En effet, non seulement les régimes hypercaloriques sont le plus souvent inefficaces ou d'une efficacité tout à fait temporaire, mais encore ils se montrent généralement néfastes pour l'ensemble du système digestif.

• **La maigreur endogène thyroïdienne**. Le fonctionnement exagéré de la glande thyroïde a pour premier effet un amaigrissement parfois spectaculaire, dont l'importance est liée à la gravité de l'*hyperthyroïdie*. Le malade récupérera un poids normal aussitôt que l'équilibre thyroïdien sera rétabli.

• **La maigreur endogène psychosomatique**. Il s'agit de l'*anorexie mentale* qui tient à une inhibition de la sensation d'appétit et de faim consécutive, le plus souvent, à un conflit émotionnel. Tous les phénomènes décrits à propos de la carence alimentaire peuvent alors apparaître et même entraîner la mort, si le problème neuro-psychique n'est pas résolu et efficacement traité.

• **La maigreur endogène par ptose digestive**. La *ptose*, ou descente, des organes digestifs provoque assez fréquemment des malaises lorsque le volume d'un repas est tant soit peu important. D'où réduction progressive de ce volume pour échapper aux malaises. D'où dénutrition progressive possible.

• **La maigreur endogène par maladies cachectisantes**. Certaines maladies possèdent la particularité d'entraîner un amaigrissement important. C'est le cas de la *tuberculose*, des *cancers* à un stade avancé de leur évolution, des *calculs* vésiculaires, de l'*insuffisance digestive*. Lorsque survient un amaigrissement de quelque importance, il faut donc, avant toute chose, consulter un médecin de manière à s'assurer qu'il n'y a pas de cause organique à cet état.

Conséquences de la maigreur

Elles sont le plus souvent absentes ou bénignes : *manque de résistance* à l'effort physique, *asthénie*, *hypotension* avec vertiges. Néanmoins, un poids trop peu élevé détermine statistiquement un taux faiblement accru de mortalité : aux Etats-Unis, 848 décès pour 100 000 habitants pour les individus de poids insuffisant contre 844 pour ceux de poids normal, soit une élévation, somme toute dérisoire, de l'ordre de 0,5 %.

11

MAIGRIR PAR LA DIÉTÉTIQUE, MAIS DANS UN CONTEXTE MÉDICAL

On n'a pas de prise sur l'hérédité et un changement radical du mode de vie est le plus souvent inaccessible. Il reste donc la diététique pour résoudre le problème des kilos superflus. Dans un contexte médical strict, cependant, car **aucun régime important ne peut être entrepris sans un bilan de santé préalable et sans un contrôle ultérieur régulier**. Maigrir rapidement est en effet dangereux, parfois mortel.

Diététique préventive

Avant qu'il soit question de maigrir, il est préférable de se préoccuper de ne pas grossir. Si bien que l'attitude la plus saine est de souscrire, dès la jeunesse, à une discipline diététique, de manière à conserver un poids normal.

Préventivement, il est utile de se soumettre à une

règle alimentaire telle que le poids reste voisin du poids idéal. Les grands écarts de poids sont effectivement nuisibles, tant en plus qu'en moins. Dès lors, une saine hygiène alimentaire est de rigueur et son application généralement fort simple.

Lorsqu'on veut éviter de grossir, il faut se garder de consommer avec excès les aliments riches en calories (*glucides* et *lipides*) et choisir plutôt ceux qui en renferment le moins (*protéines, légumes, fruits* peu sucrés, *œufs*). De plus, il faut tenir compte de la nécessité pour l'organisme de recevoir par l'alimentation une ration suffisante de *sels minéraux*, de *vitamines* et de *cellulose*, sans oublier une quantité raisonnable de *liquides*. Certes le problème n'est ainsi que très sommairement ébauché, mais nous avons déjà abordé ces questions dans les chapitres précédents.

Il est primordial d'éviter les régimes à prédominance de glucides et de lipides. La tempérance sera également de rigueur vis-à-vis des *boissons alcoolisées* qui, elles aussi, se montrent riches en calories, et toxiques pour différents organes.

Il faut veiller enfin à *répartir les repas dans le temps* : de petits repas fréquents sont préférables à un ou deux gros repas. On évitera, rappelons-le, le repas unique mais copieux.

Maigrir par la diététique

Avant d'aborder tout régime amaigrissant, il convient d'établir sa nécessité en comparant le poids réel au poids idéal (tableaux pp. 190, 191).

Ce fait acquis, il n'est possible de perdre du poids qu'en consommant moins de calories que la normale, compte tenu de la dégressivité calorique en fonction de l'âge, adaptée à l'activité physique (tableau p. 193).

Rappelons que toute diminution de poids doit être lente et progressive. Les pertes de poids rapides et importantes sont antiphysiologiques, dangereuses, parfois mortelles.

Il faut s'assurer de la bonne volonté de la personne qui doit maigrir. Même en clinique, lorsque les régimes sont surveillés, il faut parfois dépister les consommations frauduleuses d'aliments à haute teneur calorique (chocolat, biscuits, bonbons) fournis lors des visites de parents ou d'amis.

Evidemment, le sujet qui désire perdre du poids doit être relativement en bonne santé; dans le cas contraire, une thérapeutique adéquate se verra instituée sous contrôle médical strict, lequel s'exercera pendant toute la durée du régime. Il va de soi que les obésités endogènes de nature pathologique trouveront auparavant ou concomitamment leur solution thérapeutique, même si une diététique sévère en constitue assez souvent la base.

Enfin il faut se persuader que, pour déterminer le régime qui convient, l'intervention et la surveillance du médecin sont souhaitables, indispensables même, et qu'en tentant de définir soi-même une diététique quelconque, on s'expose à des complications multiples. Le diététicien agira comme auxiliaire utile du médecin.

Estimation du taux calorique d'un régime amaigrissant

Rappelons les valeurs caloriques des trois composants essentiels de l'alimentation : *glucides, lipides, protéines*, ainsi que celle de l'*alcool* (tableau p. 212).

On voit ainsi qu'un déficit alimentaire de 9 000 calories met l'organisme en demeure de puiser un kilo de graisse dans ses réserves. Il est donc relativement aisé de calculer la valeur calorique d'un régime en fonction du nombre de kilos à perdre mensuellement.

VALEURS CALORIQUES DES MATIÈRES ÉNERGÉTIQUES en calories (Kcal) par gramme	
Glucides	4
Lipides	9
Protéines	4
Alcool	7

Un exemple nous en donnera les critères : nous savons qu'une perte pondérale de 3 kilos par mois correspond à 3 x 9000 calories = 27000 calories, soit 27000/30 = un déficit quotidien de 900 calories. D'autre part, une femme sédentaire de 1,60 m. et d'ossature moyenne doit situer son poids idéal entre 55,6 et 60,8 kg, soit une ration quotidienne de 2000 à 2190 calories. Si elle est âgée de 45 ans, la ration calorique se verra réduite de 6 %, soit des chiffres variant entre 1880 et 2060 calories. Une perte calorique quotidienne de 900 calories, correspondant à une perte de 3 kilos par mois, fera donc varier le régime entre 1000 et 1200 calories environ.

Autre exemple : un homme très actif de 1,80 m., d'ossature puissante, âgé de 52 ans, doit perdre 5 kilos par mois. Le poids idéal variant entre 76,9 et 85,6 kg, la ration quotidienne normale va de 4460 à 4960 calories. Compte tenu de l'âge, cette ration est ramenée (—14 %) entre 3830 et 4260 calories. Une perte de 5 kilos par mois vaut 45000 calories, soit 45000/30 = 1500 calories par jour. D'où une ration quotidienne de 2330 à 2750 calories.

En résumé, pour estimer le taux calorique d'un régime amaigrissant, il faut, dans le calcul, tenir compte des éléments suivants :

1° La taille et l'ossature apportent les limites du poids idéal (tableaux pp. 190, 191).

2° Le poids idéal permet de calculer la ration idéale quotidienne, en multipliant ce poids par un coefficient variable en fonction de l'activité physique (tableau p. 193).

3° Si l'âge est supérieur à 30 ans, cette ration idéale doit être amputée d'un pourcentage variable selon l'âge (tableau p. 193).

4° Le nombre de kilos à perdre par mois correspond à autant de fois 9000 calories. Le chiffre total est à diviser par 30 pour obtenir le déficit calorique journalier.

5° Le nombre de calories à ne pas dépasser pour obtenir cette perte pondérale mensuelle sera donc obtenu en retranchant le nombre de calories déficitaires quotidiennes des calories idéales par jour (obtenues au 3°).

Allure de la courbe de poids au cours d'un régime amaigrissant

Le nombre de kilos à perdre par mois ne constitue ni le résultat d'un hasard, ni le fruit d'une décision empirique.

S'il est fréquent, chez un obèse, de perdre plusieurs kilos au cours de la première semaine d'un régime, l'allure de cette perte ne persistera pas. La chute de poids prendra toujours l'aspect d'une courbe à paliers, qui ne sera pas nécessairement en rapport apparent avec l'effort diététique fourni. L'organisme ne répond en effet qu'avec un certain retard aux déficits caloriques imposés, et il en est fort bien ainsi.

De plus, lors du calcul de la ration calorique destinée à obtenir une perte pondérale mensuelle déterminée, on devra tenir compte du poids idéal : la perte ne sera jamais supérieure à 5 % de ce poids. Ainsi, pour un poids variant entre 55,6 et 60,8 kg, la perte pondérale mensuelle ne pourra dépasser 2,8 à 3, 1 kg.

Au début d'une telle cure, on peut utilement dresser sur papier millimétré un *diagramme* où l'on notera chaque jour l'évolution du poids, suivant le modèle ci-après.

Courbes d'amaigrissement.

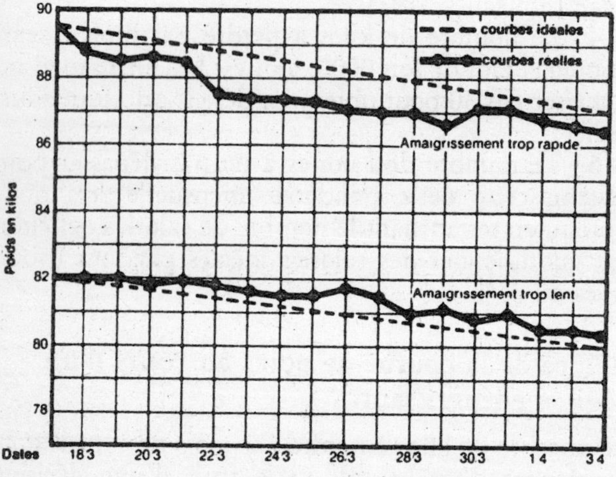

Le poids sera pris le matin à jeun après miction et, si possible, défécation, et noté sur le diagramme sous la forme d'un point. Les différents points reliés entre eux donneront la courbe réelle. La « courbe idéale » est une droite qui s'obtient en reliant le point de départ à un point correspondant, le 30ᵉ jour, au nombre de kilos à perdre.

Si la courbe réelle se situe au-dessus de cette courbe

idéale, la perte est insuffisante. Si elle se situe au-dessous de celle-ci, l'amaigrissement est trop rapide.

Le phénomène des paliers

Au cours d'un régime diététique, la perte de poids initiale est donc, dans la majorité des cas, aisée et souvent rapide, en raison du passage brusque d'un régime trop riche à un régime restrictif. C'est l'*effet de changement*. Par la suite, la chute de poids peut ne pas suivre fidèlement la limitation calorique, mais paraître bloquée pendant un certain temps, alors que le régime se poursuit.

Puis, au-delà d'un certain délai, la perte pondérale désamorcée reprend de manière brutale, sans qu'apparemment un effort particulier ait été produit. Et ainsi de suite, décalage après décalage, par paliers successifs. D'où le terme de *phénomène des paliers*, qui s'observe dans deux tiers des cas environ.

Le régime santé des cinq petits repas

Il s'agit bel et bien d'une cure diététique sérieuse. **Le plus difficile n'est pas d'atteindre son poids idéal, mais de le garder**. Comment ? En acquérant de **nouvelles habitudes alimentaires**. Résumons donc ce régime et ce qui l'entoure en quelques règles pratiques :

- Consulter un médecin averti des problèmes diététiques afin d'établir avant toute chose la ou les *raisons de l'augmentation de poids*. Traiter le cas échéant les affections organiques causales ou concomitantes.

- Se soumettre à un *bilan de santé* avec, notamment, un contrôle biologique — sang et urines — approfondi, pour évaluer le fonctionnement des métabolismes.

Pallier, si nécessaire, les déficiences physiologiques, notamment hormonales.

• *Déterminer les données de base* comme poids idéal, ration calorique, allure idéale de la courbe de perte pondérale et taux calorique de la cure diététique.

• *Equilibrer le régime choisi* en rapport glucides/lipides/protéines, en sels minéraux, vitamines, cellulose et liquides.

• *Diminuer la ration* de pain, pâtes, féculents, sucre, dérivés du sucre (comme chocolat, bonbons, biscuits, pâtisseries, confitures, limonades, sirops, miel), graisses et en particulier sauces grasses (tableau p. 219).

• *Choisir de préférence* viandes, poissons, légumes, fruits, lait et dérivés, œufs très frais (tableau p. 219).

• *Préférer le beurre frais* à tout autre corps gras, aussi bien pour tartiner le pain que pour cuisiner les plats, mais en très petite quantité.

• *Consommer le moins possible d'huile végétale.* Lorsqu'on en consomme à froid (pour une vinaigrette par exemple), choisir une huile de germe de maïs, de maïs ou de tournesol pressée mécaniquement, sans adjonction de produits chimiques quelconques. Il en existe sur tous les marchés. Ces huiles ne présentent un intérêt diététique que consommées sans cuisson.

• *Eviter les fritures* (pas plus d'une fois par semaine). Dans le choix du véhicule gras, écarter les produits industrialisés au profit, soit d'une huile d'arachides (pas de maïs, ni de tournesol), soit d'une graisse animale obtenue par fusion lente de produit frais (1/3 de graisse de bœuf pour 2/3 de graisse de veau, par exemple). L'utilisation d'une friteuse électrique, munie d'un thermostat valable, dont la température ne dépassera pas 175 °C, évite le brunissement précoce des matières grasses. L'huile ne servira pas plus de sept à huit fois; la graisse pas plus de quinze à vingt fois.

• *Ne consommer de pain* que le matin au petit déjeuner. Exceptionnellement le soir. Jamais pour accompagner les repas chauds.

• *Veiller à répartir les repas dans le temps*. Multiplier les repas en diminuant leur importance : si possible faire *cinq petits repas par jour*.

• *Boire modérément au cours des repas* pour faciliter la digestion. Boire trop rend celle-ci malaisée.

• Absorber une *quantité totale suffisante de liquides* au cours d'une cure d'amaigrissement, de manière à faciliter l'élimination par les urines des substances de déchets mobilisées par la fonte graisseuse (2,2 à 2,4 litres par 24 heures).

• Veiller à ce que *l'alimentation reste éclectique* (manger de tout un peu, mais de rien en excès).

• Se rappeler les conseils de simple *tempérance vis-à-vis des boissons alcoolisées*, très riches en calories.

• Ne pas hésiter à demander au médecin des *frénateurs d'appétit* très faiblement dosés, au moins au début d'une cure diététique; les substituts alimentaires permettent une satiété *plus rapide* (hydrocolloïdes naturels).

• Quelques *trucs* pour ne pas sombrer :
— Mangez et mâchez lentement.
— En cas de fringale, croquez une pomme ou dégustez un yaourt maigre.
— Si vous assistez à un repas de fête, mangez de tout, modérément.
— Pesez-vous régulièrement.
— Maigrissez lentement : pas plus de 1/2 kg par semaine.
— Pratiquez la « gastronomie diététique ».

Le nombre de repas est particulièrement important. La suppression de l'un de ceux-ci ne présente aucun intérêt réel; en revanche, elle risque d'accroître les sensations de faim et de décupler l'appétit au repas suivant. Trois repas sont nécessaires, et cinq souhaitables, à condition que la ration calorique totale ne dépasse pas la ration idéale fixée pour atteindre le poids normal.

Le **régime santé des cinq repas par jour** s'avère particulièrement efficace là où des régimes restrictifs, même stricts, répartis sur deux ou trois repas, ont échoué, en ce sens que le poids rapidement perdu a été par la suite récupéré.

Il faut ajouter que la restriction doit porter sur *tous* les aliments...

Des régimes de famine qui limitent les apports alimentaires à un nombre de calories inférieur à 1200 ne sont jamais tolérables, surtout si l'activité physique reste normale. De tels régimes entraînent rapidement des troubles divers, liés à la faiblesse qu'ils engendrent, et peuvent quelquefois devenir mortels.

Au risque de nous répéter, disons encore que **seul le médecin est à même de fixer les modalités pratiques de ces régimes.**

ALIMENTS A EVITER ET A RECHERCHER AU COURS D'UN REGIME AMAIGRISSANT

Aliments à ne consommer qu'exceptionnellement	*Aliments à consommer modérément*	*Aliments de base autorisés*
• *Sucre* • *Dérivés du sucre :* - chocolat - bonbons - biscuits - pâtisseries - confitures - limonades - sirops - miel • *Matières grasses :* - margarines - lard gras - gras de viande et de poisson - sauces grasses - fruits oléagineux - mayonnaise • *Boissons alcoolisées :* - apéritifs - vins - bières fortes - alcools - liqueurs	• *Glucides :*- pain, biscottes - pâtes, pommes de terre - sauces blanches - riz, maïs - panades - gruau d'avoine - fruits riches en sucre - légumes féculents • *Lipides :* - beurre - crème fraîche • *Protéines :* - viandes et poissons gras, frais ou conservés - abats - volailles sauf poulet - charcuteries grasses - bouillons et soupes - lait entier - lait concentré - fromages gras	• *Viandes :* toutes les viandes maigres surtout grillées : bœuf, cheval, mouton, veau, porc, poulet et foie de veau • *Poissons :* tous les poissons maigres (à servir pochés ou grillés) • *Légumes :* cuits à l'eau et servis avec une petite quantité de beurre frais ou en potage • *Fruits* pauvres en glucides : surtout pommes et agrumes (citrons, oranges, pamplemousses, mandarines) • *Lait et laitages :* lait écrémé, lait battu, yoghourt, fromage blanc maigre, fromages maigres • *Œufs :* à la condition expresse qu'ils soient frais (pas plus de 48 h avant la mise au frigo), de 3 à 6 par semaine • *Boissons :* eau de source, café, thé, eaux minérales

• **Diététique préventive**
— *Pas d'excès* en calories (lipides, graisses).
— Veiller à l'*apport* de protéines, sels minéraux, vitamines, cellulose.
— Ne pas oublier les *liquides*.

• **Maigrir**
— *Suivi médical* (raisons de l'augmentation de poids, bilan de santé, données de base du régime, modalités).
— *Nouvelles habitudes* (comparaison du poids réel et du poids idéal, taux calorique du régime, courbe de poids).
— Ne pas s'inquiéter devant le phénomène des *paliers*.
— *Régime santé* = cinq petits repas + aliments à rechercher et à éviter.

12

LA MODE DES RÉGIMES

Le foisonnement, déjà ancien, de multiples régimes, d'origine nord-américaine autant qu'européenne, qui tous se disent infaillibles et propres à révolutionner le monde de la diététique, dont la plupart, il faut bien le reconnaître, sont des *best-sellers* de librairie, donne à penser qu'aucun n'est vraiment efficace. Trop nombreux, ils ne peuvent être que dérisoires. Sinon, il y a belle lurette que le régime vraiment infaillible aurait éliminé tous les autres.

Du reste, ces féroces régimes amaigrissants ont déjà tué à plusieurs reprises, outre-Atlantique. Forcément, des cures de famine sans contrôle médical... Comme avait tué précédemment la mode du *jogging*, brutalement appliquée par quelques millions de sédentaires, gâtés jusque-là par le confort, particulièrement mal préparés à ce genre d'exercice et brutalement jetés sur l'asphalte. Il est vrai que, depuis, on en est revenu à préconiser... la marche. Allez donc savoir.

Destinés à permettre de suivre une mode — celle de la minceur et de la maigreur, dont la santé n'est que le prétexte — , tous ces régimes sont, eux-mêmes, devenus une mode. Désormais le cycle est bouclé :

minceur - santé - régime avec, comme corollaire dangereux, un autre cycle : **maigreur - carence - famine**.

Car c'est bien de cela dont il s'agit; et l'on est effrayé, stupéfait, de lire et d'entendre les commentaires qui accompagnent la pratique de certains de ces régimes.

Il en va d'ailleurs comme d'une religion. On veut suivre. On veut prêcher d'exemple. Puis prêcher tout simplement, la vocation missionnaire étant venue. Et moins on en sait, plus on est convaincant. Comme si la diététique n'était pas une chose sérieuse. Comme si elle ne s'adressait pas à une chose éminemment précieuse, la vie, et à une autre éminemment fragile, la santé.

Nous allons donc tenter ensemble de déblayer ce fatras de régimes et de pseudo-régimes, afin de **mettre en exergue ceux qui ont une valeur**, mais aussi de mettre au ban ceux dont l'incohérence n'est pas toujours évidente dès l'abord.

Régimes sérieux

Ils sont finalement peu nombreux.

Le régime santé des cinq petits repas

Le régime amaigrissant que nous préconisons (voir p. 215) sera établi en *augmentant la ration de protéines* (viandes, poissons, lait et dérivés, œufs), en *limitant la ration de glucides* (pain, pâtes, féculents, sucre, dérivés du sucre comme chocolat, bonbons, pâtisseries, confitures, limonades, miel), *de lipides* (toutes matières grasses) *et de boissons alcoolisées*, et en *privilégiant la ration de sels minéraux, de vitamines et de cellulose* (fruits, légumes).

En tous cas, l'*équilibre glucides/lipides/protéines* ne pourra être, longtemps, trop profondément bouleversé.

Les prises alimentaires seront fractionnées en **cinq petits repas** au cours de la journée.

Il faudra veiller à fournir une *ration liquide suffisante* (2,2 à 2,4 litres/24 h); le *sel* ne sera en aucun cas supprimé mais raisonnablement limité.

Un **exercice physique** léger mais régulier sera instauré.

En tout état de cause, *la ration calorique sera inférieure à la ration calorique idéale* et la restriction portera sur **tous** les aliments (en revanche, *des régimes de famine inférieurs à 1200 calories ne sont jamais tolérables*, hormis cas d'espèce, surtout si l'activité physique reste normale).

Il n'y a pas de règles générales, chaque cas étant différent. Seul le *médecin* est à même de fixer les modalités pratiques de ces régimes.

Le plan d'amaigrissement du Dr. J. Moron

Il s'agit d'abord d'un **amaigrissement quantitatif**. Avant tout, diminuer les recettes par un régime naturellement restrictif, la proportion de protéines/glucides/lipides étant de l'ordre de 10/5/2. Il y a *trois repas* entre lesquels on ne doit pas consommer d'aliments. Puis, augmentation des dépenses par de l'*exercice physique*. Enfin, accélération de la combustion par de petites doses de poudres d'*hypophyse*, de *thyroïde*, de *surrénale* et, selon le sexe, d'*ovaire* ou de *testicule*. Pour stimuler l'hypothalamus, des *psychotoniques* sont administrés au 1/20e de la dose d'un comprimé.

Il s'agit également d'un **amaigrissement qualitatif**, qui tente d'atteindre l'équilibration du patient partout où existe un déséquilibre (hormonal, neurophychique, etc.)

Tel qu'il est présenté ce plan d'amaigrissement est une acceptable recherche d'équilibration définitive de l'obèse qui, en tout cas, ne décrit aucun des excès que nous dénonçons dans d'autres régimes.

Les régimes à base de substituts alimentaires à pouvoir calorique faible

La plupart de ces substituts sont des *hydrocolloïdes*; ceux-ci possèdent en commun la propriété d'augmenter de volume au contact de l'eau et de se combiner avec elle dans l'estomac, estompant la sensation de faim et réduisant de ce fait le volume alimentaire absorbé. Les produits naturels sont intéressants, comme les graines de *copra* et de *caroubier*, les dérivés de *gélatine* et d'*algues* (agar-agar et carragénine), les *gommes* extraites de plantes et de graines (adragante, caroube, gomme arabique, guar, Karaya), la *pectine* de fruits.

Ces produits sont tous des épaississants peu caloriques qui peuvent se voir utilisés en diététique pour leur pouvoir liant. Certains régimes préconisés par des laboratoires spécialisés en produits pharmaceutiques se montrent intéressants car, pour une faible ration calorique, ils contiennent un taux équilibré de *vitamines* et de *sels minéraux*. Ces produits sont offerts sous forme de liquide, de biscuits ou de poudre à délayer. Le rapport glucides/lipides/protéines y est correct et la teneur en *sels minéraux* et *oligo-éléments* indispensables respectée; ils n'ont qu'une faible teneur en sodium et un pourcentage suffisant d'acides gras polyinsaturés de l'ordre de 6 %, ce qui autorise leur utilisation par les hypercholestérolémiques.

Durant une période de courte durée, de tels produits peuvent être utilisés seuls, mais la formule la plus judicieuse apparaît néanmoins de limiter l'absorption de ces produits à un seul repas, dont la valeur calorique est alors de l'ordre de 300 calories, tout en calmant parfaitement les sensations de faim.

De toute manière, de tels substituts sont monotones et ne peuvent servir que d'adjuvants momentanés, ne remplaçant en rien l'effort diététique, lequel doit porter sur la réduction calorique totale d'un régime équilibré. Du reste, l'usage prolongé de cette alimentation synthétique, dépourvue de substance de lest, entraîne inévitablement de la *constipation*.Certains produits synthétiques préparés à base de *cellulose* et de *polyvitamines* ont été expérimentés avec succès chez des athlètes pour la préparation de leurs records sportifs (p. 102).

Régimes d'inspiration éthique

Ils accompagnent la pratique de certaines disciplines à préoccupations morales ou cherchent à se définir comme tels.

Le zen japonais

Ce régime est exclusivement constitué de *riz complet non poli*, cuit à l'eau durant un quart d'heure et additionné d'huile végétale (très peu) et de sel marin (un peu). *La quantité de liquides absorbée est fortement réduite.*

Encore que nous soyons **opposé à tout régime exclusif**, persuadé que seules les nourritures éclectiques satisfont à la fois tous les besoins alimentaires et la psychologie de l'individu, disons qu'un tel régime apparaît *assez bien équilibré*, sauf pour ce qui est des protéines animales, vraiment irremplaçables et dont le pouvoir calorique n'est certainement pas plus élevé; sauf aussi pour les quantités indispensables de liquides. Le succès relatif de telles cures tient sans conteste dans la fascination exercée sur certains esprits occidentaux par l'aspect mystérieux des règles philosophiques et de sagesse extrême-orientales. Mais les inconvénients d'un tel régime sont, pour peu qu'il soit poursuivi longtemps, la **constipation** et la **déshydratation**, cette dernière étant due à la fois à la réduction du volume des liquides et à l'extrême pauvreté du riz en eau.

Le régime végétalien

Il s'agit d'un régime alimentaire composé de seuls

produits végétaux à l'exclusion de tout aliment d'origine animale : régime **exclusif**, une fois de plus, et donc à rejeter sans commentaires. La ration protéique est ici tributaire des *légumineuses*, dont les protéines ne possèdent que le quart ou le cinquième de la valeur biologique des protéines animales. Les conséquences néfastes d'un tel régime sont nombreuses: **carences protéique et en sélénium, hypotrophie** et **dystrophie** musculaire*, **troubles digestifs** et **flatulence, anémie, déficience** de l'état général.

Les végétaliens sont heureusement rares.

Le régime végétarien

Seule est exclue ici la chair des animaux et des poissons. En revanche, les végétariens consomment le *lait* et ses dérivés, les *œufs*, le *beurre*, les *graisses animales*, le *miel*. Un tel régime, encore que *mieux équilibré*, reste *trop riche en glucides* et *en cellulose* et demeure *légèrement déficient en lipides et en protéines*, même s'il est satisfaisant en substances protectrices. Il ne convient donc pas aux **intestins délicats**, pas plus qu'à ceux qui souffrent d'une **digestion difficile** (dyspeptiques, colitiques, diverticules). Quelques travaux épidémiologiques récents, qui tendent à faire des excès de consommation de viande l'un des facteurs déterminants dans les cancers digestifs, les cancers du côlon en particulier, ont été habilement récupérés par ceux qui préconisent le végétarisme. De là à affirmer que « les maladies cardio-vasculaires et les cancers sont nettement plus rares chez les végétariens que chez les omnivores », il n'y a qu'un pas allègrement franchi par ses adeptes.

---

* *Hypotrophie* : insuffisance de développement. *Dystrophie* : troubles du développement d'un organe ou d'un système par insuffisance de la nutrition.

En fait, le régime végétarien est un peu un moyen de se chatouiller pour se faire rire. Ses défenseurs disent qu'il n'amène aucune carence « s'il est correctement équilibré ». Il est évident qu'un régime éclectique résoud l'équilibration alimentaire mieux et plus facilement que les pénibles calculs du végétarisme.

Le régime crudivoriste des naturistes

Ce régime est constitué d'aliments **crus** d'origine *végétale*, de *lait* et dérivés, d'*œufs* et de *miel*. Seule exception à la non-cuisson : le *pain* et les *biscuits*. Un tel régime se montre **pauvre en calories** et ne convient dès lors ni à un travail musculaire intense, ni aux enfants. De plus, il entraîne de l'**alcalose** et une **intolérance digestive** par irritation intestinale.

Le régime d'inspiration yoga

Le yoga est utile parce qu'il constitue une discipline de relaxation musculaire et nerveuse, et un apprentissage respiratoire, susceptibles de limiter les conséquences des stress et du défaut d'oxygénation de la vie contemporaine. Il possède également son utilité pour entretenir une certaine souplesse musculo-articulaire. Mais le yoga peut devenir abusif lorsqu'il prétend dicter une diététique mal adaptée aux conditions de la vie occidentale et dont les préceptes ascétiques apparaissent souvent peu cohérents et éminemment variables selon les sources.

Le jeûne intégral

Si passer de temps en temps un repas ne porte guère à conséquence, par contre le jeûne intégral est une **faute diététique grave** ! On lit dans certaines revues féminines, qui se préoccupent de diététique en fonction de la ligne de maigreur adoptée par la mode, que le jeûne intégral « pratiqué un ou plusieurs jours par semaine constitue certainement le plus rationnel et le meilleur de tous les régimes amincissants ». Et d'apporter force arguments à l'appui de cette affirmation néanmoins gratuite ! Or nous ne pouvons que répéter ce que nous avons déjà dit à maintes reprises : régime pauvre en calories, oui, à condition de respecter la périodicité des repas, leur étalement dans le temps et surtout l'équilibre glucides/lipides/protéines, ainsi que l'apport en sels minéraux, en vitamines, en liquides et en cellulose. *Seule peut-être la suppression d'un repas par jour, celui du soir, durant la première semaine* d'une cure diététique, pourrait avoir un effet favorable. En permettant un perte rapide de quelques kilos, cette pratique encourage en tous cas la personne qui entame son régime restrictif, à la condition expresse que ce ne devienne pas un prétexte pour accroître la ration calorique des deux autres repas. Rappelons encore, à ce sujet, que cinq petits repas sont préférables à un ou deux repas copieux.

Un certain succès du jeûne repose sur les traditions religieuses anciennes de nombreux peuples. En dehors de toute connaissance scientifique se rapportant à l'équilibre alimentaire, il est indiscutable que de telles mesures, érigées en prescriptions de pratique religieuse n'ont pu, au cours des siècles, qu'exercer un effet favorable, d'autant que la plupart d'entre elles se rapportent à des périodes de l'année où, pour des motifs météorologiques, l'organisme apparaît toujours en difficulté (printemps et automne).

Mais de telles normes d'hygiène sont sans conteste **dépassées** : elles portent en effet le plus souvent sur les produits d'origine animale dont l'organisme ne peut absolument pas se passer, et dont le pouvoir calorique se montre en tout cas faible.

Régimes-systèmes

Il s'agit essentiellement du produit de deux *best-sellers* américains, composés par des médecins : le *metabolism diet* et le *RAD Scarsdale*. Ces régimes paraissent bien intégrés dans l'*American way of life*. Il faut y ajouter les *weight-watchers*.

Le régime idéal par « metabolism diet »

Mis au point par le Dr. P. M. MILLER (USA), ce régime est basé sur la notion de *refoulement métabolique*. Il paraît que la thyroïde de 95 % des obèses fonctionne bien et que leur métabolisme (basal) n'a rien d'anormal, mais qu'il est paresseux. C'est ça, le *refoulement métabolique*. Alors, tout le problème, c'est d'apprendre à brûler plus de calories en *réglant le thermostat*.

C'est clair comme de l'eau de roche

Comment peut-on pallier cet inconvénient ?

D'une part, en pratiquant les trois stades du **régime métabolique** Hilton HEAD, lequel va modifier le métabolisme :

1° Stade *basses calories* : 2 semaines

2° Stade de *stimulation* : + 300 calories/jour

3° Stade de *réadaptation* : il prépare le métabolisme à se stabiliser.

D'autre part, en ajoutant des **exercices physiques** pour maigrir, puis pour muscler, à pratiquer de préférence ... après les repas (il semble que la chaudière dégage plus de calories).

Quant aux menus, leur composition même est une garantie de succès. Au terme de cet exposé, on se demande si la seule polarisation sur un programme aussi envahissant, n'est pas la meilleure chance de réussite.

Le Régime alimentaire diététique (RAD) « Scarsdale ».

Ce régime, assez abscons, promet une perte de 8 kilos en 2 semaines, perte qui ne sera pas reprise ultérieurement. Conçu par le Dr H. TARNOWER (USA), ce programme diététique est, à différentes reprises, présenté comme infaillible. Il se résume, pour le régime de 14 jours, en un jeu de menus sans grande originalité, riches en protéines, pauvres en glucides et en lipides; pour rester mince toute sa vie, il convient alors d'« alterner deux semaines de régime — deux semaines sans régime ».

Le plus clair est une attitude préconçue qui consiste à convaincre de l'efficacité du système avant même de l'avoir essayé. Le livre est parsemé de conseils auxquels on peut souscrire dans l'ensemble. Quant aux règles de base, elles sont le mode d'emploi des menus et insistent beaucoup pour ne pas recourir à des échanges d'aliments; il faut manger exactement ce qui est prescrit. Rien d'autre. Bon appétit !

Le régime des « weight-watchers » (anciennement « weight-control »).

Il s'agit d'un **régime équilibré** de *1200 calories chez les femmes, 1500 chez les hommes*, avec limitation raisonnable des glucides et des lipides et restriction globale de l'apport quantitatif quotidien.

Jusqu'il n'y a guère, l'originalité du système reposait sur l'aspect « *thérapie de groupe* », avec contrôle de poids hebdomadaire et séances d'autocritique. Les contrevenants à la discipline du groupe étaient impitoyablement éliminés.

Indiscutablement efficace, ce système supposait une large disponibilité de temps; il était, par ailleurs, mal adapté à la psychologie des individus intellectuellement évolués ou de caractère indépendant. Il est certain que cette thérapie de groupe réussissait chez certaines personnes grâce à son aspect infantile même, alors qu'il manquait son but ailleurs en rebutant d'autres candidats.

Comprenant son erreur, ce régime des *weight-watchers* a récemment modifié le tir. Les contrôles de poids sont, à la demande, devenus individuels, rendant le système ainsi acceptable par tous.

Régimes sujets à caution

Ils foisonnent et nous n'en citerons que quelques-uns, pour fixer les idées.

Les régimes « basses calories ».

On réduit l'apport calorique alimentaire dans de notables proportions. Les rations quotidiennes sont ramenées à *800 ou 600 calories*, parfois moins encore.

De telles cures n'ont donc d'intérêt **que dans le traitement de certaines maladies**. Dans tous les autres cas, elles sont nuisibles. Elles sont, de surcroît, inutiles en fonction de l'adaptabilité des dépenses caloriques aux recettes. C'est ainsi, rappelons-le, qu'au cours de disettes alimentaires, la chute des besoins caloriques quotidiens peut, en un mois, atteindre 35 à 50 % des besoins antérieurs. Ce qui explique l'inefficacité progressive des régimes « basses calories », au moins dans un pourcentage important de cas. Une cure d'amaigrissement intempestive à l'aide de tels régimes de famine est assez *souvent suivie d'une obésité constitutionnalisée.*

Les régimes dissociés ou régime Antoine

Ils consistent en l'alternance de consommation exclusive de différents types d'aliments, à l'exclusion de tout autre : un jour du poulet et rien que du poulet; le lendemain, des fruits et rien que des fruits; le surlendemain, du fromage blanc maigre et rien d'autre; le jour suivant, rien d'autre que du poisson; et ainsi de suite avec la viande rouge, les légumes cuits à l'eau, etc.

Dans certains cas, on aggrave encore le déséquilibre en imposant le même aliment durant une semaine entière et en alternant hebdomadairement.

Il ressort de ce que nous venons de dire, à propos du régime restrictif idéal, que les régimes dissociés sont néfastes, car ils engendrent dans l'organisme des **déséquilibres rapidement importants.** Ces régimes espèrent un amaigrissement rapide dû, d'un côté, au faible pouvoir calorique des aliments ingérés — souvent des protéines — et à l'effet dynamique spécifique important de ces protéines; de l'autre, à la réduction spontanée des rations, par suite de la fatigue bien compréhensible née de la répétition exclusive de mets semblables.

Il est un fait que les kilos fondent aisément, mais

aussi que l'état d'instabilité qu'ils déterminent font que ces kilos rapidement perdus se voient **presque aussitôt récupérés** dès que cesse le régime dissocié. Répétons que toute forme de régime qui ne respecte pas, tous les jours, un certain équilibre glucides/lipides/protéines, est à rejeter sans autre forme de procès. Qu'il suffise de rappeler cette expérience réalisée sur des rats avec les protéines du lait, laquelle démontre que tous les constituants en sont indissociables et complémentaires, leur administration fractionnée ayant un effet néfaste sur la nutrition et la croissance.

Le régime Mayo-Clinic

Le patient est soumis à un régime *hyperprotéique* mais très *hypocalorique* (600 calories/jour) durant 15 jours, fractionné en 3 repas, dans lesquels les œufs tiennent une place prépondérante. Le 16e jour, l'alimentation redevient normale. Bien entendu, l'amaigrissement est rapide et important, mais les kilos reviennent au galop dès la reprise d'une alimentation normale.

Naturellement, ce régime est totalement **incompatible avec une activité normale** ; les effets secondaires sont multiples : *asthénie, troubles neuro-psychologiques, hypocalcémie, carence polyvitaminique majeure*.

Le régime sans glucides du Dr Atkins

Intitulé par son auteur *révolution diététique*, ce régime *supprime totalement les glucides* (hydrates de carbone), au moins au début. Le sucre raffiné semble particulièrement visé. L'idée est que, les glucides étant le combustible immédiatement convertible en énergie, l'organisme a tôt fait d'utiliser les réserves disponibles sous forme de glycogène musculaire et de glucose, répartis en petites quantités dans tout l'organisme. Il est donc contraint de puiser dans les réserves graisseuses qui, en restituant l'indispensable glucose, éliminent des corps cétoniques. Selon le Dr ATKINS, cette cétonémie ne présente pas d'inconvénients; elle est même souhaitée, attendue et constitue la preuve que le panicule adipeux est en train de fondre. *Hormis les glucides, n'importe quel aliment est autorisé, y compris tous les lipides*. Et la méthode est **parfois efficace** puisque, dans les pays occidentaux, la majorité des excès alimentaires sont des abus de consommation d'hydrates de carbone. En les supprimant, on perd naturellement du poids; sans avoir faim, car il est vrai qu'on est vite saturé de nourritures où les glucides n'entrent pas pour une part de volume, même minime. Lorsque le poids normal est atteint, il paraît qu'on réintroduit dans l'alimentation une petite quantité d'hydrates de carbone, laquelle équilibrerait alors la fonte graiseuse.

Ce régime n'est pas révolutionnaire, dans la mesure où la limitation des glucides, voire leur suppression temporaire, est la base de tous les régimes correctement équilibrés. Nous pensons néanmoins, que le bouleversement prolongé du rapport entre aliments est préjudiciable; d'autant que, si l'on veut utilement perdre du poids, il paraît inutile de se gaver de sauces grasses et de mayonnaise ...

Dans ces conditions, le régime préconisé par le Dr ATKINS n'est pas un système raisonnable parce que générateur de multiples **déséquilibres biologiques** : *rapport glucides/lipides/protéines perturbé, cétonémie, déficiences vitaminiques, troubles vésiculaires et dyspeptiques, constipation opiniâtre* (par absence de céréales).

Le régime 60/20/20

La règle est ici de répartir le régime selon une proportion, toujours la même, où les fruits et les légumes entrent pour 60 %, les viandes, poissons, fromages et œufs pour 20 % et les céréales et féculents également pour 20 %. Une telle *surabondance de fruits et de légumes* ne nous paraît pas souhaitable, car leur richesse en cellulose doit inévitablement entraîner une **irritation intestinale**, particulièrement préjudiciable aux côlons sensibles. Par ailleurs, la composition même des aliments d'origine végétale est relativement riche en glucides et pauvres en lipides et en protéines. De telle sorte que l'équilibre glucides/lipides/protéines, sur lequel nous insistons tant, s'en trouve inévitablement perturbé : trop peu de lipides, trop peu de protéines et trop peu de glucides, finalement.

Les règles corollaires de ce régime sont : consommation des aliments sous une forme qui se rapproche autant que possible de leur état naturel et ne manger, en tout cas, que selon sa faim.

Mangez de tout et vous maigrirez

Une telle maxime s'inscrirait assez dans la ligne de ce qui est raisonnable, si elle ne concevait la diététique sous un angle particulier, qui n'est rien moins que farfelu. C'est ainsi qu'au hasard des magazines, on peut découvrir des formules qui vont du « gruyère et un doigt de porto », au « foie gras et rillettes arrosés de grands crus », aux « bouillies de maïs inondées d'huiles végétales chaudes », et j'en passe ...Il va de soi que de semblables élucubrations procèdent toutes de la plus haute fantaisie et l'on aimerait croire qu'elles s'inscrivent plutôt dans le cadre d'une chronique... humoristique !

Le plan fibres

Dans la première édition de notre *Guide de la Diététique*, qui remonte à 1970, nous consacrions une part importante à la *cellulose* et, dans les tables de composition des aliments, le taux de cellulose de chaque aliment était indiqué. Il n'y a donc là rien de neuf. L'importance de la cellulose est indiscutable, surtout dans le cours des régimes restrictifs, pour empêcher la constipation de s'installer. Quant à baser tout l'équilibre nutritif sur les fibres et préconiser une augmentation importante de la consommation des céréales complètes, des légumes et des fruits, les *colites*, les *diverticulites*, les *flatulences* et *troubles intestinaux* divers sont au bout du régime.

Sur le plan purement diététique, rappelons que ce qui est par trop exclusif est forcément déséquilibré.

Le régime « hautes calories »

Pour mieux affirmer que le régime *basses calories* a vécu, on parle de régime *hautes calories*. Il ne s'agit que d'un mot qui ne correspond pas à la réalité, puisqu'il s'agit simplement de définir le **palier calorique** d'amaigrissement. Juste en-dessous de la ration calorique idéale. Jeu de mots.

Le régime des « mariages alimentaires » ou régime de Shelton

Ce régime interdit de manger, au cours d'un même repas, deux aliments de même classe énergétique : pas deux aliments protéiques, pas deux farineux, etc. En outre, ne pas mélanger certaines catégories d'aliments (farineux et protéines, sucre et protéines, etc.). Jusque-là, rien à dire, puisqu'il s'agit d'un *truc* destiné à faciliter le régime, à diminuer la ration calorique, à réapprendre la consommation de cellulose.

Où le bât blesse, c'est lorsqu'on en vient à l'explication du phénomène. Scientifiquement fausse. Pourquoi, par exemple, ne peut-on mélanger farineux et protéines ? Parce que la digestion d'un aliment farineux et celle d'un aliment protéique supposent l'action de sucs digestifs différents. Pour que ces sucs fassent correctement leur travail de digestion, il faut qu'ils agissent séparément. Voilà. Ce n'est pas plus difficile que cela. Et tout est à l'avenant. Comme si les phénomènes digestifs n'étaient pas prévus, précisément, pour harmonieusement s'exercer dans l'équilibre de fonctions complexes, multiples et complémentaires.

Il est certain qu'un tel régime est gravement **déséquilibré** et ne peut que mener à un amaigrissement rapide, compte tenu du nombre de combinaisons interdites.

Pseudo-régimes

Les régimes étant devenus une juteuse affaire commerciale, quelques vedettes, mues sans nul doute par une farouche volonté de croisade diététique, ont tenu à donner sur ces questions leurs avis autorisés. Nous avons ainsi eu droit à l'exposition des considérations de Mme Rika ZARAI sur les plantes; sa compétence est telle qu'elle n'hésite pas à s'attaquer à des maladies sérieuses comme le cancer ...

Plus modeste, Mme Jane FONDA — qui fut entourée, elle, d'avis médicaux — ne fait que nous exposer ses théories sur les agents diététiques du vieillissement — dont la viande... — et les aliments de santé — dont les fibres. On reste dans la note.

Quelques types de régimes restrictifs à cinq repas

• Ces **régimes types** sont rapportés à *titre indicatif*. On peut naturellement les modifier à volonté, en tenant compte à la fois des apports caloriques et du rapport glucides/lipides/protéines, ainsi que des vitamines, sels minéraux, cellulose et liquides.

• Dans tous les cas, une ration suffisante de **liquides** non calorigènes se verra apportée en complément, tels *eau, café, thé* ou *jus de fruits* non sucrés, *bière de table* très légère (pas de limonades, sirops même dilués, ni jus de fruits sucrés).

• Une remarque à propos du **bouillon de légumes** dont il est question bien souvent; il s'agit d'un potage préparé à base de légumes, sans pommes de terres ni matières grasses, éventuellement épaissi à l'aide de farine de caroubes.

• Lorsque la **quantité autorisée** d'un aliment n'est pas précisée, celui-ci peut être consommé à volonté.

• Il peut paraître complexe d'évaluer en grammes le **poids** de tous les aliments. Une bonne approximation est évidemment suffisante, dans la mesure où l'on surveille particulièrement les aliments les plus énergétiques.

REGIME 1 200 CALORIES

Matin	10 h	Midi	16 h	Soir
DIMANCHE				
• 40 g pain légèrement beurré • 1 œuf mollet	• 150 ml lait écrémé	• salade de concombres ou équivalent • 100 g viande rouge grillée • tomates farcies aux champignons • 100 g pommes de terre • 35 g camembert • 1 fruit	• 150 ml yoghourt	• bouillon de légumes • poivrons farcis au riz (40 g riz pesé cru) • 100 g steak haché 1 orange
LUNDI				
• 250 g pommes • 100 ml lait battu	• 100 ml lait battu	• 100 g carottes râpées • 150 g viande • rouge grillée • chou rouge étuvé • salade de laitue • 1 pomme	• 200 ml lait écrémé • 1 orange	• bouillon de légumes • 200 g églefin + citron • macédoine de légumes • 100 g poires
MARDI				
• 3 biscottes • 100 g fromage blanc	• 150 ml lait écrémé	• bouillon de légumes • 150 g rôti bœuf • 400 g scaroles • 1 orange	• 150 g yoghourt • 1 poire	• 2 biscottes • 50 g filet de Saxe • salade de tomates • 100 g fruits en compote sans sucre

Matin	10 h	Midi	16 h	Soir
MERCREDI • 55 g pain non beurré • 25 g fromage	• 150 ml lait écrémé	• betteraves rouges • 100 g viande rouge grillée • 10 g beurre • endives étuvées • 100 g pommes de terre • 1 pomme	• 150 g yoghourt • 1 poire	• bouillon de légumes • 100 g poulet rôti • 40 g riz • 300 g épinards • 1 poire
JEUDI • 40 g pain légèrement beurré • 125 g fromage blanc	• 75 ml lait écrémé	• bouillon de légumes • 100 g bœuf braisé • 10 g beurre • 300 g carottes au jus • 100 g pommes de terre • 35 g brie • 1 orange	• 75 ml lait écrémé	• 50 g pain non beurré • 50 g fromage de Hollande • salade de cresson • 1 pêche ou équivalent
VENDREDI • 250 g poires • 100 ml lait battu	• 100 ml lait battu	• salade de champignons • 150 g foie veau • 100 g oignons et tomates cuites • 100 g pommes	• 200 ml yoghourt • 125 g orange	• bouillon de légumes • 150 g viande rouge • blancs de poireaux étuvés • salade de laitue • 1 poire
SAMEDI • 40 g pain légèrement beurré • 100 g fromage blanc	• 150 ml lait écrémé	• bouillon de légumes • 1 pigeon rôti avec 10 g beurre • 300 g petits pois • 100 g pommes de terre • 35 g brie • 1 pomme	• 150 ml yoghourt	• 50 g pain non beurré • 2 œufs mollets • 400 g salade de tomates • 1 pêche ou équivalent

REGIME 1 400 CALORIES

Matin	10 h	Midi	16 h	Soir
DIMANCHE				
• 50 g pain légèrement beurré • 125 g fromage blanc	• 100 ml yoghourt	• bouillon de légumes • 150 g lapin ou râble de lièvre sans sauce • 300 g fruits en compote sans sucre • 100 g pommes de terre • 35 g brie • 1 pomme	• 100 ml lait écrémé	• 70 g pain sans beurre • 450 g moules + légumes de cuisson • salade • 1 poire
LUNDI				
• 40 g pain légèrement beurré • 150 ml lait entier	• 100 ml lait entier	• bouillon de légumes • 150 g viande rouge grillée • 300 g chou-fleur • 150 g pommes de terre persillées • 10 g beurre • 1 pomme	• 250 ml lait écrémé	• 40 g pain légèrement beurré • 50 g jambon maigre • 300 g salade de tomates • 1 poire
MARDI				
• 60 g pain légèrement beurré • 100 g fromage blanc • 100 ml lait écrémé	• 100 ml lait écrémé	• salade de concombres • 150 g rôti de veau + champignons • 10 g beurre • 1 poire	• 150 g yoghourt	• 45 g pain légèrement beurré • 2 œufs mollets • macédoine de légumes • 1 pomme

Matin	10 h	Midi	16 h	Soir
MERCREDI				
• 4 biscottes • 100 g fromage blanc maigre • 100 ml lait écrémé	• 100 ml lait écrémé	• bouillon de légumes • 150 g daube sans sauce • céleri en branches • 10 g beurre • 1 fruit (petit)	• 150 ml lait écrémé	• 70 g pain non beurré • 100 g cervelle de veau • salade de laitue • 150 g pomme
JEUDI				
• 70 g pain légèrement beurré • 25 g coulommiers	• 150 ml lait écrémé	• betteraves rouges • 125 g rosbif • choux de Bruxelles • 150 g pommes de terre • 1 poire	• 1 biscotte • 150 ml yoghourt	• bouillon de légumes • 50 g pâtes • 25 g gruyère râpé • 50 g jambon maigre • tomates en purée • 1 orange
VENDREDI				
• 100 g pain non beurré • 125 g fromage blanc	• 150 ml lait écrémé	• bouillon de légumes • 100 g sauté de veau • 10 g beurre • endives étuvées • 150 g pommes de terre • 100 g raisin	• 1 biscotte • 150 ml yoghourt	• 70 g pain légèrement beurré • 100 g foie de veau • haricots verts • 1 orange
SAMEDI				
• 50 g pain légèrement beurré • 1 œuf mollet	• 150 ml lait écrémé	• bouillon de légumes • 200 g truite meunière • 10 g beurre • 35 g riz (pesé cru) • salade de laitue • 35 g pont-l'évêque • 1 fruit (petit)	• 100 ml yoghourt	• bouillon de légumes • 50 g riz (pesé cru) • 75 g jambon maigre • 200 g petits pois + échalotes • 1 pomme

REGIME 1 600 CALORIES

Matin	10 h	Midi	16 h	Soir
DIMANCHE				
• 90 g pain légèrement beurré • 1 œuf mollet • 100 ml lait écrémé	• 100 ml lait écrémé	• salade de betteraves rouges • 125 g lapin ou gigue de chevreuil sans sauce • compote non sucrée d'airelles • 100 g pommes de terre • 1 pomme	• 100 ml yoghourt	• bouillon • de légumes • 50 g riz (pesé sec) • 300 g macédoine de légumes • 100 g rôti bœuf • 1 poire
LUNDI				
• 4 biscottes • 125 g fromage blanc • 200 ml lait entier	• 150 ml lait écrémé	• radis • 150 g rognons sautés • 300 g champignons • 10 g beurre • 150 g pommes de terre • 1 orange	• 2 biscottes légèrement beurrées • 100 g compote pommes • 100 ml lait écrémé	• 65 g pain non beurré • 100 g steak tartare • salade de tomates
MARDI				
• 60 g pain légèrement beurré • 50 g filet de Saxe • 100 ml yoghourt maigre	• 150 ml lait battu	• bouillon de légumes • 150 g poulet à la broche • 200 g compote d'abricots non sucrée • 10 g beurre • 150 g pommes de terre • 35 g camembert	• 100 ml yoghourt maigre	• 65 g pain non beurré • 100 g rosbif • salade de carottes râpées

Matin	10 h	Midi	16 h	Soir
MERCREDI				
• 90 g pain légèrement beurré :• 125 g fromage blanc maigre	• 100 ml yoghourt	• bouillon de légumes • chicorées étuvées (chicons) • 100 g pommes de terre • 1 orange	• 150 ml lait écrémé	• 90 g pain légèrement beurré • 100 g cervelle de veau • salade de laitue • 1 poire
JEUDI				
• 90 g pain légèrement beurré • 25 g pont-l'évêque • 150 ml lait écrémé	• 150 ml yoghourt	• salade de concombres • 125 g foie veau • 400 g carottes au jus • 100 g pommes de terre • 1 mandarine	• 1 biscotte • 100 ml lait écrémé	• 70 g pain légèrement beurré •/ 2 œufs mollets épinards • 100 g pommes
VENDREDI				
• 70 g pain légèrement beurré • 50 g langue de bœuf fumée • 1 pamplemousse	• 100 ml yoghourt	• bouillon delégumes • 200 g cabillaud rôti • 10 g beurre • 100 g pommes de terre • 1 pomme	• 1 biscotte • 150 ml lait écrémé	• bouillon de légumes • 70 g pain légèrement beurré • 50 g coulommiers • salade de laitue • 1 orange
SAMEDI				
• 50 g pain légèrement beurré • 125 g fromage blanc	• 100 ml yoghourt	• bouillon de légumes • 150 g poulet • 35 g riz (pesé cru) • champignons (à préparer comme une poule au riz) • 250 g melon	• 100 ml lait écrémé	• bouillon de légumes • 175 g colin froid au citron • salade de laitue • 150 g pommes de terre froides (+ 1 cuill. à café d'huile de maïs ou d'olives) • 1 pêche

REGIME 1 800 CALORIES

Matin	10 h	Midi	16 h	Soir
DIMANCHE				
• 90 g pain légèrement beurré • 25 g petits-suisses • 150 ml lait battu • 1 pêche	• 200 ml yoghourt	• bouillon de légumes • 125 g ris de veau braisé • asperges • 100 g pommes de terre • 30 g camembert • 100 g ananas frais	• 100 ml lait écrémé	• bouillon de légumes • 125 g filet bœuf grillé • pieds de céleris étuvés • 100 g pommes de terre • 1 abricot ou équivalent
LUNDI				
• 90 g pain légèrement beurré • 125 g fromage blanc maigre • 150 ml lait écrémé • 1 orange	• 100 ml lait écrémé	• radis • 200 g dorade • 10 g beurre • courgettes et tomates étuvées • 40 g riz (pesé cru) • sorbet au citron	• 1 biscotte • 150 ml yoghourt	• bouillon de légumes • 100 g pâtes • 25 g gruyère • 50 g hachis • tomates en purée • 1 orange
MARDI				
• 90 g pain légèrement beurré • 1 œuf mollet • 150 ml lait battu • 1 pomme	• 200 ml yoghourt	• bouillon de légumes • daube sans sauce • 300 g carottes au jus • 100 g p. de t. • 100 g raisin	• 1 biscotte • 150 ml lait écrémé	• bouillon de légumes • 100 g foie veau • haricots verts • 100 g pommes de terre • 1 pomme

Matin	10 h	Midi	16 h	Soir
MERCREDI				
• 120 g pain non beurré • 125 g fromage blanc maigre • 150 ml lait écrémé • 1 pamplemousse	• 100 ml yoghourt	• salade de concombres • 125 g rosbif • haricots verts • 100 g pommes de terre • 150 g fraises ou équivalent	• 1 biscotte • 150 ml lait battu	• bouillon de légumes • 120 g pain légèrement beurré • 75 g jambon maigre • salade de cresson • 250 g melon
JEUDI				
• 90 g pain légèrement beurré • 50 g filet de Saxe • 1 orange	• 100 ml lait écrémé	• bouillon de légumes • 125 g rôti de veau • asperges • 100 g pommes de terre	• 1 biscotte • 150 ml yoghourt	• bouillon de légumes • 60 g riz (pesé cru) • macédoine de légumes • 2 œufs mollets • 1 poire
VENDREDI				
• 90 g pain légèrement beurré • 1 œuf mollet • 150 ml lait écrémé • 1 pomme	• 100 ml lait écrémé	• bouillon de légumes • 125 g filet bœuf grillé • endives étuvées • 10 g beurre • 100 g pommes de terre • 35 g camembert • 1 poire	• 100 ml yoghourt	• 100 g pain légèrement beurré • 100 g poulet froid • salade de tomates • 1 orange
SAMEDI				
• 90 g pain légèrement beurré • 125 g fromage blanc • 1 pamplemousse	• 150 ml lait battu	• bouillon de légumes • 125 g côte veau rôtie • chou-fleur persilé • 10 g beurre • 100 g pommes de terre • 35 g pont-l'évêque • 1 pomme	• 100 ml yoghourt	• bouillon de légumes • 175 g sole aux champignons • 50 g riz (pesé cru) • sorbet au citron

• Les incidences de la **vie contemporaine**, les obligations professionnelles font bien souvent qu'un ou plusieurs repas ne sont pas consommés à domicile. Ce qui entraîne habituellement la fréquentation de cantines, cafétérias, restaurants, ou la consommation de pain. De plus, le morcellement de la ration calorique en cinq repas se trouve de cette façon malaisé, sinon impossible. C'est pourquoi nous avons veillé à composer essentiellement les *repas de 10 et de 16 heures d'aliments liquides* comme lait écrémé, lait battu, yoghourt, faciles à se procurer ou à emporter. De même, il est aussi aisé de se munir, soit d'un récipient hermétique en matière plastique stable pour les aliments froids, soit d'un thermos à large embouchure pour les plats à consommer chauds. Il y a, bien sûr, le contexte du départ matinal, pressé par le temps, mais qu'on se souvienne sans complaisance de l'incidence morbide de toutes les formes d'obésité et de stress.

• Quant à la **vie familiale**, elle s'accommode assez bien de toutes les formes de régimes. Les exemples de plats et de répartitions caloriques que nous apportons peuvent se voir indéfiniment multipliés et la famille y trouvera son compte, grâce à une simple augmentation de la quantité des mêmes aliments consommés, à l'adjonction d'un peu de beurre ou de sauce, à un dessert occasionnellement plus substantiel où l'on remplacera le lait et fromage maigre par du lait entier et des fromages plus gras. Qu'on se rappelle, du reste, que le calcium de l'alimentation n'est résorbé que pour autant que de la vitamine D soit présente; d'où la nécessité de consommer une petite quantité de lait entier, quelle que soit par ailleurs la sévérité du régime. *Le principe des cinq repas convient en tout cas à tout le monde, en particulier aux enfants et aux adolescents.*

Quelques recettes

Rappelons que régime plus maigre ne signifie pas oubli des règles gastronomiques. Au contraire ! C'est au moment où les moyens de cette gastronomie apparaissent forcément réduits qu'il convient de déployer des trésors d'ingéniosité pour pallier le caractère parfois rébarbatif et pauvre en moyens de ces repas.

L'aliment doit, en tout état de cause, exciter favorablement nos sensations, il doit rester désirable. Voici, pour fixer les idées, quelques recettes gastronomiques pauvres en calories.

N.B. Sauf mention, il s'agit de portions pour 1 personne.

AIOLI

Incorporer à une mayonnaise basses calories 3 gousses d'ail concassées. Servir après station au frigo.

ARTICHAUTS FARCIS

Calories : 125/portion

2 artichauts - 1 œuf - 50 g de champignons - 1 jus de citron - sel et poivre.

Mettre dans une casserole un verre d'eau, les champignons, le jus de citron, faire cuire pendant 10 mn. Verser l'eau et mettre à égoutter les champignons dans une passoire. Faire cuire à l'eau légèrement salée les artichauts pendant 30 à 40 mn. Les égoutter. Retirer les feuilles et le foin pour ne garder que le fond. Mélanger dans un mortier l'œuf dur et les champignons et ajouter sel et poivre. Disposer cette farce sur chaque fond d'artichaut. Mettre à griller quelques minutes.

ASPICS

Calories : 40/100 g

Délayer très lentement 12 g de caroube dans un peu de bouillon de viande dégraissé très chaud. Rallonger jusqu'à 400 ml, assaisonner à l'extrait de viande, porter à ébullition pendant quelques minutes, ajouter câpres ou cornichons. Verser dans des moules, laisser refroidir cette gelée, au goût agréable de jus de viande.

AUBERGINES

Calories : 50/portion

1 aubergine - 2 tomates - 1 branche d'estragon - 1 jus de citron - 2 olives hachées - sel et poivre.

Mettre dans une cocotte aubergine et tomates coupées en morceaux. Ajouter jus de citron, olives, estragon. Cuire à feu doux avec couvercle pendant 1 heure.

BEURRE ALLÉGÉ

Calories : 374/100 g

Choisir de préférence une « Spécialité laitière à teneur en lipides réduits ».

COQUILLES DE VEAU

Calories : 270/portion

100 g de veau haché - 2 tomates - 100 g de jambon haché - 50 g de champignons hachés - poivre et sel - 2 feuilles d'estragon.

Faire cuire le veau et blanchir les champignons. Hacher veau et champignons, ajouter le jambon, saler et poivrer. Mettre le tout dans une coquille, le couvrir avec la tomate coupée en tranches et l'estragon. Faire griller 10 mn.

DESSERT AUX FRUITS

Calories : 100 (pour 4 personnes)

Délayer très lentement 12 g de gomme de caroube et 10 g de sucre dans 500 cc d'eau froide à laquelle on ajoute un jus de citron, une orange coupée en petits morceaux et un édulcorant. Porter à ébullition pendant quelques minutes. Il se forme quelques grumeaux difficiles à éviter mais, passée chaude au mixer, la gelée devient homogène. Verser dans des moules et laisser refroidir. Le dessert doit conserver l'aspect d'une gelée assez molle. Si l'on cherche à obtenir une masse plus compacte pour pouvoir démouler facilement, la gelée prend une consistance caoutchoutée.

QUELQUES FROMAGES MAIGRES

- Cendré de Champagne (20 % de matières grasses).
- Feuille de Dreux (30 %) fabriquée avec du lait écrémé.
- Tomme de Savoie : fromage maigre dont les matières grasses ont été utilisées pour faire du beurre.
- Vachard d'Auvergne : fabriqué avec du lait écrémé.
- La Boulette d'Avesne et le Gaperon d'Auvergne sont à base de babeurre.

LAITAGE

Calories : 50/verre de 150 ml

150 ml de lait écrémé ou 15 g de poudre de lait écrémé + 140 ml d'eau - 1 à 2 g de gélatine ou d'agar-agar - édulcorant - parfum naturel.

Faire dissoudre la gélatine dans un peu d'eau froide. Verser le lait écrémé. Ajouter l'édulcorant et le parfum. Faire chauffer en tournant et laisser cuire 3 mn après l'ébullition. Consommer très frais ou glacé.

LAITUES BRAISEES

Calories : 60/portion

1 oignon - 2 petites laitues - 50 g de tomates.

Laver les laitues en prenant soin de les laisser entières, les mettre 2 mn à l'eau bouillante et les égoutter. Réduire dans une casserole tomates et oignons. Ajouter les laitues au bout de 10 mn. Faire cuire 20 mn.

MAYONNAISE

Calories : 130/100 g

2 jaunes d'œufs - 2 jaunes d'œufs durs - 200 ml de yoghourt maigre - 1 cuiller à café de moutarde - 1 cuiller à café de vinaigre de vin à l'estragon ou de jus de citron - poivre et sel.

Réduire les jaunes d'œufs durs en purée, passer au tamis, ajouter le poivre, le sel puis les jaunes d'œufs crus. Incorporer en battant au fouet le yoghourt et la moutarde, puis enfin le vinaigre ou le citron. Servir après station au frigo.

MOUSSE A L'ORANGE

Calories : 12/portion

1 blanc d'œuf - 1 zeste d'orange - édulcorant.

Battre le blanc en neige très ferme. Incorporer le zeste d'orange râpé très fin, puis l'édulcorant dissous au préalable dans très peu de jus d'orange. Servir aussitôt.

POMME MERINGUÉE

Calories : 65/portion

1 pomme de taille moyenne - 1/2 blanc d'œuf.

Faire une marmelade sans sucre avec la pomme. (Il est recommandé de choisir une espèce très sucrée et de faire cuire la pomme avec la peau et les pépins simplement coupée en morceaux. La préparation est ainsi plus onctueuse.)
On passe et les pépins restent.
Battre le demi-blanc en neige très ferme. En recouvrir la marmelade. Passer quelques minutes à four très chaud pour faire dorer.

RATATOUILLE

Calories : 125/portion

1 aubergine - 1 tomate - 1 courgette - jus de citron - sel et poivre - thym, laurier, estragon.

Peler et couper aubergine, tomate et courgette. Les mettre dans une cocotte avec un peu d'eau, le jus de citron, le sel, les aromates.
Faire cuire à l'étouffée à feu doux pendant 1 heure.

ROUILLE

Calories : 150/100 g

4 cuillers à dessert de purée de tomates ou de ketchup - 1 jaune d'œuf - 100 ml de yoghourt maigre - 1 cuiller à café de moutarde - 2 cuillers à café de vinaigre de vin - sel et poivre - 3 gousses d'ail concassées - 1 cuiller à café d'huile d'olive - 1 cuiller à café d'huile de maïs pressée à froid.

Mélanger le poivre, le sel, le jaune d'œuf et la moutarde; verser lentement l'huile puis ajouter le vinaigre et la purée de tomates. Incorporer en fouettant le yoghourt et enfin l'ail concassé. Servir après station au frigo.

SAUCE POUR CRUDITES

1 yoghourt nature - 1 cuillerée à soupe de jus de citron - 1 cuillerée à café de moutarde - sel et poivre - fines herbes ou worcester sauce ou concentré de tomates, cornichons ou câpres ou petits oignons hachés très fins.

Bien mélanger les ingrédients. Mettre au frais pendant plusieurs heures avant de servir. Une cuillerée à soupe suffit pour assaisonner une portion de crudités.

SAUCE POUR ARTICHAUTS

Calories : 150/portion

3 cuillers à dessert de moutarde -1/2 cuiller à café d'huile d'olive - 1/2 cuiller à café d'huile de maïs pressée à froid - 1 cuiller à café de vinaigre de vin à l'estragon - 1 cuiller à dessert d'oignon frais ou d'échalotes finement hachés - poivre et sel à volonté.

Mélanger le poivre, le sel puis l'huile à la moutarde, y ajouter le vinaigre et enfin l'oignon.

SAUCE AU CITRON POUR LE POISSON FROID

Calories : 100/portion

200 ml de yoghourt maigre - 1 cuiller à soupe de jus de citron - 1 cuiller à café de moutarde - 1 cuiller à café de persil ou de ciboulette hachés - sel et poivre.

Mélanger et laisser au frigo au moins 1 heure avant de servir.

SAUCE POUR FRUITS DE MER

Calories : 35/portion

2 cuillers à dessert de moutarde - 2 cuillers à dessert de purée de tomate ou de ketchup - 1 cuiller à café de « red pepper sauce » (sauce chili) - 1 cuiller à café de jus de citron - sel.

Mélanger très soigneusement jusqu'à obtention d'une sauce très homogène. Saler légèrement.

QUELQUES AUTRES SAUCES A SALADES

- Jus de citron, sucre, purée de tomates, poivre ou paprika.
- Jus de citron, zeste de citron râpé, sucre, lait en poudre non dilué, fines herbes.
- Jus de citron, moutarde sans sel, lait en poudre non dilué, poivre ou curry.

SAUCE TARTARE

Calories : 135/100 g

Incorporer à une mayonnaise basses calories 2 cuillers à dessert d'oignons ou d'échalotes frais finement hachés, 1 cuiller à dessert de ciboulette hachée et 1 cuiller à dessert de persil haché. Servir après station au frigo.

SOUFFLE AUX CAROTTES

Calories : 160/portion

100 g de carottes - 1 œuf - 4 cuillerées à café de lait écrémé non dilué - fines herbes - sel et poivre.

Râper fin 100 g de carottes cuites, y mélanger un œuf, et le blanc battu en neige, 4 cuillerées à café de lait écrémé non dilué. Ajouter les fines herbes, le sel et le poivre. Mettre dans un moule très légèrement beurré et cuire 15 mn au bain-marie.
Ce soufflé peut se faire avec d'autres légumes.

STEAK TARTARE

Calories : 200/portion

80 g de viande hachée crue - 1 jaune d'œuf - 1 cuillerée à soupe de la sauce sans calories que l'on prévoira très relevée.

Mélanger, servir sur salade verte.

- **Régimes sérieux**

— *Régime santé des cinq petits repas.*
— *Plan d'amaigrissement du Dr. Moron.*
— *Substituts alimentaires à pouvoir calorique faible.*

- **Régimes d'inspiration éthique**

— *Zen*(constipation, déshydratation).
— *Régime végétalien* (carences protéique et en sélénium, hypotrophie et dystrophie musculaires, troubles digestifs, flatulence, anémie, déficience générale).
— *Régime végétarien* (ne convient pas aux intestins délicats et aux digestions difficiles).
— *Régime crudivoriste* (ne convient ni au travail musculaire, ni aux enfants; alcalose, intolérance digestive).
— *Yoga* (peu adapté à l'Occident, peu cohérent, variable selon sources).
— *Jeûne intégral* (faute diététique grave, reposant sur des normes d'hygiène dépassées).

Régimes systèmes

— *Metabolism diet* (programme envahissant).
— *RAD* (conseils auxquels on peut souscrire, mais système abscons et préconçu).
— *Weight watchers* (équilibré, modifié récemment dans un sens acceptable).

- **Régimes sujets à caution**

— Basses calories (que dans le traitement de certaines maladies; sinon, régime nuisible; risque d'adaptation des dépenses caloriques et d'obésité constitutionnalisée).
— Régimes dissociés (déséquilibres, récupération après régime).
— Régime Mayo-Clinic (asthénie, troubles neuropsychologiques, hypocalcémie, carences).
— Régime sans glucides (déséquilibres biologiques).
— 60/20/20 (irritation intestinale).
— Mangez de tout (fantaisiste).
— Plan fibres (troubles intestinaux).
— Hautes calories (jeu de mots).
— Mariages alimentaires (déséquilibré).

13

QUE PENSER DU THERMALISME ?

A côté des médications traditionnelles (asthme, rhumatisme, affections digestives, hépatiques, urinaires, gynécologiques, etc.), la *cellulite* et l'*obésité* figurent en bonne place comme indications dans certaines stations.

Pour ce qui concerne la **cellulite** — dont rappelons que l'appellation est impropre — le massage et la mésothérapie se voient utilement complétés par l'hydrothérapie. Selon les thermalistes, les stations recommandées sont celles qui favorisent la diurèse et celles dont la spécialisation s'adresse aux zones corporelles à la hauteur desquelles se localise la cellulite.

Quant à **l'obésité**, nous ne croyons pas à l'effet amaigrissant d'une eau quelconque. Seules les eaux purgatives peuvent faire perdre quelques kilos, aussitôt récupérés après l'arrêt de la cure — sans compter l'action irritante que de telles purgations répétées exercent sur la muqueuse intestinale. L'absorption de quantités variables d'eau plus ou moins minéralisée peut être cependant favorable à une perte de poids, tant par saturation et freinage de l'appétit que par élimination des déchets.

De plus, le cadre des stations thermales, le régime alimentaire sobre qui en est l'apanage, le repos et l'exercice qu'on y prend, l'effet calmant sur l'appétit qu'exerce un important volume d'eau absorbé, constituent autant de facteurs finalement bénéfiques et salutaires. A condition, évidemment, qu'un certain désœuvrement ne mène pas à occuper les longs temps morts par une fréquentation assidue des ... pâtisseries et des restautants gastronomiques*.

---

* Pour un tableau complet des stations thermales européennes, voir G. DELUCHEY, Le Guide Marabout des médecines douces, MS 708.

14

MAIGRIR CERTES, MAIS PARFOIS GROSSIR

Les maigres chroniques savent à quel point le problème de la minceur actuelle est frelaté, eux qui cherchent — souvent infructueusement — à gagner du poids. Car, si l'obèse fait des complexes, le maigre pour sa part n'en manque guère !

Lorsque la maigreur découle d'une *maladie cachectisante* c'est évidemment la cause de celle-ci qui doit être traitée, et seul le médecin peut y pourvoir. Lorsqu'il s'agit d'une maigreur découlant d'*habitudes alimentaires* déficitaires, quelques règles générales amélioreront cet état, quoique le plus souvent dans des proportions réduites.

Méthodes alimentaires pour augmenter le poids

Nous avons vu que la maigreur constitutionnelle coïncide généralement avec un appétit déficitaire. Il est donc logique de songer à *stimuler* cet appétit et aussi à apporter au maigre une *ration calorique* excédentaire. De nombreux auteurs estiment que cette augmentation calorique peut dépasser de 50 % la ration normale. Selon nous, elle *ne peut excéder 10 %*, car une alimentation trop riche est souvent mal tolérée et les résultats se montrent généralement décevants et tout à fait temporaires. Seul le choix d'aliments riches en calories sous un faible volume est primordial, en raison même des habitudes de discrétion alimentaire des maigres.

Quant à ceux dont la maigreur résulte essentiellement, soit d'une *mauvaise absorption intestinale* constitutionnelle ne correspondant à aucune pathologie digestive précise, soit d'une *carence congénitale de synthèse des graisses*, il s'agit bien souvent d'individus dont le régime est spontanément excédentaire, mais chez qui le seul déterminisme constitutionnel suffit à exclure toute augmentation de poids de quelque importance. Il semble y avoir ici un contexte hormonal et biologique, que l'âge modifie quelquefois : certains maigres constitutionnels prennent du poids à un âge variable, sans qu'apparemment aucun facteur puisse expliquer le phénomène.

Lorsqu'on décide d'accroître la ration calorique chez un maigre, cette augmentation doit, en tout cas, être *lente* et *progressive*. Un accroissement trop rapide n'aura d'autre effet que d'activer les combustions internes, sans retentissement sur le poids.

Il faut aussi adapter le régime aux *goûts* de chaque individu, pour éviter un refus plus ou moins rapide, lié à des facteurs psychologiques. La première règle à observer est de multiplier le *nombre des repas*, soit quatre ou cinq, au lieu des trois traditionnels, tout en tenant compte du volume, qui doit rester réduit. D'autre part, en mêlant au lait de la crème fraîche et du cacao sucré, on obtiendra une boisson aisément tolérée, si le système biliaire est intact, et d'une valeur calorique considérable. Il ne faut en tout cas jamais omettre de respecter les proportions judicieuses entre les glucides, les lipides et les protéines, ces dernières devant, en tout état de cause, être suffisantes. De même, les vitamines essentielles et les sels minéraux se verront apportés par des rations satisfaisantes de légumes, de fruits, de lait et d'œufs.

Méthodes médicamenteuses pour augmenter le poids

Elles ne doivent jamais constituer l'essentiel de la thérapeutique. Certains apéritifs, certains stimulants de l'appétit comme les extraits buvables de glandes digestives, peuvent avoir une action favorable. Quant aux *anabolisants*, tant par la bouche qu'en injection, leur usage doit être de courte durée et particulièrement discret chez la femme. En effet, la plupart d'entre eux possèdent une action virilisante, car il s'agit de dérivés de l'hormone mâle, et leur abus peut mener chez elle à des troubles divers comme gravité de la voix, augmentation de la pilosité, stimulation sexuelle exagérée, hypertrophie du clitoris, altérations du cycle menstruel, modifications caractérielles. Il va donc de soi que seul le médecin peut décider de leur administration.

Les composantes physiques

Il ne faut en aucun cas supprimer l'effort physique sous prétexte qu'il accroît les combustions et donc s'oppose à la prise de poids. La marche en forêt, la natation et la pratique de certains sports non violents assure l'oxygénation indispensable au maintien d'une bonne santé. Autre chose est de modérer l'effort exagéré et intempestif, de manière à améliorer le rendement musculaire par une discipline adéquate. Il faut aussi veiller à assurer un repos suffisant et réparateur. Une hyperexcitation nerveuse entretenue par les insomnies devra être soignée quitte à utiliser en début de traitement certains calmants, certains décontractants neuropsychiques administrés sous surveillance médicale. Les week-ends prolongés ne seront pas négligés s'ils sont matériellement possibles et, sous aucun prétexte, on ne supprimera les vacances que le mode de vie contemporain rend indispensables, sans qu'il soit plus permis désormais de les ranger dans le tiroir aux objets de luxe ...

15

LA DIÉTÉTIQUE EN QUELQUES RÈGLES PRATIQUES

• Si j'étais le lecteur d'un tel ouvrage, il me semble que la question que je me poserais à ce stade du livre serait celle-ci : « En présence de la multiplicité d'avis, parfois contradictoires, concernant les règles diététiques, comment faire la part du vrai et du faux, comment choisir ?

La première règle est naturellement celle du bon sens. Parmi tous les régimes que nous analysons, deux seulement, en plus du nôtre, trouvent grâce à nos yeux.

La seconde règle est la répartition en cinq repas.

La troisième, c'est qu'il n'existe, en diététique, pas de règles vraiment générales, chaque cas étant différent et devant, comme tel, voir le régime se plier à ses caractéristiques propres.

La quatrième, enfin, c'est qu'il n'est pas de régime restrictif sérieux sans contexte médical sérieux, avant, pendant et après celui-ci. Ceux qui invitent à l'autorégime, comme à l'automédication, sont des inconscients toujours, parfois des criminels.

• **Pourtant le régime santé des cinq petits repas, cela marche. Je l'ai essayé et pratiqué seul et j'ai perdu progressivement 22 kilos que je n'ai pas repris depuis 2 ans, malgré un régime de stabilisation restrictif.**

Le régime santé des cinq petits repas permet de maigrir lentement et progressivement dans 90 % environ des cas d'obésité exogène. Les obésités endogènes, particulièrement les obésités constitutionnalisées, sont beaucoup plus rebelles et nécessitent une thérapeutique appropriée à chaque cas.

Dans le cas précis, posé par la question, il s'agit d'un phénomène typique de paliers. En effet, la perte initiale est aisée et souvent rapide, à cause du passage brusque d'un régime trop riche à un régime restrictif. Par la suite, la chute de poids ne suit pas fidèlement la restriction alimentaire; un décalage s'installe entre le déficit calorique et la réponse de l'organisme sous forme de perte de poids. Cependant, sitôt amorcée, la déperdition pondérale se poursuit progressivement.

Néanmoins, les zones de mobilisation graisseuse subissent l'effet de nombreux facteurs mal individualisés. C'est ainsi qu'après une déperdition substantielle, le poids peut se stabiliser quelque temps avant d'amorcer une nouvelle chute.

Le poids est définitivement stabilisé si, celui-ci une fois atteint, la ration calorique jusque là déficitaire devient exactement la ration calorique idéale. C'est le régime de stabilisation. Si toutefois, la nouvelle ration calorique dépasse la ration calorique idéale, le poids ne remontera pas immédiatement. Il y a un délai de réponse qui correspond à un phénomène inverse de palier.

• Pourquoi préconiser un bilan de santé avant d'instaurer un régime restrictif ?

Parce que vouloir maigrir suppose obésité ou embonpoint, lesquels s'accompagnent fréquemment de nombreux déséquilibres métaboliques (élévation des taux de fer sérique, plaquettes sanguines, glycémie, urée et créatinine, cholestérol et autres paramètres lipidiques, acide urique, bilirubine, et perturbation des tests hépatiques, pancréatiques, etc. De plus, l'instauration d'un régime restrictif sollicite l'organisme et il est indispensable, par simple prudence, de connaître l'état des différents systèmes, notamment en pratiquant une mise au point cardio-vasculaire et respiratoire.

L'amélioration des différents paramètres biologiques un certain temps après la perte des kilos sera, du reste le signe d'une stabilisation, tant du poids que de l'état général.

• J'ai quarante-deux ans et trois enfants. Avant ma première grossesse j'étais mince. Après, j'ai conservé une bonne partie des kilos pris durant la portée. Il en fut de même pour chaque enfant. Quel est le motif ?

La grossesse est une épreuve importante pour l'organisme. C'est aussi un ensemble de phénomènes qui se déroulent tous au profit de l'enfant en gestation. Si une substance — fer ou calcium, par exemple — vient à faire défaut, c'est dans les réserves de la mère que seront puisées les quantités nécessaires au fœtus. Ceci explique, chez la mère, les anémies et troubles dentaires fréquents, après des grossesses difficiles ou répétées, ou dans les périodes de disette alimentaire.

Mais la modification majeure de la grossesse porte sur l'équilibre hormonal, puisque les cycles menstruels disparaissent par persistance et développement, au sein de l'ovaire, d'un organite, le corps jaune. Durant neuf mois, l'organisme maternel va donc se trouver inondé de la sécrétion du corps jaune, la lutéine ou progestérone. D'autres sécrétions s'opèrent en quantités importantes, comme celles qui proviennent du complexe placentaire lui-même, les gonadotrophines chorioniques, qui sont d'ailleurs à l'origine des réactions sérologiques positives de grossesse dès le début de la portée. De tels bouleversements hormonaux, joints à une longue quiescence fonctionnelle des ovaires, rendent malaisée la reprise d'un fonctionnement équilibré après l'accouchement. La reprise peut être entravée par un déficit des hormones secrétées par les ovaires. Or ces hormones sont si importantes qu'elles ont déterminé le développement de tous les caractères sexuels secondaires; et leur suppression au moment de la ménopause entraîne des troubles divers, parmi lesquels une fréquente augmentation de poids. Elles jouent donc un rôle de premier plan dans l'équilibre biologique général, et leur déficience, même discrète, peut engendrer un bilan calorique positif, une déviation vers le cycle pentosique et, par la même, la formation de tissus graisseux, d'où l'augmentation du poids. Une mise au point hormonale est donc souhaitable apiès un accouchement, si le poids antérieur à la portée n'est pas récupéré ou, a fortiori, si la jeune mère continue de grossir après l'accouchement.

Les mécanismes hormonaux ne sont pas seuls en cause, et s'il ne convient pas de nier, comme certains, toute participation endocrinienne dans les obésités, on doit admettre que des mécanismes d'origine nerveuse centrale interviennent pour déterminer l'aumentation de poids après la grossesse. De tels embonpoints traduisent en partie un dérèglement de l'hypothalamus (noyau nerveux abritant les centres de l'appétit et de la satiété), dérèglement induit par la perturbation hormonale.

• **J'ai trente-huit ans et deux enfants. Après le premier accouchement j'ai repris sans peine le poids antérieur à la grossesse. Mais après le second, de nombreux kilos excédentaires me sont restés. Pourquoi ce phénomène s'est-il produit après le second accouchement, et pas après le premier ?**

Le mécanisme de base est identique à celui de la réponse précédente. Le fonctionnement ovarien, pourtant récupéré après le premier accouchement s'est déséquilibré sous l'effet d'une grossesse répétée. A son tour, ce déséquilibre a induit un dérèglement des centres de l'appétit et de la satiété au niveau de l'hypothalamus.

• **Depuis la ménopause, j'ai gagné de nombreux kilos sans manger davantage. Quelle en est la raison ?**

Les éléments d'explication sont présents dans les réponses aux deux précédentes questions. La ménopause s'accompagne d'un arrêt brutal des sécrétions ovariennes, cause d'un déséquilibre parfois profond des glandes endocrines. Un catalyseur disparaît ainsi, des réactions biologiques s'en trouvent ralenties, en sorte qu'il faut réduire l'alimentation si l'on veut éviter un gain de poids. Toute alimentation qui maintient un poids équilibré avant la ménopause devient excédentaire après celle-ci. De plus, le déséquilibre hormonal se répercute au niveau de l'hypothalamus.

• **Je grossis chaque mois, au cours de la semaine précédant les règles. Pourquoi ?**

Il s'agit d'un phénomène de rétention d'eau, dû à une entrave à la circulation de retour, par congestion du petit bassin, de l'utérus en particulier. Ce mécanisme s'apparente au syndrome prémenstruel. La rétention se traduit par un, deux, parfois trois kilos excédentaires sur la balance, mais cette augmentation de poids ne correspond à aucune accumulation graisseuse. De plus, dès l'apparition des règles ou quelques jours après, la rétention d'eau disparaît avec la congestion du petit bassin.

• **En vacances, mon régime alimentaire est plus riche et abondant qu'à l'ordinaire. Pourtant, je ne grossis pas. Dès le retour, je grossis si je ne m'astreins pas à un régime plus strict. Pourquoi ?**

La cause réside dans les conditions d'existence des grandes cités : vie professionnelle intense, stress multiples, repos insuffisant, alimentation frelatée et industrialisée, pollution de l'air et des eaux, sédentarisation donc oxygénation déficiente. Ces conditions plongent l'organisme dans un état d'intoxication chronique qui, pour peu spectaculaire et perceptible qu'il soit, n'en est pas moins réel. Répété au long de décennies, il finit par entraîner troubles et maladies. Les vacances, elles, restaurent un équilibre : repos, conditions plus naturelles, marche et sports, air pur et soleil, donc oxygénation recouvrée. Ces facteurs rétablissent un mode de vie plus sain. La combustion des aliments s'en trouve améliorée et le poids stabilisé. Mais dès la reprise des activités habituelles, aggravées d'ailleurs par l'accumulation du travail, le contexte antérieur se répète brutalement. Les combustions alimentaires sont partiellement ralenties, et le poids augmente si l'on ne veille pas à réduire l'apport calorique, tout en se ménageant des moments de détente et d'oxygénation suffisants.

• **Le repos après les repas fait grossir. Je m'en garde donc et reprends le travail sitôt le repas terminé. Est-ce bon ?**

C'est au contraire une pratique antiphysiologique.

Les animaux nous donnent le bon exemple, eux qui d'instinct s'étendent après leur pâtée. La digestion représentant pour l'organisme un travail considérable, l'effort physique est contre-indiqué après les repas. En revanche, un repos, même discret, facilite la digestion, prévient l'engourdissement postprandial, et améliore ensuite le rendement au travail. Ne modifiant pas le nombre des calories ingérées, il n'influe pas sur le poids. Seuls les repas trop copieux sont contre-indiqués. Mieux vaut fractionner l'alimentation en cinq petits repas qui apaisent la faim, n'alourdissent jamais et qui, par leur répétition, suppriment les moments dépressifs dus à l'hypoglycémie, rançon de régimes trop restrictifs.

• **J'étais gros fumeur. J'ai arrêté de fumer sur conseil médical, mais j'ai pris depuis de nombreux kilos que je n'arrive plus à reperdre. Quel en est le motif ?**

Contrairement à l'opinion courante, arrêter de fumer n'augmente pas le poids. En fait, le tabac est un toxique dont l'usage, l'abus surtout, entraîne des troubles au niveau des systèmes respiratoire (muqueuses bucco-pharyngées, bronchite chronique, emphysème, cancers du larynx et bronchiques), digestif (nausées, gastrites, stimulation du péristaltisme intestinal), cardio-vasculaire (constrictions artérielles et prédisposition aux accidents vasculo-cardiaques comme infarctus et artérite), nerveux (nervosisme, effet défavorable sur la mémoire et l'idéation) et, en général, sur l'espérance de vie. Du fait de ces troubles, et parce qu'il est anorexiant, le tabagisme s'accompagne d'une diminution d'appétit. Son arrêt réduit tous ces désordres, et l'appétit redevient simplement normal. Cependant abandonner le tabac crée d'habitude des états de nervosité, d'instabilité et d'insatisfaction temporaire que bien des individus compensent par une nourriture plus abondante et des friandises. La balance calorique devient alors excédentaire, le poids augmente. Une discipline de quelques semaines à l'égard du tabac comme de l'alimentation suffit à rééquilibrer l'organisme de l'intoxiqué.

• **Mes ongles sont fragiles au point de se réduire à une mince pellicule. Mon alimentation en est-elle la cause ?**

De tels ongles sont le signe évident d'un défaut alimentaire. Des carences très diverses peuvent l'expliquer. Aussi peut-on difficilement le corriger électivement. Des carences en fer propres aux anémies ou en autres oligoéléments (magnésium, manganèse, sélénium, zinc) peuvent l'expliquer, aussi bien que des manques en vitamines A, B3 (PP) ou E, ou en acides aminés essentiels comme le glycocolle. A la rigueur, il faut combler le déficit possible de chacun de ces éléments. Enfin, une anormale fragilité des ongles peut dénoter une affection générale que le médecin est seul capable d'individualiser et de traiter. Dans tous les cas, un contrôle général est souhaitable.

• **Je perds mes cheveux en abondance. L'alimentation est-elle en cause ?**

Plus encore que les ongles, les chutes capillaires indiquent une maladie à incidence générale, que le médecin peut seul diagnostiquer et traiter. Les saisons peuvent, à cet égard, exercer un effet supplémentaire, comparable à la mue de certains animaux. De plus, l'hormone mâle, qui assure le déterminisme sexuel chez l'homme, possède un effet défavorable sur la croissance et la persistance des cheveux. Il faudra examiner si la femme qui perd ses cheveux ne souffre pas d'un excès de sécrétion virilisante. Enfin, le fonctionnement thyroïdien a un retentissement évident sur la santé capillaire.

• **Une perte de poids importante, au-delà de quarante ans, laisse des traces : peau, cou, abdomen, seins.**

Peut-on prévenir ces inconvénients ? Peut-on les traiter ensuite ?

Une prise de poids importante et rapide même à seize ans, peut laisser des traces indélébiles, surtout si le tissu élastique est déficitaire (vergetures, affaissement des seins après perte de poids).

A fortiori, une perte de poids importante après quarante ans. Mais ici comme ailleurs, chaque cas est à considérer individuellement. Il est des femmes de quarante ans dont la peau se fripe et se ride déjà, tandis que nous connaissons bien des femmes de plus de soixante ans, ayant porté et allaité plusieurs enfants, dont la peau est jeune sans artifice et les seins fermes sans chirurgie. Ceci dit, toute cure d'amaigrissement peut entraîner un élargissement de la peau et un affaissement des seins. Les phénomènes cutanés peuvent être prévenus à l'aide de crèmes stimulantes du tissu élastique (éviter les aberrations cosmétologiques); on peut tenter de prévenir l'affaissement des seins par des douches froides et de la gymnastique de raffermissement, exécutées très régulièrement. On peut partiellement pallier ces phénomènes en tentant de localiser la fonte graisseuse ailleurs; notamment à la hauteur des bourrelets disgracieux, par exemple à l'aide d'injections intramusculaires à base d'hyaluronidase.

Quant au traitement des séquelles constituées, elles ne ressortissent habituellement qu'à la chirurgie esthétique réparatrice.

- **Peut-on prévenir les vergetures abdominales de la grossesse ?**

On peut effectivement prévenir la formation des vergetures dans 90 % des cas, à l'aide de crèmes stimulantes du tissu élastique, utilisées dès le deuxième mois de la grossesse. Une fois constituées, ces vergetures sont hélas indélébiles.

Tables de composition des aliments en leurs constituants essentiels (pour 100 grammes de substances comestibles et aliment cru sauf spécification particulière)

Nous avons, pour établir les données de ces tables, consulté une littérature importante et parfois contradictoire. Les valeurs les plus sûres nous ont été fournies par des études dont les chiffres se rapprochent généralement les uns des autres, à de rares exceptions près*. Les chiffres que nous apportons sont des valeurs moyennes, sujettes à fluctuations selon qu'il s'agit d'aliments crus ou cuits, selon les méthodes d'élevage pour la viande, selon la région, la variété, le degré de maturité, les conditions de culture et la durée du stockage lorsqu'il s'agit de végétaux, selon les conditions particulières et les zones de la pêche ainsi que la période de l'année lorsqu'il s'agit de poissons, selon la période estivale ou hivernale quant on parle d'œufs, de lait, de fromages et de beurre.

Pour calculer les valeurs énergétiques des aliments, exprimées en calories, nous avons pris en considération les teneurs en glucides, lipides et protéines, auxquelles nous avons ajouté l'équivalent énergétique de l'alcool pour les boissons alcoolisées.

La concentration en vitamine A (caroténoïdes actifs inclus) est évaluée, comme pour les autres vitamines, en milligrammes; rappelons que 0,0003 mg de vitamine A correspond à 1 unité internationale. Même chose pour la vitamine D, dont 0,000025 mg équivaut à 1 unité internationale.

Les vitamines hydrosolubles sont désignées par la lettre h, les vitamines liposolubles par la lettre 1.

Le signe — indique qu'il s'agit d'une valeur ou d'une appellation non déterminée.

Le caractère acidifiant d'un aliment est figuré par la lettre A (acide); son caractère alcalinisant par la lettre B (basique); un aliment indifférent sur l'équilibre acide-base du sang, par O.

Le poids de cellulose, en grammes pour 100 grammes, que nous indiquons, est sensiblement inférieur à celui des « fibres dites diététiques » qui reprennent, elles, tous les glucides non assimilables et les lignines.

• Les tables comprennent deux parties:

— les **matières énergétiques** et les **éléments minéraux**, p. 274 à 296

— les **vitamines** et la **cellulose**, p. 297 à 317.

---

* Plus précisément : C. CHATFIELD, *Tables de composition des aliments pour l'usage international*, études de nutrition de la F.A.O., Washington, 1949 et Rome, 1954; WATT, MERRIL et W. SAINGTON, *Composition of Foods*, « Agriculture Handbook »N°8, US Dept. of Agriculture; MCCANCE et WIDDOWSON, *The Composition of Foods*, Medical Research Council, Londres, 1960; L. RANDOIN et al., *Tables de composition des aliments*, Institut Scientifique d'hygiène alimentaire, Paris, 1961; SOUCI et al., *Die Zusammensetzung der Lebensmittel*, Bundesministerium für Ernahrung, Landwirtschaft und Forsten, Stuttgart, 1962; *Tables de composition des aliments*, tiré à part revu et complété de la 6e édition française des *Tables scientifiques*, Documenta Geigy, Bâle, Suisse; E. - G. PEETERS- *Le Guide de la Diététique*, Verviers 1984, Tables de composition des aliments, pp. 437-459; *Table de composition des aliments*, Province de Brabant — CERIA - Ecole de Diététique, éditeur : Belgian Society of Biotechnology and Food Industry, Bruxelles, 1986; Service de Bibliographie de l'Institut européen d'Ecologie et de Cancérologie (INEC), Bruxelles, 1986.

ALIMENTS ET BOISSONS	Nombre de calories Kcal	Eau en grammes	MATIÈRES ÉNERGÉTIQUES en grammes			ÉLÉMENTS MINÉRAUX en milligrammes										
			Glucides	Lipides	Protéines	Calcium	Chlore	Cuivre	Fer	Iode	Magnésium	Phosphore	Potassium	Sodium	Soufre	Zinc
1. Céréales et dérivés																
Germe de blé	382	11	47,7	10	25,2	90	70	1,3	8	—	400	1100	780	—	320	2
Germe de maïs	407	11	40	21,7	13	68	—	—	2,2	—	550	910	770	—	—	2,2
Germe d'orge	369	10	46,6	7,6	28,6	284	89	—	7,3	—	227	775	—	—	377	—
Farine d'avoine	353	11	65	5	12	53	49	0,5	3	—	130	390	431	2	202	—
Farine de blé (complète)	345	12,6	69,4	2,1	12,1	41	—	0,17	3,3	—	—	372	290	2	124	—
Farine de blé (taux d'extraction moyen)	348	12	74,4	1	10,3	22	30	0,14	1,7	0,002	73	149	211	2	113	4,7
Farine de maïs (complète)	359	12	76,1	2,6	7,8	6	—	0,2	1,8	0,08	84	178	300	0,7	127	2,5
Farine d'orge	353	11,1	72,3	2	11,5	28	—	—	2	0,016	37	189	—	—	—	—
Farine de riz	347	12	78	0,5	7,5	10	—	—	0,6	—	—	—	—	—	—	—
Farine de sarrasin (complète)	321	14,1	70	2,7	11,7	33	—	0,7	2,2	—	—	263	680	1	—	—
Farine de seigle bise	350	12	72	1,9	11	54	55	0,42	4,5	0,004	92	359	412	2	134	1,3
Flocons (gruau) d'avoine	374	10,6	66,4	5,8	13,9	54	49	1,22	4,3	—	148	404	340	2	200	3
Grain de maïs	354	13,5	69	4,4	9,5	20	45	0,7	3	0,001	120	280	340	1	151	2
Maïzena	353	12	87,8	0,1	0,3	Traces	6	0,2	0,5	0,08	2	190	300	4	—	Traces
Corn flakes (maïs)	375	13,6	84,6	0,4	8,1	10	—	0,17	0,6	—	14	60	150	1160	93	0,3
Grain de riz (non décortiqué)	352	12	77	1,4	7,8	45	23	0,36	2	—	113	302	213	9	121	—
Grain de riz poli cru	351	12,3	78,2	0,9	7,6	6	16	0,16	0,8	0,002	21	158	117	5	93	0,2
Grain de riz poli cuit	116	71	25,8	0,3	2,5	4	9	—	0,3	—	—	44	38	2	27	—
Rices flakes (riz)	375	3	87	traces	6,7	30	—	0,15	1,7	—	16	56	32	1100	—	0,2
Pain de blé compet	213	37,2	41,8	1,2	8,8	54	635	0,42	2	0,001	92	230	270	520	120	2,1
Pain de blé bis (gris)	231	39	44,7	2,2	8	20	—	0,23	1,5	0,015	75	190	210	250	105	1,6
Pain de blé blanc (de mie)	241	38,3	49,7	1,2	7,8	26	570	0,15	0,8	0,006	26	89	132	500	100	0,8
Baguette	254	37	54,7	0,8	7	20	90	0,14	1	—	30	100	130	520	102	0,6
Petit pain (pistolet)	292	28,8	57,2	2,8	9,5	24	450	0,17	0,55	0,0008	30	110	130	520	102	0,9

Pain au lait	292	40	58	2,5	9,3	70	570	0,17	1,5	0,0008	30	150	150	500	100	1,8
Pain au sucre (craquelin)	326	24,7	62	5,6	7	—	—	—	—	—	—	—	—	—	—	0,6
Brioche (couque au beurre)	261	40	47	5	7	10	—	—	1,5	—	—	100	100	500	—	0,6
Croissant	256	40	47	4	8	10	—	—	—	—	—	100	112	500	—	—
Petit pain sucré (sandwich)	315	25,6	51	9,5	11	60	520	0,17	1	0,0015	30	100	130	520	100	0,6
Pain de seigle	241	38	51	1	7	24	—	—	2	—	39	150	150	—	101	—
Pain d'orge	246	38,5	52,7	1	6,4	22	—	0,28	1,9	—	7	135	100	220	—	—
Biscotte de blé	380	8,5	75,4	4,3	9,9	30	—	0,5	1,5	0,002	16	150	250	250	—	—
Pain d'épices	333	19,5	68	3	8,5	40	—	—	—	—	16	200	200	250	—	—
Pain aux raisins (cramique)	279	35	50	5,7	7	20	—	—	1,5	—	—	100	300	300	—	0,6
Bretzels	361	8	74,2	3,2	8,8	12	—	—	0,7	—	—	70	130	1550	—	—
Knäckebrot	330	7	67	1,8	11,5	55	—	0,33	2,5	—	68	350	500	600	—	—
Pumpernickel (Pain noir)	256	34	53	0,9	9	64	—	—	2,4	—	71	147	454	370	—	—
Popcorn (maïs)	394	4	74,5	5	12,7	11	—	—	2,7	—	—	281	240	3	—	—
Pudding	342	14	85	0,1	0,3	20	—	0,22	0,5	—	2	30	4	4	—	0,03
Semoule de blé	362	10,4	77,5	1,2	10,3	10	—	0	1	—	32	165	112	12	—	10
Pâtes cuites	148	60,6	30,5	0,6	5,1	9	—	0,09	0,7	0,006	12	140	80	570	—	0,8
Gluten sec	115	0	9	8,5	80	—	—	—	—	—	—	—	—	—	—	—
Biscuits «petit beurre»	427	2	76	10	8,2	47	—	—	1,8	—	23	109	139	385	—	—
Biscuits «Betterfood»	398	8	71,5	8	10	375	—	—	12,5	—	35	170	380	225	—	—
Biscuits boudoirs	388	8	82	4	6	40	—	—	1,8	—	0	150	100	70	—	—
Bisuits à la cuiller	399	4	77	7	7	40	—	—	2	—	15	150	100	236	—	—
Biscuits macarons	393	10	65	13	4	10	—	—	0,7	—	—	35	150	50	—	—
Biscuits madeleine	490	7	63	24	5,5	—	—	—	—	—	—	—	—	—	—	—
Biscuits «nic-nac»	421	5	74,4	9,7	8,9	—	—	—	—	—	—	—	83	234	—	—
Bisuits sablés	504	4	64	25	5,8	10	—	—	0,7	—	—	70	150	300	—	—
Biscuits «speculoos»	453	11	63	20	5,2	10	—	—	1	—	—	70	200	400	—	—
Biscuits «vitabis»	408	4,7	75,3	8,2	8,3	200	—	—	5	—	—	200	—	200	—	—
Biscuits variés	488	3	67,6	21,6	5,7	10	—	0,23	0,8	—	32	70	200	440	—	0,6
Cake anglais	401	18	60	16,3	3,4	73	—	—	2,7	—	—	—	—	—	—	—
Croustillons et beignets (pets de nonnes)	418	18,7	51,5	21	5,6	73	—	—	0,7	—	—	280	—	—	—	—
Crêpe, la pièce de 27 g	65	13,4	9,7	2	2	59	—	0,02	0,3	—	4	32	38	135	—	0,16
par 100 g	241	49,5	35,8	7,5	7,5	218	—	0,07	1,2	—	14	120	140	500	—	0,6
Gaufre	475	12,3	56,6	24,8	6,4	—	—	—	—	—	—	—	125	140	—	—
Gaufre de Liège	284	42	37,8	10,6	9,3	192	—	—	1,8	—	—	204	—	—	—	—

ALIMENTS ET BOISSONS	Nombre de calories Kcal	Eau en grammes	MATIÈRES ÉNERGÉTIQUES en grammes			ÉLÉMENTS MINÉRAUX en milligrammes										
			Glucides	Lipides	Protéines	Calcium	Chlore	Cuivre	Fer	Iode	Magnésium	Phosphore	Potassium	Sodium	Soufre	Zinc
Gaufrettes	255	41	35	8,8	8,8	102	—	—	1,6	—	—	—	—	—	—	—
Pâtisseries-gâteaux (moyenne)	317	38	45	13,5	3,8	35	—	0,16	1,1	—	15	70	200	300	—	0,4
Carré confiture	433	23,5	62,8	19,5	1,6	62	—	0,18	1,6	—	13	47	110	230	—	—
Eclair chocolat	210	55	33	6,8	4,2	30	—	0,15	1,6	—	16	130	300	250	—	0,4
Quatre-quarts	440	15	50	24	6	40	—	—	0,8	—	—	90	200	420	—	—
Tarte aux pommes	248	49,7	38,6	9,5	2,1	7	—	—	0,4	—	—	24	—	—	—	—
Tarte au riz	259	43,9	42,2	7,8	5	—	—	—	—	—	—	—	—	—	—	—
2. Viandes																
Extraits de viande	—	19,5	16,5	—	19	—	—	—	—	—	—	—	—	—	—	—
Viande de baleine	91-120	20	1	0,7-4	20	12	—	—	2,4	—	—	—	—	—	—	—
Viande de bœuf maigre	108	73,5	0	2,9	20,4	7	66	0,08	2,8	0,004	20	180	350	60	200	4,4
Viande de bœuf mi-grasse	148	70,3	0	7,4	20,3	9	66	0,06	2,8	0,003	19	160	324	90	210	3,2
Carbonnade	223	63,7	0	16,5	18,6	12	69	0,04	2,1	0,002	18	149	348	95	—	2,7
Cervelle de bœuf	128	78,7	0	9,6	10,4	11	170	0,2	2,5	0,003	12	366	280	167	200	—
Cœur de bœuf	125	75,8	0,8	6	16,9	10	175	0,3	4,6	—	17	222	318	93	200	—
Culotte de bœuf	191	69	—	12,5	19,5	11	—	0,08	2,9	—	—	180	400	68	—	—
Entrecôte	123	68,7	0	10,6	20,2	11	66	0,04	2,8	0,004	18	167	340	75	200	4,4
Hachis de bœuf	148	70,3	0	7,4	20,3	12	66	0,06	3	0,003	17	200	334	65	—	1,5
Langue de bœuf	201	68	0,4	15	16,2	10	13	0,07	3	0,002	10	229	255	100	190	—
Noix de bœuf	184	68	—	12	19	10	—	—	2,9	—	—	165	—	—	—	—
Rognon de bœuf	132	75	0,8	7,6	15	9	256	0,35	5,5	—	16	236	231	245	161	2,4
Rosbif et filet	152	70,3	0	7,4	21,3	12	66	0,04	2,8	0,004	23	163	335	74	200	2,5
Viande séchée fumée	194	47,7	0	6,3	34,3	20	—	—	5,1	—	—	406	200	4300	—	—
Corned beef	223	58,2	0	13,5	25,2	25	—	—	4,2	—	—	111	85	1300	—	—
Viande de cheval	110	74,7	0,9	2,3	21,4	12	9	0,55	4,7	—	20	175	330	45	225	5
Viande de lapin domestique	154	70,4	0	8	20,4	18	51	—	2,4	—	—	210	—	40	199	—

Viande d'agneau maigre	163	70,1	0	8,8	20,8	10	100	0,2	1,8	—	24	200	350	90	230	4
Viande d'agneau mi-grasse	244	63	0	20	16	7	100	0,2	1,5	—	15	200	350	100	230	2,8
Cervelle d'agneau	125	79	0	8,6	12	10	—	0,3	1,6	—	20	340	270	125	—	1,2
Côtelettes d'agneau	330	52	0	30	15	7	—	0,2	2	—	14	140	350	90	230	2,5
Epaule d'agneau	279	58	0	24	15,7	7	—	0,2	1,2	—	16	150	250	90	230	2,5
Gigot d'agneau	216	64	0	16	18	7	100	0,2	1,6	—	16	210	380	80	230	4
Rognon d'agneau	90	78,9	0	2,7	16,5	10	—	0,4	7,4	—	13	260	270	220	—	2,4
Viande de mouton maigre	187	69	0	12,5	18,5	10	100	0,4	2,5	0,003	16	190	330	80	215	3,1
Viande de mouton mi-grasse	303	56,3	0	26,4	16,4	9	100	0,4	2,4	0,003	15	170	340	90	215	3,1
Côtelette de mouton	348	52	0	32	14,9	9	—	0,4	2,2	0,002	14	140	335	80	—	2,4
Epaule de mouton	289	58	0	25	16	9	—	0,4	2,3	0,002	17	155	300	90	—	2,4
Filet de mouton	112	75	0	3,4	20,4	12	100	0,4	1,8	0,003	17	185	290	90	215	2,4
Gigot de mouton	230	63	0	17,5	18	10	100	0,4	2,7	0,002	17	210	360	100	215	2,4
Langue de mouton	187	69,2	0	14,8	13,5	19	—	0,6	3,1	0,004	15	120	280	100	—	2,2
Poitrine de mouton	381	48	0	37	12	9	—	0,3	2,3	0,001	14	155	295	80	—	2,4
Viande de veau maigre	91	76,9	0	1,7	18,8	14	70	0,25	2,3	0,003	16	210	350	100	140	3,5
Viande de veau mi-grasse	111	75	0	3,3	20,4	13	75	0,25	2,2	0,003	15	200	340	95	160	2,9
Cervelle de veau	109	80,4	0	7,6	10,1	12	150	0,17	2,5	—	15	350	280	160	—	1,3
Côtelette de veau	112	74,5	0	3,1	21,1	13	75	0,25	2,1	0,003	16	195	370	93	—	2,3
Filet de veau	95	76,7	0	1,4	20,6	12	70	0,05	2,9	—	15	200	350	85	—	3,8
Foie de veau	154	69,7	1,9	7,3	20,1	9	100	5,5	7,9	—	19	300	320	95	250	8,4
Hachis de veau	199	68	0	15	16	11	80	0,04	2,9	—	15	206	330	90	—	2,9
Jarret de veau	98	76,1	0	1,6	20,9	12	77	0,05	3	—	16	200	300	115	200	3,8
Langue de veau	121	74	1	5	18	10	120	0,12	1,4	—	12	120	230	26	190	1,6
Ris de veau	105	76	0	3,4	18,5	11	110	0,08	2	—	—	—	390	85	—	—
Rognon de veau	126	75,5	0,5	6,2	16,9	10	120	0,004	4-11,5	—	18	260	290	200	—	1,8
Viande de porc maigre	162	70	0	10	18	9	50	0,39	2,3	0,003	22	180	310	60	200	2,7
Viande de porc mi-grasse	272	62	0	24	14,1	8	60	0,45	1,7	0,003	19	175	320	80	200	2,7
Carré de porc	241	62,3	0	19	17,6	11	50	0,31	0,8	—	24	150	315	65	—	1,4
Côtelettes de porc	243	63,5	0	23	15,1	8	55	—	2,2	—	—	157	300	62	—	2,7
Filet de porc	160	68,9	0	8,8	20,1	9	50	—	2,2	—	—	152	310	60	—	2,7
Foie de porc	155	69,5	2,1	6,8	21,3	10	112	5,48	14	0,014	21	360	350	77	225	5,9
Hachis de porc	309	50,1	0	27,4	15,7	9	60	0,18	2,3	—	19	170	325	62	200	2,7
Hachis porc/veau	234	62	0	18	18	9	65	0,10	2,5	—	17	180	330	80	170	3,1
Jambon cru maigre	147	70	0	7	21	9	—	0,31	2,3	—	20	164	250	75	—	—
Jambon fumé	177	56	0	7,9	26,4	10	2060	0,09	2,5	—	20	136	225	2530	—	—

ALIMENTS ET BOISSONS	Nombre de calories Kcal	Eau en grammes	MATIÈRES ÉNERGÉTIQUES en grammes			ÉLÉMENTS MINÉRAUX en milligrammes										
			Glucides	Lipides	Protéines	Calcium	Chlore	Cuivre	Fer	Iode	Magnésium	Phosphore	Potassium	Sodium	Soufre	Zinc
Langue de porc	210	66	0,5	15,5	17	11	—	—	1,4	—	24	—	280	160	—	—
Lard mi-gras	622	20	0	65	9,1	13	—	0,02	0,8	—	15	108	225	1770	—	—
Lard maigre frit	571	12	0	53	23,5	19	—	—	1,1	—	—	265	—	2480	—	—
Rognon de porc	90	78,8	0	2,7	16,3	7	200	0,17	9	—	16	260	240	173	140	0,4
Spiering	329	54,3	0	29,5	15,9	8	—	0,39	—	—	17	—	—	56	—	2,7
3. **Charcuteries**																
Andouillette	317	52	0	25	23	18	—	—	—	—	22	—	—	724	—	—
Bacon	191	40	0	15,3	14,3	12	—	—	6	—	20	150	250	1680	—	—
Boudin blanc	291	59,9	0,9	27	11,1	25	—	—	—	—	—	—	122	2640	—	—
Boudin noir	304	45,5	0,6	13,3	45,5	7	—	0,37	6,4	—	7,6	110	38	1210	—	1,3
Cervelas	294	34,8	0,8	16,9	34,8	9	—	—	1,7	—	11	155	300	1260	—	—
Fromage de tête (tête pressée)	446	31	1,2	39,3	21,9	—	—	—	—	—	—	—	—	—	—	—
Galantine (porc-veau-volaille)	239	49	1	7	43	—	—	—	—	—	—	—	—	—	—	—
Gélatine	345	13	0	0,1	86	—	—	—	—	—	—	—	—	—	—	—
Jambon cuit (blanc)	201	62	0	12,8	21,4	15	—	0,03	2,3	—	24	135	270	965	—	1,7
Mortadelle	309	48,9	0,6	25	20,4	12	—	—	3,1	—	9	145	207	668	—	—
Pâté de foie	411	46,1	4	37,3	14,9	14	—	0,4	6,4	—	15	190	173	738	—	—
Pied de porc	253	60,7	0	20	18,3	15	—	—	1,8	—	20	125	270	64	—	—
Rillettes	474	23	0	44,2	19	13	—	—	—	—	20	—	—	1120	—	—
Salami allemand	519	27,7	0	49,7	17,8	20	2390	—	3	—	—	160	300	1260	—	—
Salami français	411	30	0	35	24	15	—	—	3	—	—	100	300	1260	—	—
Saucisse de Francfort	306	55,6	1,8	27,6	12,5	8	—	—	1,8	—	9	105	180	778	—	—
Saucisse de Strasbourg	301	55	3,1	25,4	15	14	—	—	2,3	—	9	165	200	980	—	—
Saucisson d'Arles	559	17	0	51	25	16	—	—	3	—	—	110	300	—	—	—
4. **Gibiers à poils**																
Cerf	112	74,7	0	3,3	20,6	7	38	—	2	—	29	249	330	61	200	—
Chevreuil	118	73	0	3,6	21,4	19	41	—	5	—	29	183	336	70	211	—

Lapin de garenne	133	72	0	5	22	14	23	0,24	3,5	—	29	224	382	47	—	—
Lièvre	114	73	0,2	3	21,6	9	26	0,24	2,4	—	29	220	400	50	—	—
Sanglier, marcassin	102	75	0	2	21	10	45	—	2	—	—	200	300	75	—	—
5. Gibiers à plumes																
Canard sauvage	126	72	0,5	4	22	—	—	—	—	—	—	—	—	—	—	—
Faisan	108	75	0,5	2	22	50	60	—	8	—	—	300	410	100	—	—
Perdrix, perdreau	115	72	0,5	1,4	25	—	—	—	—	—	—	—	—	—	—	—
6. Volailles																
Canard domestique	322	54,3	0	28,6	16	11	85	0,5	2,1	—	20	188	292	78	—	2,7
Magret de canard	198	70	0	12,2	22	10	—	0,4	2,1	—	15	200	285	85	—	2,7
Dinde	168	64,2	0,4	9,6	20,1	10	122	0,2	1,5	—	28	212	315	66	230	1,6
Dindonneau	151	69,7	0	6,8	22,4	20	—	0,11	1,5	—	28	238	315	66	230	2,1
Oie	349	51,1	0	31,5	16,4	12	—	0,33	1,9	0,004	20	184	420	85	—	—
Foie d'oie	180	66	5,5	10	17	10	—	—	—	—	—	180	230	140	—	—
Pigeon	108	72	0,5	2	22	17	—	—	—	—	20	175	—	78	—	—
Poule	362	51	0	29,5	24	10	—	0,02	1,5	—	19	200	300	78	—	—
Poulet	145	70,8	0	6,8	20,8	12	73	0,3	1,8	—	37	200	356	83	250	0,85
Foie de poulet	135	70	2,6	4	22,1	13	—	0,3	7,4	—	13	240	179	85	280	2
7. Poissons de mer																
Anchois, en conserve, sans l'huile	189	62,7	0	13	18	18	—	0,08	0,9	—	—	182	—	1550	—	1,77
Cabillaud (morue)	76	80,8	0	0,7	17,4	24	97	0,23	0,3	0,1	25	184	356	90	203	0,5
Colin	86	80	0	2	17	34	220	—	1	0,002	20	180	339	86	190	—
Daurade (dorade)	77	81	0	1	17	33	—	—	0,9	—	26	350	300	100	—	0,31
Eglefin (aiglefin)	73	81,3	0	0,6	16,8	18	—	0,19	0,6	0,318	23	176	300	116	235	0,3
Eperlan	77	80,2	0	0,5	18	20	—	—	1	—	25	200	357	98	—	0,31
Flétan	90	78,1	0	2,4	17,1	10	—	0,2	0,6	—	17	202	340	84	—	0,32
Hareng frais	234	62,8	0	18,5	16,8	33	122	0,32	0,8	0,052	29	250	360	117	202	0.5
Hareng cru salé (maatje)	267	54,4	0	22,6	16	43	—	0,44	1,3	0,06	35	200	370	1000	—	—
Hareng mariné	218	59,4	0	15,1	20,4	38	1600	0,2	1	0,077	12	149	370	1030	172	—
Hareng fumé (buckling)	205	61	0	12,9	22,2	66	230	0,4	1,4	0,1	17	254	285	1000	—	—
Limande	73	81,2	0	0,3	17,6	20	150	0,18	0,8	—	28	260	298	80	170	0.31
Maquereau	223	64	0	16,3	19	12	170	0,16	1	0,045	30	244	396	95	197	0.5
Merlan	100	77,3	0	3	18,3	20	85	0,1	0,9	0,01	28	200	300	83	202	0.74
Morue (voir cabillaud)																
Plie	76	80,7	0	0,8	17,1	20	—	0,55	0,9	0,19	22	198	311	120	—	0.5
Raie	77	78	0	0,5	18	20	108	—	1	—	24	240	300	100	200	0.31

ALIMENTS ET BOISSONS	Nombre de calories Kcal	Eau en grammes	MATIÈRES ÉNERGÉTIQUES en grammes			ÉLÉMENTS MINÉRAUX en milligrammes										
			Glucides	Lipides	Protéines	Calcium	Chlore	Cuivre	Fer	Iode	Magnésium	Phosphore	Potassium	Sodium	Soufre	Zinc
Rouget barbet	141	72,6	0	6,9	19,6	26	—	0,26	1	—	32	200	300	81	—	—
Rouget grondin	99	78	0	3	18	95	175	—	—	0,031	31	180	315	128	200	—
Sardine fraîche	124	73,8	0	5,2	19,4	20	—	0,17	1,2	0,013	24	258	375	100	230	0,71
Sardines entières en conserve, sans l'huile	202	57,4	0	11	25,7	20	1070	0,04	2,7	0,014	28	430	397	505	230	3
Sardines, sans peau ni arêtes, en conserve, sans l'huile	207	59	0	11	26,9	15	—	0,02	—	0,011	19	320	397	505	230	3
Sole	81	81,2	0	1,4	17,1	17	150	0,1	0,5	—	17	200	309	95	170	0,31
Thon frais	225	59	0	13	27	5	—	Traces	1	0,05	24	200	300	43	—	Traces
Thon en conserve, au naturel	111	74	0	1,2	25	7	—	0,09	1,1	0,015	23	—	325	425	—	—
Thon en conserve, à l'huile	271	54,6	0	20	22,8	7	—	0,09	1,2	0,053	28	294	343	420	—	0,8
Turbot	81	80,4	0	1,7	16,4	20	150	—	0,5	—	20	159	290	114	192	0,31
8. Poissons d'eau douce																
Anguille fraîche	281	59	0	24,5	15	18	35	0,08	0,7	0,004	20	223	270	80	130	0,55
Anguille fumée	328	50,3	0	27,8	18,6	19	370	0,09	0,7	0,005	18	260	235	800	120	0,2
Brême	100	79	0	4	16	35	120	—	0,6	—	25	232	280	110	220	—
Brochet	82	79,6	0	0,9	18,4	20	100	0,25	0,7	0,006	25	192	300	100	200	0,31
Carpe	115	75,8	0	4,8	18	30	62	—	1,1	0,002	15	216	306	100	180	—
Gardon	112	73	0	4	19	—	—	—	—	—	—	—	—	—	—	—
Goujon	63	79	0	1,5	12	—	—	—	—	—	—	—	—	—	—	—
Esturgeon	125	74	0	5	20	40	140	—	1,8	—	18	260	230	100	290	—
Perche	81	79,5	0	0,8	18,4	20	90	0,2	1	0,004	27	198	330	100	230	0,31
Sandre	83	78,4	0	0,7	19,2	27	—	—	1	—	18	194	300	81	—	0,31
Saumon frais	206	65	0	14	20	13	64	0,2	0,8	0,034	29	266	371	98	230	0,8
Saumon en conserve, au naturel	191	64,2	0	12,2	20,3	67	865	0,09	1,1	—	30	292	300	570	195	0,9
Saumon fumé	185	64,9	0	9,3	25,4	19	100	0,09	0,6	—	32	250	398	648	190	0,4
Tanche	76	79	0	0,4	18	20	95	—	0,8	—	18	207	300	80	160	0,31

Truite commune	102	76,3	0	2,7	19,5	19	105	0,25	1	0,003	27	240	380	88	240	0,32
9. Œufs de poissons																
Œufs d'esturgeon:																
- caviar frais d'Iran	262	47,1	4,6	15,5	26,1	51	1800	0,11	1,4	—	22	300	410	1940	—	0,95
- caviar frais de Russie	213	50	2	13	24	51	1800	0,11	1,4	—	22	300	410	1940	—	0,95
- caviar frais d'Astrakan	297	36	2	17	34	51	1800	0,11	1,4	—	22	300	410	1940	—	0,95
Œufs de cabillaud (morue)	115	71	0,7	1,8	24	—	—	—	—	—	—	—	—	—	—	—
10. Farines de poissons																
Farine de poissons (moyenne)	318*	7	—	6,8	64	4000	—	1	—	0,1	300	2600	600	—	—	—
Farine de baleine	374*	7	—	14	62	560	—	—	—	—	—	570	—	—	—	—
Farine de hareng	360*	10	0	8	72	4500	—	—	—	—	—	3000	—	—	—	—
Farine de cabillaud (morue)	275*	6	0	3	62	7500	—	—	—	—	—	4000	—	—	—	—
Farine de sardine	314*	7	0	5,5	66	5300	—	—	—	—	—	2500	—	—	—	—
* égal ou légèrement supérieur à ces valeurs																
11. Batraciens, crustacés, mollusques et coquillages																
Bigorneau noir	101	73	0	2,3	20	—	—	—	—	—	—	—	—	—	—	—
Buccin bouilli	94	—	0	2,6	17,6	165	500	—	—	—	414	277	211	266	—	—
Clovisse	53	86	0	0,9	11	127	—	—	25	—	50	204	43	—	320	1,7
Coque cuite	47	90	1	0,3	10	125	—	—	20	—	50	204	43	—	—	—
Coquille St-Jacques	82	80,3	4,6	0,5	14,8	70	—	—	1,8	—	38	340	480	270	342	—
Crabe frais	127	72,5	0	5,2	20,1	29	—	1,3	1,3	0,04	48	182	270	370	320	2
Crabe en conserve	101	77	1,3	3	17	30	—	1	0,9	0,04	48	180	110	1000	320	2
Crabe tourteau bouilli	121	79	0	5	19	30	550	0,43	0,9	0,04	48	350	270	440	320	2
Crevette cuite fraiche	80	78,2	0	0,8	18,1	63	2500	0,7	1,8	0,09	42	350	260	1400	300	1,8
Crevette conservée	83	75,6	0	0,9	18,7	60	—	0,4	1,1	—	40	152	220	1400	—	1,7
Ecrevisse	69	83,1	1	0,5	15	43	—	—	2	—	—	224	254	253	100	1,6
Escargot	81	79	2	1	16	170	—	0,4	3,5	0,006	250	—	—	—	140	2,5
Grenouille (cuisses)	68	81,9	0	0,3	16,4	18	40	—	1,1	0,017	23	147	308	55	40	1,4
Homard frais	86	79,2	1	1,9	16,2	61	500	0,7	0,6	0,1	22	234	260	300	170	1,6
Homard conservé en boîte	87	77,2	0,4	1,3	18,4	65	—	0,5	0,8	0,037	18	190	—	—	170	—
Huître	70	83	3,4	1,8	10	70	630	3,7	5,8	0,058	42	157	250	290	180	16
Moule	63	83,3	3,1	1,4	9,6	90	460	3,2	5,1	0,13	23	246	315	296	367	2
Palourde	168	70	1,5	10	18	—	—	—	—	—	—	—	—	—	—	3,5

ALIMENTS ET BOISSONS	Nombre de calories Kcal	Eau en grammes	MATIÈRES ÉNERGÉTIQUES en grammes			ÉLÉMENTS MINÉRAUX en milligrammes										
			Glucides	Lipides	Protéines	Calcium	Chlore	Cuivre	Fer	Iode	Magnésium	Phosphore	Potassium	Sodium	Soufre	Zinc
12. Laits																
Lait de femme (moyenne)	76	87	7,7	4,5	1,1	34	38	0,05	0,05	0,006	3,5	14	51	17	14	0,12
Lait de vache entier cru et frais	67	87	4,7	3,8	3,3	137	108	0,01	0,05	0,012	13	91	143	77	30	0,39
Lait de vache écrémé	35	90	5	0,1	3,5	130	107	—	0,1	—	14	95	200	65	—	0,44
Petit lait (lactosérum)	26	93,3	4,7	0,3	0,9	50	—	—	—	—	—	—	—	—	—	—
Lait de vache condensé non sucré	149	72,4	10,4	8,6	7,5	243	—	—	0,2	—	—	195	260	95	—	—
Lait de vache condensé sucré	337	25,5	53,9	9,4	9,1	273	—	—	0,2	—	—	230	340	140	—	—
Lait de vache en poudre entier non sucré	490	4,3	37,5	26,4	25,4	949	772	0,23	0,65	—	100	700	1120	395	270	2,3
Lait de vache en poudre écrémé non sucré	367	4,3	52,5	1	36,8	1300	1130	—	0,8	—	111	990	1240	450	300	4,4
Lait de vache en poudre demi-gras et sucré	428	3	60	12	20	—	—	—	—	—	—	—	—	—	—	—
Lait d'ânesse	44	90,5	6,6	1,1	1,7	—	—	—	—	—	—	—	—	—	—	0,42
Lait de brebis	103	82,3	4,3	7	5,5	210	120	0,04	0,08	—	15	142	190	60	—	—
Lait de chamelle	67	87,1	3,8	4,2	3,5	140	105	—	0,1	—	20	100	110	20	—	—
Lait de chèvre	74	86,3	4,7	4,4	3,8	137	130	0,03	0,1	—	17	100	165	50	25	—
Lait de jument	48	89,6	6	1,6	2,2	100	25	—	—	—	15	58	80	15	—	—
Lait de renne	238	63	4,8	19,7	10,3	—	—	—	—	—	—	—	—	—	—	—
13. Laits fermentés, crèmes et divers																
Babeurre (lait battu)	35	91,2	4	0,5	3,5	106	100	0,02	0,1	0,002	16	93	145	58	30	3
Crème fouettée (Chantilly)	296	62,4	3,4	30	3	80	80	0,006	0,05	0,003	10	63	112	34	—	0,26
Crème glacée	215	62	21	12,6	4,2	120	—	0,01	0,15	—	10	115	100	22	—	0,53
Crème de lait	213	71,9	3,2	21,2	2,4	70	80	0,006	0,1	0,003	13	50	125	50	—	0,26
Kéfir	44	90	2,7	2	3,8	—	—	—	—	—	—	—	—	—	—	—
Yaourt (yoghourt) entier	68	87	4,6	3,8	3,9	120	—	0,01	0,1	0,004	12	92	157	65	—	0,28

Yaourt (yoghourt) maigre	38	89,8	4,9	0,1	4,4	143	—	0,01	0,1	[illegible]	14	[illegible]	[illegible]	[illegible]	—	[illegible]
14. Fromages frais																
Fromage blanc entier	160	73,5	3,2	11,4	11,1	95	—	0,01	0,3	0,003	10	187	82	34	—	0,5
Fromage blanc maigre	73	81,3	4,1	0,3	13,5	92	—	0,02	0,4	0,004	12	160	95	40	—	0,6
Petit suisse 40 %	134	78	2	9,6	10	120	—	0,01	0,3	0,025	10	190	100	50	—	0,5
Petit suisse 60 %	208	70	2,5	18	9	120	—	0,01	0,3	0,025	10	190	100	50	—	0,5
Demi-sel	186	67,5	3	13,5	13	120	—	0,01	0,3	0,025	11	95	100	500	—	0,5
15. Fromages affinés																
Belgique																
Bouquet des moines (Abbaye de Val-Dieu)	301	52,5	3,5	24	17,8	470	—	0,06	0,1	—	17	270	90	800	—	2
Bruxelles	262	49	2,5	18	22,5	385	—	0,1	0,2	0,01	35	250	135	1050	—	1
Herve	330	50	5	22,3	27,3	510	—	—	1,8	—	45	270	130	1060	—	2,3
Maredsous	334	46	2,5	25,5	23,5	500	—	—	2,5	—	40	330	200	1200	—	4,5
Passendale	379	39	1,3	29	28,2	880	—	0,06	1,1	—	36	560	130	980	—	6,6
Wynendale	349	43,8	1,9	27,9	22,6	615	—	0,12	1,6	—	40	360	170	625	—	4
France																
Bleu de Bresse	360	42,8	1,8	29,8	21,1	525	—	0,14	0,2	—	40	360	140	500	—	3,1
Boursin	413	46	1	41	10	900	—	—	—	—	—	100	100	700	—	—
Brie de Meaux	263	57	1,6	20,9	17	400	—	0,08	0,5	—	17	190	150	1170	—	2
Camembert 45 %	293	52	2	22,3	21	570	—	0,07	0,2	—	17	350	110	975	—	3,1
Camembert 50 %	326	50	2,2	26,1	20,5	510	—	0,06	0,1	—	17	390	95	900	—	2,7
Cantal	386	37	5,8	30	23	780	—	—	—	—	—	460	—	—	—	—
Carré de l'Est	—	60	—	—	—	195	—	—	—	—	—	180	—	—	—	—
Chèvre (moyenne)	215	50	4	15	16	190	—	—	3	0,02	40	190	150	850	—	2
Comté	396	37	1,5	30	30	900	—	—	2	—	40	600	200	1200	—	10
Coulommiers	278	55	4,8	22	15	425	—	—	—	—	17	150	—	—	—	—
Livarot	354	46	8	22	31	715	—	—	—	—	—	300	—	—	—	—
Munster	298	52,1	2	22,6	21,6	310	—	—	3	—	40	240	135	1020	—	2,8
Pont-l'évêque	329	46	3	25	23	365	—	—	2	—	40	300	200	1200	—	—
Roquefort	369	42	2	30,6	21,5	660	—	0.09	0,6	—	30	390	90	1810	—	6
Saint-Paulin	338	45	2	26	24	650	—	—	3	—	40	360	200	1200	—	5
Danemark																
Bleu danois	360	42.8	1,8	29.8	21.1	525	—	0.14	0,2	—	40	360	140	500	—	3,1
Tilsit	359	40,6	1	27,7	26,3	860	—	0,07	0,2	—	31	520	60	775	—	3.5

ALIMENTS ET BOISSONS	Nombre de calories Kcal	Eau en grammes	MATIÈRES ÉNERGÉTIQUES en grammes			ÉLÉMENTS MINÉRAUX en milligrammes										
			Glucides	Lipides	Protéines	Calcium	Chlore	Cuivre	Fer	Iode	Magnésium	Phosphore	Potassium	Sodium	Soufre	Zinc
Grande-Bretagne																
Chester (Cheshire)	401	36,3	2,3	32,2	25,4	810	—	0,08	0,6	—	37	530	100	675	—	3,9
Stilton (blue)	366	42,4	1,9	30,4	21,3	590	—	0,12	0,4	—	35	375	115	1260	—	4,6
Italie																
Belpaese	321	48	1,1	26	20,6	—	—	—	—	—	—	—	—	—	—	—
Gorgonzola	386	48	1	34	19	600	—	0,15	—	—	30	300	125	500	—	—
Parmesan	383	29,6	2	25,8	35,6	1290	1110	0,36	1	—	45	850	130	705	250	3
Talleggio	319	49,1	0,7	26,5	19,4	—	—	—	—	—	—	—	—	—	—	—
Pays-Bas																
Edam	197	42,6	3,5	21	24,8	750	—	0,05	0,3	0,005	30	500	105	855	—	4,66
Gouda	358	42	3	27,7	24,2	775	—	0,07	0,5	0,008	27	440	100	825	—	3,71
Suisse																
Emmenthal	404	35,7	3,9	30,4	28,7	1020	1210	0,13	0,3	0,045	35	635	105	1200	—	4,63
Gruyère	398	38	1,5	29,7	29	1010	—	0,27	0,4	0,02	40	600	200	1200	—	4
16. Fromages fondus																
Gras	327	50,6	1	30	13,2	355	—	0,38	1,4	—	48	795	110	1010	—	3
Mi-gras	296	51,3	1	26	14,4	547	—	0,46	1	—	30	944	65	1260	—	3,2
Maigre	274	51,3	1	23,6	14,4	547	—	0,46	1	—	30	944	65	1260	—	8
Gruyère	280	48	2,5	22	18	750	—	0,13	—	—	40	620	180	1220	—	5
Maredsous	185	64	8	9	18	—	—	0,38	—	—	—	—	—	—	—	—
Vache qui rit	307	65	0,2	28,1	13,4	600	—	0,38	1	—	30	940	—	500	—	8
17. Œufs d'oiseaux																
Œuf de poule entier la pièce de 65 g	102	48,1	0,4	7,5	8,3	35	88	0,1	1	0,007	8	135	90	85	122	0,88
Œuf de poule entier par 100 g (moyenne)	157	74	0,6	11,5	12,8	54	135	0,15	2	0,01	12	208	138	130	188	1,35
Blanc d'œuf de poule	49	87,4	0,8	0,2	10,9	[illegible]	[illegible]	[illegible]	[illegible]	[illegible]	[illegible]	[illegible]	[illegible]	[illegible]	[illegible]	[illegible]

Jaune d'œuf de poule	369	50,4	0,6	32,4	16,8	145	120	0,41	7,6	0,02	16	580	120	60	186	3,6
Œuf de poule entier - en poudre	579	6	2,3	42,7	46,4	191	506	0,25	9,3	—	40	750	417	487	656	5,4
Œuf de cane entier - la pièce de 70 g	129	49,7	0,4	10,1	9,1	44	—	—	2,5	0,035	8	125	105	70	112	—
- par 100 g (moyenne)	184	70,9	0,7	14,4	13	63	—	—	3,6	0,05	11	178	150	100	160	—
Œuf de dinde entier par 100 g (moyenne)	172	72,8	1,7	12,5	13	—	—	—	—	—	—	—	—	—	—	—
Œuf d'oie entier - par 100 g (moyenne)	175	71	0,3	13	14	—	—	—	—	—	—	—	—	—	—	—
Mayonnaise fraîche	729	15,5	3	79	1,5	20	—	—	1	—	23	60	18	480	—	—
Mayonnaise industrielle	408	40	13	39,5	0,1	12	—	—	Traces	—	—	—	—	—	—	—
18. Légumes et dérivés																
Ail frais (tête)	138	63,4	28,1	0,15	6	38	—	0,26	1,4	0,003	36	134	515	32	—	1
Algue marine (laminaire sèche)	239	—	42	2,5	12	4000	2500	50	600	700	2500	1000	7500	5000	1000	—
Artichaut	34	87,6	5,6	0,15	2,4	45	22	0,2	1,5	0,001	26	94	430	43	20	2,5
Aperge fraîche cuite	25	93,5	3,5	0,2	2,3	20	53	0,14	0,9	0,002	11	62	240	5	45	0,32
Asperge conservée en boîte	22	93,8	2,9	0,3	1,9	18	—	—	0,9	—	9	43	200	355	—	0,3
Aubergine	27	92,4	5,1	0,2	1,2	13	37	0,09	0,45	0,008	11	26	205	10	12	0,28
Bette	33	90,8	5,6	0,4	1,6	110	—	—	3,5	—	65	29	550	145	—	—
Betterave rouge crue	41	86,8	8,4	0,15	1,5	29	61	0,19	1	—	23	43	300	77	10	1
Betterave rouge cuite	42	87	8,5	0,15	1,5	23	—	—	0,8	—	—	31	—	48	—	0,7
Brocoli cru	40	88	5,9	0,3	3,3	25	—	0,2	0,8	0,015	18	82	464	15	—	0,6
Carotte crue	41	88,6	8,5	0,2	1,1	39	45	0,08	0,5	0,009	18	37	305	95	21	0,39
Carotte cuite conservée en boîte	31	90,8	6	0,5	0,6	26	445	0,04	0,6	—	5	25	110	280	—	0,6
Céléri cru	21	93,4	3,4	0,2	1,3	55	137	0,01	0,5	—	25	40	291	98	22	0,3
Céléri cuit conservé	22	93,4	3,7	0,2	1,3	47	—	—	0,5	—	—	40	—	—	—	—
Céléri-rave cru	46	88	8,7	0,3	2	60	50	0,15	0,9	—	12	60	320	100	—	0,2
Cerfeuil cru	65	80	11,5	3,6	—	—	—	—	—	—	—	—	—	—	—	—
Champignons de couche frais	29	91,4	4,4	0,24	2,2	12	35	0,4	1,3	0,018	13	120	500	10	34	0,39
Champignons de couche cuits conservés en boîte	22	93	3	0,2	2	7	—	0,48	0,1	—	15	90	150	320	—	—
Champignons sauvages - moyenne	32	90	4,9	0,4	2,2	8	25	0,2	0,5	—	15	100	500	5	50	0,2
- cèpes	39	88,6	5,9	0,4	2,8	9	—	0,2	1	—	16	120	486	6	50	0,2
- chanterelles	22	91,5	2,8	0,5	1,5	8	—	0,2	0,5	—	14	80	507	3	50	0,2

ALIMENTS ET BOISSONS	Nombre de calories Kcal	Eau en grammes	MATIÈRES ÉNERGÉTIQUES en grammes			ÉLÉMENTS MINÉRAUX en milligrammes										
			Glucides	Lipides	Protéines	Calcium	Chlore	Cuivre	Fer	Iode	Magnésium	Phosphore	Potassium	Sodium	Soufre	Zinc
Chicon (voir endive belge)																
Chicorée (endive)	22	93,1	3,2	0,2	1,7	44	71	0,09	1,4	0,006	13	67	380	53	26	0,34
Chicorée frisée crue	20	95,1	3,4	0,1	1,2	44	19	0,14	0,7	—	13	23	241	10	18	0,2
Chou blanc	27	92,6	4,8	0,2	1,4	45	37	0,06	0,4	0,005	25	32	280	13	70	0,3
Chou de Bruxelles cru	54	84,9	7,8	0,6	4,3	29	25	0,1	0,7	0,001	22	84	420	11	80	0,87
Choux de Bruxelles cuits conservés en boîte	38	90	5,7	0,2	3,3	120	—	—	1,3	—	—	—	—	—	—	—
Chou chinois	13	95	1,8	0,1	1,1	40	—	0,02	0,6	—	11	53	202	10	—	—
Choucroute	22	93,2	3,9	0,2	1,1	36	340	0,1	0,6	—	7	43	288	355	—	—
Chou-fleur cru	30	91,8	4,5	0,2	2,4	22	30	0,14	0,7	0,001	17	72	328	24	30	0,23
Chou frisé	40	86,6	7,2	0,6	3,9	130	76	1,4	1,3	—	24	76	400	15	137	—
Chou rouge cru	33	90,4	6	0,2	1,7	35	75	0,06	0,5	0,005	18	31	302	32	68	0,3
Chou vert cru	25	86,3	4,6	0,2	1,3	30	55	0,09	1	0,002	13	87	490	42	70	1,5
Ciboulette crue	33	90,3	6,6	0,2	1	78	43	0,11	0,9	—	32	75	250	15	49	—
Citrouille	31	90	6	0,2	1,3	21	18	0,07	0,8	—	10	30	400	3	10	0,2
Concombre	15	95,6	3	0,1	0,6	15	29	0,09	0,3	0,003	9	27	140	12	13	0,16
Cornichon	13	95,6	2,2	0,1	0,7	10	29.	0,09	3,1	0,0013	9	21	140	8	13	0,16
Cornichons (condiments. voir 22)																
Courge (et potiron)	24	92,5	4,5	0,1	1,2	21	28	0,08	0,8	0,002	10	44	457	10	10	0,2
Cresson	40	87,2	5,5	0,7	2,9	81	105	0,14	1,6	—	17	76	550	60	147	0,2
Echalote	75	81	17	0,2	1,3	25	—	—	0,7	—	12	25	150	10	65	—
Endive (voir chicorée)																
Endive belge (chicon, witloof)	22	94	3,5	0,1	1,3	48	70	0,1	0,7	0,006	13	67	380	53	32	0,34
Epinard cru	24	92,4	2,9	0,3	2,3	94	70	0,12	3,1	0,002	56	55	500	65	29	0,5
Epinard cuit conservé en boîte	25	93	3	0,4	2,3	80	—	—	1,6	—	—	33	260	320	—	—
Estragon frais	—	—	—	—	—	—	—	—	—	—	—	—	—	—	—	—
Fenouil	31	90	6,4	0,1	1	70	—	—	1,4	—	49	51	494	86	—	—

Fève des marais	39	85	4	0,2	5,4	19	—	—	2,3	—	31	100	400	5	—	—
Gingembre (racine)	60	85	9,8	1,5	1,8	23	—	0,45	2,1	—	130	140	910	6	—	6,8
Haricot blanc sec	331	16,7	58,8	1,6	20,2	122	25	0,9	6,4	0,002	140	415	1160	20	220	5,2
Haricot (fève) à couper	16	94	2,8	0,1	1	40	—	—	0,5	—	—	30	250	2	—	—
Haricot vert cru	39	89	6,7	0,2	2,4	57	28	0,12	1	0,003	26	44	258	2	30	0,08
Haricot vert cuit conservé en boîte	23	92,5	4,2	0,1	1,2	32	—	0,23	1,3	—	16	23	200	275	—	—
Haricot de Lima cru	126	66,5	22	0,8	7,5	63	9	0,86	2,3	—	66	158	680	1	60	—
Laitue (feuilles)	18	94,4	2,6	0,2	1,3	26	54	0,07	0,9	0,003	12	33	240	10	16	0,22
Lentille sèche	334	11,6	55,9	1,3	24,5	60	62	0,6	5	0,002	79	412	810	36	200	0,01
Macédoine de légumes conservée en boîte	66	82,6	12,2	0,3	3,2	25	—	0,2	3,5	—	32	62	450	80	—	0,5
Mâche	21	93,8	2,6	0,3	1,8	30	17	—	—	—	13	49	421	4	57	—
Maïs cru	112	70	22,1	1,2	3,3	4	14	0,16	0,6	0,003	46	130	300	0,4	32	1,2
Manioc cru	154	59	37	0,2	0,9	25	—	—	1,2	—	—	30	—	—	—	—
Manioc (semoule: tapioca)	350	12,6	86,4	0,2	0,6	12	—	0,07	0,3	—	2	30	25	5	—	—
Melon	26	92	5,3	0,2	0,7	6	25	0,04	0,2	0,002	10	21	330	20	12	0,1
Navet cru (racine)	33	90	6,5	0,2	1,1	50	48	0,07	0,4	0,008	9	34	280	58	34	0,17
Oignon cru	47	86,9	9,8	0,2	1,4	32	24	0,08	0,5	0,002	16	44	175	9	60	1,4
Oseille crue	26	90	2,6	0,5	2,6	40	60	0,3	8,5	0,007	46	60	400	20	20	0,22
Patate douce crue	116	70,8	26	0,5	1,8	34	90	0,17	0,8	—	19	55	460	9	20	—
Persil cru	55	84	7,6	1	3,7	195	140	0,52	6,2	0,002	41	82	700	33	—	0,9
Persil séché	—	—	—	—	—	1385	—	—	15	—	—	380	—	—	—	—
Piment rouge	93	72	15	2,5	2,5	35	—	—	0,7	—	—	—	—	—	—	—
Piment vert	62	80	10	1,5	2	34	13	—	0,4	—	10	26	140	6	14	0,06
Pissenlit cru (dent-de-lion)	48	85,4	7,5	0,7	2,7	170	99	0,15	3,1	—	35	60	440	76	17	1,2
Poireau cru	43	87,9	7,9	0,3	2	52	40	0,3	1	0,001	18	50	300	5	72	0,31
Pois chiche sec	361	10,6	61	5	18	150	—	—	7	—	—	375	—	—	—	—
Petit pois cru	91	74,5	15,4	0,4	6,4	25	35	0,38	2	0,004	30	70	370	4	55	2,65
Petit pois cuit conservé en boîte	66	81,2	11,7	0,4	3,7	24	318	0,18	1,5	0,003	25	90	200	330	44	0,8
Pois sec entier	341	11	58,3	1,4	23,8	67	55	0,7	5,8	0,002	123	342	905	41	174	3,5
Pois sec cassé	352	11	63	1,3	22	33	35	0,6	5,4	0,002	123	300	880	41	—	—
Pois mange-tout	48	86,2	9	0,1	2,6	44	—	—	1,4	—	—	54	—	—	—	—
Poivron vert cru	20	92	3,8	0,2	1,2	11	16	0,11	0,4	—	18	29	400	13	19	0,2
Pomme de terre crue	85	77,4	18,9	0,1	2	14	43	0,16	0,9	0,003	28	58	450	4	30	0,3
Pomme de terre bouillie épluchée (nature)	85	76	19	0,1	2	7	—	0,15	0,5	0,004	25	60	600	10	—	0,27
Pomme de terre cuite au four	97	73	22	0,1	2	13	—	—	0,7	—	—	58	—	—	—	—

ALIMENTS ET BOISSONS	Nombre de calories Kcal	Eau en grammes	MATIÈRES ÉNERGÉTIQUES en grammes			ÉLÉMENTS MINÉRAUX en milligrammes										
			Glucides	Lipides	Protéines	Calcium	Chlore	Cuivre	Fer	Iode	Magnésium	Phosphore	Potassium	Sodium	Soufre	Zinc
Pomme de terre frite	399	20	52	19	5	15	—	0,27	0,8	—	37	152	900	15	—	0,28
Pomme de terre séchée en poudre	355	7	80	0,7	7	25	—	—	4	—	—	88	—	—	—	—
Chips salées	557	3,1	49	37,1	6,7	30	—	0,36	1	—	48	152	1190	550	—	0,81
Potiron (voir courge)																
Pourpier cru	15	94	1,1	0,3	1,9	95	—	—	1,5	—	151	70	800	30	—	—
Radis cru	21	92,9	3,9	0,1	1,1	30	34	0,13	0,8	0,008	15	29	322	25	39	0,16
Raifort cru	70	76	13,6	0,3	3	108	18	0,14	2	—	35	70	530	15	212	—
Salsifis cru (scorsonère)	76	80	13,6	0,9	3,6	40	31	0,3	1,2	—	24	76	400	5	88	0,22
Scarole verte ou blanche crue	25	94	4	0,3	1,5	80	70	—	—	—	13	40	390	10	32	—
Scorsonère (voir salsifis)																
Soja germe	57	86	5	1,4	6	50	—	—	1,2	—	—	65	—	—	—	—
Soja, graines entières sèches	423	7,5	29,9	18,1	35	254	24	0,9	8	0,115	238	583	1865	4	320	3
Soja, graines fermentées (tsiang chinois)	154	45	1,1	9	17	100	—	—	3,9	—	—	—	—	—	—	—
Tomate crue	23	93,5	4,7	0,1	0,9	10	45	0,09	0,2	0,002	20	27	300	10	11	0,24
Tomate cuite conservée en boîte	22	94,2	3,9	0,2	1	6	—	0,09	0,2	0,007	25	22	270	150	11	0,01
Jus de tomate salé conservé en boîte	21	93,7	3,8	0,2	1	7	—	0,12	0,6	—	9	20	260	300	5	0,09
Purée de tomate conservée	43	86	8	0,5	1,6	27	—	0,09	1,1	—	20	65	1160	590	—	—
Tomate séchée	376	3	76	3,2	10,8	120	—	—	4,5	—	—	290	—	—	—	—
Tournesol, graine	575	5	20	43	27	—	—	—	—	—	—	—	—	—	—	—
Truffe	93	74	13	0,5	9	24	39	—	3,5	—	28	60	430	77	10	—
Witloof (voir endive belge)																
19. Fruits et dérivés																
Abricot frais	50	85,7	11,2	0,2	0,8	16	2	0,12	0,4	0,001	9	23	278	2	6	0,1
Abricot sec	277	24	63,4	0,4	4,6	67	23	0,8	4,1	0,003	62	119	1370	26	100	0,4
Abricot sucré conservé en boîte	88	77,3	21	0,1	0,6	9	[illegible]	0,05	[illegible]	[illegible]	[illegible]	[illegible]	[illegible]	[illegible]	[illegible]	[illegible]

Airelle fraîche	35	85	7,5	0,4	0,2	14	5	0,26	0,7	0,005	7	11	120	2	7	0,2
Airelle conservée sucrée en boîte	126	48,1	30	0,5	0,3	12	—	0,12	0,5	0,005	5	9	80	1	6	0,2
Amande sèche	634	4,7	17	54	20	234	11	0,85	4,4	0,002	260	504	860	6	155	2,1
Ananas frais cru	51	86,4	11,9	0,2	0,4	14	38	0,08	0,4	0,003	17	8	250	2	4	0,1
Ananas sucré conservé en boîte	91	78	21,9	0,2	0,4	25	4	0,05	0,5	0,012	8	7	120	2	3	0,1
Ananas (jus conservé en boîte)	51	86,1	12	0,1	0,3	12	—	0,09	0,3	0,001	12	10	140	1	—	0,01
Arachide (cacahuète) sèche	592	4	23,6	44,5	24,3	68	12	0,27	2,3	0,013	180	393	740	3	—	3,07
Arachide grillée	636	2,6	22,6	48,7	26,9	74	12	0,27	1,9	0,013	178	393	690	3	300	3.07
Arachide (beurre d'-)	609	1,7	18,5	47,4	27	55	—	—	1,9	—	178	393	790	120	225	—
Avocat frais	179	68,2	6	16,4	1,9	13	13	0,21	0,6	—	29	38	503	3	30	0,4
Banane fraîche	94	74,9	21,2	0,4	1,3	7	113	0,13	0,6	0,002	36	28	393	1	12	0,23
Banane séchée	292	—	66	1,2	4,2	20	310	0,66	4,8	—	107	90	1140	9	36	0,69
Brugnon frais (nectarine)	65	83,2	15	0,1	0,9	4	5	0,006	0,5	—	12	24	268	9	—	0,1
Cacahuète (voir arachide)																
Cassis frais	72	82	16,2	0,2	1,3	30	—	0,13	0,9	—	17	43	370	3	—	0,18
Cassis (jus frais)	58	85	14	0	0,5	—	—	—	—	—	—	—	—	—	—	—
Cassis (gelée)	—	—	—	—	—	—	—	—	—	—	—	—	—	—	—	—
Cerise fraîche	70	82	15,5	0,4	1,1	19	3	0,09	0,4	0,001	11	30	255	2	8	0,15
Cerise du Nord (voir Griotte)																
Cerises conservées en bocal	53	87	12	0,2	0,6	11	—	—	1,4	—	10	12	—	—	—	0,11
Chataigne fraîche	207	50	42,8	2,3	3,7	40	11	0,33	1,1	0,001	41	84	470	4	39	0,15
Chataigne sèche	373	9	75,9	4,5	7,1	65	19	0,65	1,9	0,002	75	150	910	20	110	0,35
Citron frais	40	85,2	7,8	0,6	0,8	11	4	0,26	0,4	0,001	12	22	160	6	10	0,17
Citron (jus frais)	35	90,7	8	0,1	0,4	13	4	0,13	0,14	0,003	8	11	132	2	3	—
Cocktail de fruits conservés au sirop en boîte	78	80,3	18,2	0,3	0,4	9	3	0,03	0,4	0,001	8	12	160	5	2	0,01
Coing frais	44	83,5	9,8	0,3	0,4	10	2	0,13	0,3	—	6	19	203	3	5	—
Datte fraîche	165	58	37	1	2	34	250	0,41	2,1	0,001	63	50	350	5	60	0,34
Datte sèche confite	306	22,4	72,9	0,6	2,2	59	290	0,33	1,6	0,001	59	64	750	35	65	0,34
Figue fraîche	74	80,4	16,6	0,3	1,1	46	15	0,06	1,2	0,001	21	31	238	3	11	0,25
Figue sèche	305	16,8	69,1	1,3	4,2	126	80	0,35	3,5	0,004	70	108	1010	40	52	0,9
Fraise fraîche	36	89,5	7	0,5	0,7	17	11	0,12	0,5	0,001	12	27	160	3	13	0,12
Fraise sucrée conservée en boîte	113	71	27,3	0,2	0,5	20	—	0,04	0,9	0,001	7	33	107	7	—	0,2
Fraise (confiture de -)	276	29	68	0,1	0,6	—	—	—	—	—	—	—	—	—	—	—
Framboise fraîche	50	80	10,6	0,3	1,3	45	22	0,13	0,9	0,001	22	44	220	3	18	0,001
Framboise sucrée conservée en boîte	95	74	22,5	0,3	0,6	18	—	0,1	1,7	0,001	13	14	100	7	—	0,001

ALIMENTS ET BOISSONS	Nombre de calories Kcal	Eau en grammes	MATIÈRES ÉNERGÉTIQUES en grammes			ÉLÉMENTS MINÉRAUX en milligrammes										
			Glucides	Lipides	Protéines	Calcium	Chlore	Cuivre	Fer	Iode	Magnésium	Phosphore	Potassium	Sodium	Soufre	Zinc
Framboise (jus frais)	40	90	9,5	0	0,3	29	10	0,05	0,9	—	18	14	140	6	7	—
Goyave fraîche	76	81	17	0,6	0,7	15	45	—	0,9	—	20	32	390	4	—	0,9
Grenade fraîche	66	80	16	0,1	0,3	11	—	—	0,7	—	3	23	379	7	—	—
Griotte (cerise du Nord) fraîche	57	86	12	0,5	0,9	19	3	0,9	0,5	0,002	13	20	255	2	8	0,15
Groseille blanche fraîche	45	84,2	9,8	0,1	1,3	22	12	0,14	0,8	0,001	9	28	290	2	25	0,2
Groseille rouge fraîche	41	84,7	8,6	0,2	1,1	19	12	0,1	0,8	0,001	13	30	280	2	25	0,2
Groseille verte fraîche (à maquereau)	44	87,3	9,7	0,2	0,8	15	9	0,08	0,3	0,002	7	34	210	3	14	0,1
kaki frais	42	81	9	0,4	0,7	8	—	—	0,4	—	8	26	175	4	—	—
Kiwi frais de culture	45	83,8	9	0,6	1	38	—	—	0,8	—	24	31	295	4	—	—
Kiwi frais sauvage	—	—	—	—	—	—	—	—	—	—	—	—	—	—	—	—
Litchi frais	68	77	16	0,1	0,7	25	—	—	—	—	14	7	150	—	—	—
Mandarine fraîche	52	86	11,6	0,3	0,7	33	2	0,09	0,3	0,0008	11	20	250	5	10	0,08
Mangue fraîche	64	79	15	0,2	0,4	10	—	0,12	0,4	0,002	18	17	202	7	13	1,9
Mirabelle	45	86,4	10	0,2	0,7	12	—	—	0,5	0,005	15	20	230	2	—	0,05
Mûre sauvage fraîche	37	80,3	6,2	0,9	0,9	18	20	0,15	1,3	0,02	25	34	190	3	16	0
Mûre fraîche de culture	53	83,4	10,2	0,8	1,1	34	10	0,09	0,9	0,01	15	25	257	4	13	0
Myrtille fraîche	69	83,2	15,3	0,6	0,6	10	8	0,11	0,7	—	3	13	90	1	11	0,1
Nectarine (voir brugnon)																
Nèfle frais	98	74	23	0,4	0,4	30	3	0,17	0,5	—	11	28	250	6	17	0,18
Noisette sèche	657	4,8	14,8	60,5	13,3	225	10	1,28	3,8	0,002	156	333	636	3	198	1,87
Noix sèche	677	3,3	14,3	62,2	15	82	27	0,88	2,1	0,003	129	409	544	2	160	2,7
Noix d'acajou rôtie	612	3,6	26	48	19	46	—	3,7	2,8	0,01	267	428	552	15	—	4,8
Noix du Brésil	682	5,3	9	65	15,1	127	61	1,1	2,8	0	225	674	760	10	198	4,2
Noix de coco fraîche	467	47	9,8	34,5	4,1	13	116	0,32	1,7	0,001	37	94	440	25	38	0,5
Noix de coco (lait)	26	94	5	0,4	0,4	20	180	0,04	0,1	0	30	37	310	110	10	—
Noix de coco (séchée)	596	4,9	32,6	49,5	4,8	42	200	0,73	3,6	0,002	76	170	700	32	63	1,8

Olive verte fraîche	207	72	6	20	0,8	105	4	0,5	2	0,001	2	15	1520	128	27	0,3
Olive noire fraîche	156	73,5	3,5	15	1,6	85	7	0,6	1,6	0,001	5	18	1520	132	—	0,3
Olive en saumure	125	78,2	1,3	12,7	1,4	74	3750	0,46	1,6	0,001	22	17	1526	2400	32	0,3
Orange fraîche	50	85,7	11,7	0,1	0,5	31	5	0,07	0,3	0,002	13	24	200	3	9	0,2
Orange (jus frais)	55	86	12,8	0,1	0,6	11	7	0,08	0,2	0,001	12	22	180	2	7	0,02
Orange (jus en conserve)	51	88	11,8	0,1	0,5	10	—	—	0,2	0,001	8	18	110	4	—	0,02
Orange (confiture d'-)	291	25	72	0,1	0,4	—	—	—	—	—	—	—	—	—	—	—
Pamplemousse frais	41	88,9	9,2	0,2	0,6	19	3	0,04	0,3	0,001	11	18	230	2	6	0,17
Pamplemousse (jus frais)	41	89,2	9,5	0,1	0,5	9	2	0,03	0,2	0,001	8	13	142	2	5	0,03
Pamplemousse (jus en conserve)	43	89	9,8	0,1	0,5	8	—	—	0,5	—	6	12	—	—	—	—
Pamplemousse (quartiers sucrés conservés en boîte)	79	79,8	18,8	0,1	0,6	13	—	—	0,3	—	—	14	—	2	—	—
Papaye fraîche	35	87,9	8	0,1	0,5	21	—	0,03	0,4	—	40	16	211	3	—	0,12
Pastèque fraîche	25	92	5,3	0,2	0,4	5	8	0,07	0,3	0,001	8	11	158	4	7	0,1
Pêche fraîche	50	86,3	11,6	0,1	0,6	8	4	0,05	0,5	0,001	9	22	260	3	7	0,02
Pêche conservée au sirop en boîte	81	78	19,7	0,1	0,4	5	3	0,03	0,3	0,002	5	13	150	4	1	0,05
Pêche séchée	281	24	65,5	0,6	3,3	42	13	0,63	4	0,001	54	126	1340	16	140	0,1
Pignon frais	674	5,2	20	60,4	12,4	—	—	—	—	—	—	—	—	—	—	—
Pistache fraîche	638	5,1	15,2	54,5	21,5	131	—	—	7,3	—	158	500	972	5	—	—
Poire fraîche	62	83,1	14	0,4	0,5	8	3	0,09	0,3	0,002	8	17	130	2	6	0,23
Poire conservée au sirop en boîte	79	76,2	19	0,1	0,4	6	2	0,04	0,4	0,002	6	9	90	6	2	0,05
Poire séchée	268	24	62,5	1,2	1,7	40	9	0,2	1,8	0,008	30	40	580	13	22	0,7
Pomme fraîche	61	84	14,1	0,4	0,3	6	4	0,09	0,35	0,002	6	12	144	3	5	0,12
Pomme (jus frais)	53	86	13	0,1	0,1	3	5	0,02	0,5	0,001	4	10	150	5	—	0,07
Pommes en compote sucrée conservée en boîte	83	80,9	19,8	0,2	0,3	4	—	—	0,4	—	5	8	55	0,3	1	0,1
Pomme séchée	296	21,7	69,6	1,3	1,4	24	17	0,58	1,44	0,009	24	45	568	7	24	0,48
Prune fraîche	50	84,4	11,2	0,2	0,8	11	2	0,09	0,4	0,001	10	20	221	3	5	0,07
Prune sucrée conservée en boîte	84	78,6	20,3	0,1	0,4	10	4	0,06	0,2	0,005	5	14	150	5	—	0,03
Pruneau	195	30	45	0,6	2,4	30	7	0,4	1	0,001	27	95	860	12	33	0,1
Raisin frais	73	79,3	16,8	0,3	0,7	19	2	0,1	0,3	0,001	9	21	240	2	9	0,08
Raisin (jus frais)	68	82,9	16,6	0,1	0,2	10	2	0,02	0,3	0,0005	7	12	148	5	9	0,04
Raisin sec	311	15,7	76,5	0,1	1,1	31	9	0,24	1,6	0,003	36	145	860	31	42	0,1
Rhubarbe fraîche	19	95	3,8	0,1	0,6	51	53	0,05	0,5	0,001	16	25	300	5	8	—
Rhubarbe en marmelade sucrée	147	63	36	0,1	0,4	41	—	—	0,4	—	—	20	—	—	—	—
Sorbets de fruits	126	68	30	0	1,5	41	25	0,03	0,4	—	11	26	38	20	—	0,53

ALIMENTS ET BOISSONS	Nombre de calories Kcal	Eau en grammes	MATIÈRES ÉNERGÉTIQUES en grammes			ÉLÉMENTS MINÉRAUX en milligrammes										
			Glucides	Lipides	Protéines	Calcium	Chlore	Cuivre	Fer	Iode	Magnésium	Phosphore	Potassium	Sodium	Soufre	Zinc
20. Corps gras																
Beurre frais non salé	735	17,4	0,7	81	0,6	16	—	0,01	0,2	0,004	3	21	16	5	—	0,23
Graisse de bœuf fondue	771	13	0	85	1,5	—	—	0,12	0,4	—	—	12	200	35	—	—
Graisse de bœuf industrielle (blanc de bœuf)	872	2	0	96,5	0,8	0	—	0,08	0,3	—	—	7	6	11	—	—
Graisse d'oie	896	0	0	99,5	0	—	—	—	—	—	—	—	—	—	—	—
Graisse de porc (saindoux)	846	0,2	0	94	0,1	0	—	0	0	0,01	0	3	1	1	—	0,2
Huile d'arachide	895	0,4	0,2	99,4	0	0	—	0,003	0,1	—	Traces	0	0	0	—	0
Huile de maïs	896	0	0	99,5	0	15	—	0,05	1,3	—	0	—	1	1	—	—
Huile de noix	896	0	0	99,5	0	—	—	—	—	—	—	—	—	—	—	—
Huile d'olive	897	0,2	0,2	99,6	0	1	—	0,07	0,1	0,005	0	0	0	1	—	0,28
Huile de soja	900	0	0	100	0	0	—	0	0	—	0	0	0	0	—	0,2
Huile de tournesol	898	0,2	0	99,8	0	0	—	0,7	Traces	—	0	0	0	0	—	0
Huile de foie de morue	899	0	0	99,9	0	—	—	—	—	0,86	—	—	—	Traces	—	—
Huiles végétales (moyenne)	900	Traces	0	99,9	0	—	—	—	—	—	—	—	Traces	0,1	—	—
Margarine (moyenne)	741	16	0,4	82	0,4	8	—	0,005	Traces	—	1	10	7	15	—	0,16
Margarine Becel	741	16	0,2	82	0,5	7	—	—	—	—	—	10	25	10	—	0,2
Margarine Vitelma	740	17,2	0,2	82	0,2	8	—	—	—	—	—	7	20	3	—	—
Mayonnaise fraiche	729	15,5	3	79	1,5	20	—	—	1	—	23	60	18	480	—	—
Mayonnaise industrielle	408	40	13	39,5	0,1	12	—	—	Traces	—	—	—	—	—	—	—
21. Sucres et dérivés																
Bonbons acidulés	381	4,5	94	0,1	0,8	0	—	—	0	—	0	0	10	100	—	—
Bonbons au chocolat	309	6,6	66,4	1,6	7,2	—	—	—	—	—	—	—	—	—	—	—
Cacao sec en poudre	484	4,8	39	27,3	20,4	107	43	3,9	12,3	—	414	656	1920	60	—	5
Caramels	445	7	75	15	2,5	95	—	—	2,3	—	25	64	210	320	—	—
Cassonade brune	386	3	96	0,1	0,1	9	—	0,06	2,6	—	0	19	240	35	32	0,03
Chocolat blanc	565	1,1	57,6	33,1	9,2	290	—	—	2,5	—	17	125	82	12	—	—

Chocolat fondant	544	1,4	62,1	31,9	2	63	—	1,1	3,2	—	107	250	397	19	67	0,2
Chocolats (« pralines » belges) moyenne	440	20	48	25	5,7	60	—	—	0,9	—	33	146	145	10	—	—
Chocolat au lait	557	1,1	55,6	33,7	7,6	228	151	1,1	3,1	—	58	242	471	12	7	0,2
Confitures (moyenne)	284	30	70,1	0,2	0,3	15	9	0,23	0,2	—	10	12	—	—	—	—
Gelées (moyenne)	261	35	65	0	0,2	10	—	—	0,2	—	—	110	25	41	—	—
Guimauve (pâte de -)	336	15	81	0	3	0	—	—	0	—	—	0	1350	40	50	—
Massepain	487	8,8	57,4	25	8	—	—	—	—	—	—	—	—	—	—	—
Mélasse	249	25	60	0,1	2	262	410	1,9	6,4	—	80	60	15	5	3	—
Miel d'abeilles naturel	312	20	77,2	0,1	0,4	5	27	0,2	0,7	—	5	16	50	19	—	0,1
Pralines belges (voir chocolats)																
Sirops	296	24	74	0	0	45	—	—	4	—	—	16	75	9	—	—
Sucre non raffiné	384	3	96	0	Traces	20	—	0,02	2,1	—	—	—	230	24	—	0,1
Sucre raffiné blanc	398	Traces	99,5	0	0	1	0	0,02	0,04	—	Traces	Traces	1	Traces	—	0,06
22. Condiments et épices																
Cornichons au vinaigre	11	90	2,4	0,1	1	25	300	0,009	1,6	0,001	9	8	140	360	—	0,16
Cornichons aigres-doux	141	61	35	Traces	Traces	10	—	—	4	—	—	—	—	—	—	—
Ketchup	96	69,5	21	0,4	2	12	1100	—	0,8	—	—	18	800	1300	—	—
Moutarde en pot	135	78	3,5	10,4	6,2	500	15	—	—	—	—	750	260	55	120	—
Noix de muscade	504	14	37	36	8	120	—	—	4,5	—	—	—	—	—	—	—
Oignons blancs	31	91	7	0,1	0,5	25	120	0,12	0,6	—	—	25	100	350	—	—
Poivre	0	Traces	0	0	0	120	6	1	10	—	45	130	42	7	100	—
Sel blanc raffiné	0	Traces	0	0	0	12	60.000	0,6	0,3	—	76	—	—	40.000	23	—
Vinaigre	0	99,9	0	0	0	15	12	0,04	0,4	—	16	20	90	20	—	60
Vinaigrette 25 %	289	58	11	27	0,5	4	—	—	—	—	—	15	4	1250	—	—
Vinaigrette 50 %	496	38	6	52	1	7	—	—	—	—	—	30	8	900	—	—
23. Levures																
Levure de boulangerie fraîche (ferment)	99	70,9	12,4	0,4	11,3	13	28	3,32	4,9	—	59	605	649	34	4	19,4
Levure de bière sèche (aliment)	324	7,5	35,8	1,8	41	103	—	3,32	18,2	—	—	1897	1805	180	—	—
Levure de Torula	338	4,9	30	2	50	100	—	—	20	—	—	—	—	—	—	—
24. Boissons (par 100 ml)																
Bière blonde (pils)	34	90,6	3,8	0	0,5	6	19	0,01	0,05	0,001	5	19	38	5	55	0,02
Bière blonde (luxe)	46	92	4	0	0,5	12	19	0,04	0,05	0,001	7	28	43	6	55	0,02
Bière brune	46	91,1	5	0	0,4	3	19	—	0,05	0,001	8	25	50	3	55	0,02
Cacao (laitage)	101	79	10,9	4,6	3,8	119	—	—	0,4	—	—	114	52	1	—	0

ALIMENTS ET BOISSONS	Nombre de calories Kcal	Eau en grammes	MATIÈRES ÉNERGÉTIQUES en grammes			ÉLÉMENTS MINÉRAUX en milligrammes										
			Glucides	Lipides	Protéines	Calcium	Chlore	Cuivre	Fer	Iode	Magnésium	Phosphore	Potassium	Sodium	Soufre	Zinc
Café noir	5	99	0,7	0,1	0,3	5	0,6	—	0,35	—	9	5	—	—	—	0
Cidre brut	49	92,4	2	0	0	5	20	—	0,2	—	4	7	70	7	—	—
Cidre doux	36	92	5	0	0	5	20	—	0,2	—	4	7	70	7	—	—
Campari	160	68	12	0	0	—	—	—	—	—	—	—	100	3	—	—
Cinzano	180	61	24	0	0	—	—	—	—	—	—	—	—	—	—	—
Coca-cola	44	88	11	0	0	4	—	0,04	—	—	1	15	1	7	—	0,01
Cognac	232	64,9	0	0	0	0	—	—	—	—	0	—	2	2	—	—
Eaux-de-vie	280	58	—	—	—	—	—	—	—	—	—	—	110	6	5	—
Gancia	184	60	25	0	0	—	—	—	—	—	—	—	—	—	—	—
Ginger ale	32	92	8	0	0	—	—	—	—	—	—	—	4	3	—	—
Jus de fruits (voir 19)																
Laits (voir 12)																
Limonades	48	89	12	0	0	5	—	—	—	—	20	2	30	9	—	—
Poiré pur	55	92	5	0	0	—	—	—	—	—	—	—	80	9	—	—
Porto	169	68	14	0	0,3	5	8	0,09	0,3	—	10	11	100	3	—	—
Rhum	245	58	0	0	0	—	—	—	—	—	—	—	75	4	—	—
Schweppes tonic	48	87	12	0	0	—	—	—	—	—	—	—	—	75	—	—
Sodas	44	90	11	0	0	—	—	—	—	—	—	—	—	—	—	—
Thé de chine	2	99	0,4	0	0,1	3	0,4	—	0,2	—	—	3	—	—	—	—
Vin blanc 10°	76	89	4	0	0,2	9	2	0,07	0,55	0,001	11	15	82	2	9	0,23
Vin rouge 10°	57	89,8	0,2	0	0,2	7	2	0,1	0,55	0,001	8	11	90	3	9	0,23
Vin rouge 12°	68	88	0,2	0	0,2	8	2	0,1	0,55	0,001	8	15	93	4	9	0,26
Whisky	252	64,7	0	0	0	2	—	—	—	—	0,3	—	3	Traces	—	—
25. Eaux minérales (par 100 ml)																
Allemagne fédérale																
Apollinaris	0	99,9	0	0	0	9	—	—	—	—	12	—	3	55	—	—

Belgique																
Bru	0	99,9	0	0	0	2,3	0,4	—	—	—	2,2	—	0,2	1	—	—
Chaudfontaine	0	99,9	0	0	0	6,5	3,5	—	—	—	2,1	—	0,4	4,4	—	—
Chevron	0	99,9	0	0	0	7,5	0,4	—	—	—	3,1	—	0,2	1,4	—	—
Spa Monopole	0	99,9	0	0	0	1	—	—	Traces	—	0,2	—	1	1	—	—
Spa Reine	0	99,9	0	0	0	Traces	—	—	Traces	0,0004	0,1	—	Traces	Traces	—	—
Spontin	0	99,9	0	0	0	8	1,4	—	—	—	1,1	—	0,1	0,6	—	—
France																
Badoit	0	99,9	0	0	0	27	—	—	—	—	10	—	—	18	—	—
Contrexéville	0	99,9	0	0	0	45	—	—	—	—	6,6	—	Traces	1	—	—
Evian	0	99,9	0	0	0	8	—	—	Traces	0,0004	—	—	Traces	1	—	0
Perrier	0	99,9	0	0	0	14	—	—	—	—	0,4	—	Traces	1	—	—
Vichy Célestins	0	99,8	0	0	0	10	—	—	—	Traces	1	—	8	133	—	—
Vichy Hôpital	0	99,7	0	0	0	15	—	—	—	—	1,2	—	11	188	—	—
Bassin de Vichy: Saint-Yorre	0	99,7	0	0	0	8	33	—	—	—	0,9	—	11,5	174	—	—
Bassin de Vichy: Source Regina (Cusset)	0	99,8	0	0	0	12	8	—	—	—	1,9	—	6,5	78,4	—	—
Vittel Grande Source	0	99,9	0	0	0	20	—	—	—	—	3,6	—	Traces	Traces	—	—
Volvic	0	99,9	0	0	0	1	—	—	Traces	0,0002	0,6	—	1	1	—	—
26. Potages et bouillons																
Bouillon de bœuf	280	3,2	6,4	19,2	20,6	—	—	—	—	—	—	—	—	—	—	—
Bouillon de poule	295	2,7	11,1	18,9	20,1	—	—	—	—	—	—	—	—	—	—	—
Bouillon cube	101	4	Traces	Traces	25	—	—	—	—	—	—	—	—	—	—	—
Consommé de bœuf au vermicelle	341	5,9	58,7	5,5	14	—	—	—	—	—	—	—	—	—	—	—
Consommeé de poule au vermicelle	336	6,3	58	4,7	15,4	—	—	—	—	—	—	—	—	—	—	—
Potage aux poireaux et pommes de terre	348	6,3	56,7	8,2	11,8	—	—	—	—	—	—	—	—	—	—	—
Potage aux légumes	334	6	56,5	6,8	11,5	—	—	—	—	—	—	—	—	—	—	—
Potage aux champignons	357	6	50,8	10,2	15,4	—	—	—	—	—	—	—	—	—	—	—
Potage aux tomates	346	4,1	63,8	6,2	8,6	—	—	—	—	—	—	—	—	—	—	—
Soupe à l'oignon	339	4,1	53	9,3	10,8	—	—	—	—	—	—	—	—	—	—	—
Soupe aux pois au lard fumé	322	7,2	49,4	7,3	14,6	—	—	—	—	—	—	—	—	—	—	—
Soupe de poissons	318	6,5	54,2	3,2	17,9	—	—	—	—	—	—	—	—	—	—	—

ALIMENTS ET BOISSONS	VITAMINES en milligrammes									Caroténoïdes actifs (provitamine A en mg)	Cellulose en grammes	Acidité (A) Alcalinité (B)
	A (l)	B_1 (h)	B_2 (h)	B_3 ou PP (h)	B_5 (h)	B_6 (h)	C (h)	D (l)	E (l)			
1. Céréales et dérivés												
Germe de blé	0,2	1	2,5	5	2,1	3	1	0,0007	27	0,4	1,8	A
Germe de maïs	—	1,5	0,3	—	0,8	3	0	—	16	—	—	A
Germe d'orge	—	1	—	—	—	—	0	—	14	—	1,1	A
Farine d'avoine	—	0,35	—	—	—	—	0	—	—	—	—	A
Farine de blé (complète)	0,12	0,55	0,12	4,3	—	—	0	—	3,2	—	2,1	A
Farine de blé (taux d'extraction moyen)	0	0,17	0,1	2	0,9	0,3	0	—	1,6	—	2	A
Farine de maïs (complète)	0,1	0,5	0,16	3,1	—	—	0	—	—	—	0,7	A
Farine d'orge	—	0,1	0,1	3,1	—	—	0	—	—	—	1	A
Farine de riz	—	0,06	0,05	1	—	—	0	—	—	—	0,2	A
Farine de sarrasin (complète)	0	0,58	0,15	2,9	1,2	—	0	—	—	0,13	2,6	A
Farine de seigle bise	0	0,38	0,17	1,4	—	—	0	—	—	—	2	A
Flocons (gruau) d'avoine	—	0,4	0,14	1,1	1,2	0,58	0	—	2	—	1,4	A
Grain de maïs	—	0,4	0,1	2	0,55	0,7	0	—	1,55	0,3	2,2	A
Maïzena	0	Traces	0,08	0,03	—	0,005	—	—	—	—	0,1	A
Corn flakes (maïs)	0	0,04	0,1	1,6	0,19	—	0	—	—	—	0,6	A
Grain de riz (non décortiqué)	0	0,3	0,06	4,6	1	—	0	—	—	—	0,9	A
Grain de riz poli cru	—	0,07	0,03	2,7	0,63	0,15	0	—	—	—	0,2	A
Grain de riz poli cuit	—	0,02	0,01	0,75	—	—	0	—	—	—	0,1	A
Rices flakes (riz)	0	0,33	0,07	5,33	—	—	0	—	—	—	—	A
Pain de blé complet	—	0,2	0,1	1,93	0,8	0,5	0	—	1,73	—	1,5	A
Pain de blé bis (gris)	0	0,15	0,1	1,5	—	—	0	—	—	—	0,9	A
Pain de blé blanc (de mie)	0	0,07	0,05	0,7	0,49	0,18	0	—	0,2	—	0,31	A
Baguette	0	0,07	0,07	0,95	0,49	0,18	0	—	0,2	—	0,3	A
Petit pain (pistolet)	0	0,07	0,04	0,88	0,49	0,18	0	—	0,2	—	0,3	A

Pain au lait	—	0,07	0,05	0,7	0,49	0,18	0	—	0,2	—	0,31	A
Pain au sucre (craquelin)	—	0,07	0,05	0,7	0,49	0,18	0	—	0,2	—	0,31	A
Brioche (couque au beurre)	—	0,07	0,05	0,7	0,49	0,18	0	—	0,2	—	0,31	A
Croissant	—	0,07	0,05	0,7	0,49	0,18	0	—	0,2	—	0,31	A
Petit pain sucré (sandwich)	—	0,07	0,05	0,7	0,49	0,18	0	—	0,2	—	0,31	A
Pain de seigle	0	0,2	0,2	1,4	—	—	0	—	—	—	—	A
Pain d'orge	—	0,16	0,12	1,1	—	0,22	0	—	—	—	1,5	A
Biscotte de blé	—	—	—	1,3	—	0,09	0	—	—	—	0,6	A
Pain d'épices	—	—	—	—	—	—	0	—	—	—	—	A
Pain aux raisins (cramique)	—	0,24	0,15	2,2	—	—	0	—	—	—	—	A
Bretzels	0	0,01	0,04	0,7	—	—	0	—	—	—	—	A
Knäckebrot	0	0,2	0,19	1,1	—	0,3	0	—	4	—	2	A
Pumpernickel (Pain noir)	0	0,3	0,07	1,4	—	—	0	—	—	—	—	A
Popcorn (maïs)	0	0,39	0,12	2,2	—	—	0	—	—	—	2,2	A
Pudding	—	—	—	—	—	—	—	—	—	—	—	A
Semoule de blé	0	0,12	0,04	1,3	—	0,09	0	—	1,8	—	0,4	A
Pâtes cuites	0	0,02	0,01	0,5	—	—	0	—	—	—	0,2	A
Gluten sec	—	—	—	—	—	—	—	—	—	—	2	A
Biscuits « petit beurre »	—	—	—	—	—	—	—	—	—	—	—	A
Biscuits « Betterfood »	—	—	—	—	—	—	—	—	—	—	—	A
Biscuits boudoirs	—	—	—	—	—	—	—	—	—	—	—	A
Buiscuits à la cuiller	—	—	—	—	—	—	—	—	—	—	—	A
Biscuits macarons	—	—	—	—	—	—	—	—	—	—	—	A
Biscuits madeleine	—	—	—	—	—	—	—	—	—	—	—	A
Biscuits « nic-nac »	—	—	—	—	—	—	—	—	—	—	—	A
Biscuits sablés	—	—	—	—	—	—	—	—	—	—	—	A
Biscuits « speculoos »	—	—	—	—	—	—	—	—	—	—	—	A
Biscuits « vitabis »	—	0,15	0,20	1,1	—	0,05	—	—	—	—	—	A
Biscuits variés	—	—	—	—	—	—	—	—	—	—	—	A
Cake anglais	0,039	0,13	0,13	0,66	—	—	Traces	—	—	—	—	A
Croustillons et beignets	—	0,15	0,14	1,2	—	—	0	—	—	—	—	A
(pets de nonnes)												
Crêpe, la pièce de 27g	0,018	0,01	0,03	0,2	—	—	Traces	—	—	—	—	A
par 100g	0,067	0,05	0,12	0,85	—	—	Traces	—	—	—	—	A
Gaufre	0,10	0,17	0,25	1,3	—	—	Traces	—	—	—	—	A
Gaufre de Liège	0,11	0,18	0,27	1,3	—	—	0	—	—	—	—	A

ALIMENTS ET BOISSONS	VITAMINES en milligrammes									Caroténoïdes actifs (provitamine A en mg)	Cellulose en grammes	Acidité (A) Alcalinité (B)
	A (l)	B_1 (h)	B_2 (h)	B_3 ou PP (h)	B_5 (h)	B_6 (h)	C (h)	D (l)	E (l)			
Pâtisseries-gâteaux (moyenne)	0,03	0,16	0,22	1,4	—	—	Traces	—	—	—	—	A
Carré confiture	—	—	—	—	—	—	—	—	—	—	—	A
Eclair chocolat	—	—	—	—	—	—	—	—	—	—	—	A
Quatre-quarts	0,16	0,05	0,15	0,2	—	—	0	—	—	—	—	A
Tarte aux pommes	0,048	0,03	0,02	0,2	—	—	1	—	—	—	—	A
Tarte au riz	—	—	—	—	—	—	—	—	—	—	—	A
2. Viandes												
Extraits de viande	—	0,01	3	100	2,5	0,5	—	—	—	—	0	A
Viande de baleine	0,024	0,03	0,1	4,4	—	—	0	—	—	—	0	A
Viande de bœuf maigre	0,015	0,1	0,18	4,55	0,35	0,4	1	—	0,4	—	0	A
Viande de bœuf mi-grasse	0,02	0,1	0,18	4,55	0,35	0,4	1	—	0,45	—	0	A
Carbonnade	0,02	0,1	0,18	4,55	0,35	0,4	1	—	0,45	—	0	A
Cervelle de bœuf	—	0,2	0,24	4,5	1,8	0,16	16	—	—	—	0	A
Cœur de bœuf	0,009	0,54	0,89	6,4	2	0,25	6	—	—	—	0	A
Culotte de bœuf	—	0,08	0,17	4,7	—	0,5	—	—	0,6	—	0	A
Entrecôte	0,015	0,1	0,18	4,55	0,35	0,4	1	—	0,4	—	0	A
Hachis de bœuf	0,02	0,1	0,18	4,55	0,35	0,4	1	—	0,45	—	0	A
Langue de bœuf	0	0,17	0,29	6,3	2	0,12	—	—	—	—	0	A
Noix de bœuf	—	0,1	0,16	4,75	—	—	—	—	—	—	0	A
Rognon de bœuf	0,3	0,24	2,1	6,2	4	0,37	11	—	—	—	0	A
Rosbif et filet	0,015	0,1	0,18	4,55	0,35	0,4	1	—	0,4	—	0	A
Viande séchée, fumée	0	0,11	0,32	3,7	—	—	0	—	—	—	0	A
Corned beef	0	0,02	0,2	3,2	—	—	0	—	—	—	0	A
Viande de cheval	—	0,06	0,11	4,7	—	—	2	—	0,5	—	0	A
Viande de lapin domestique	0,009	0,04	0,18	12,8	0,8	0,6	0	—	—	—	0	A

Viande d'agneau maigre	—	0,2	0,25	4	1	0,2	0	—	—	—	0	A
Viande d'agneau mi-grasse	—	0,2	0,25	4	1	0,2	0	—	—	—	0	A
Cervelle d'agneau	—	0,25	0,30	4,1	1,7	0,15	13	—	—	—	0	A
Côtelettes d'agneau	—	0,2	0,14	4	—	—	0	—	—	—	0	A
Epaule d'agneau	—	0,15	0,2	4,1	—	—	—	—	—	—	0	A
Gigot d'agneau	—	0,17	0,22	5,7	0,6	—	—	—	—	—	0	A
Rognon d'agneau	0,35	0,51	2,42	7,4	4,3	—	13	—	—	—	0	A
Viande de mouton maigre	0,02	0,2	0,21	5	1	0,3	1	—	—	—	0	A
Viande de mouton mi-grasse	0,03	0,2	0,21	5	1	0,3	1	—	—	—	0	A
Côtelette de mouton	—	0,13	0,18	4,3	0,59	0,33	—	—	0,7	—	0	A
Epaule de mouton	—	—	—	—	—	—	—	—	—	—	0	A
Filet de mouton	0,02	0,2	0,21	5	1	0,3	1	—	—	—	0	A
Gigot de mouton	—	0,16	0,22	5,2	0,62	0,32	—	—	—	—	0	A
Langue de mouton	—	—	—	—	—	—	—	—	—	—	0	A
Poitrine de mouton	—	—	—	—	—	—	—	—	—	—	0	A
Viande de veau maigre	0,015	0,15	0,25	6,3	1	0,4	0	—	0,7	—	0	A
Viande de veau mi-grasse	0,02	0,15	0,25	6,3	1	0,4	0	—	0,9	—	0	A
Cervelle de veau	—	0,2	0,2	3,7	2,5	0,16	18	—	—	—	0	A
Côtelette de veau	—	0,14	0,26	6,5	0,5	0,43	0	—	—	—	0	A
Filet de veau	0,015	0,15	0,25	6,3	1	0,4	0	—	0,7	—	0	A
Foie de veau	6,75	0,29	3,1	16	8,5	1,6	32	0,0005	0,9	—	0	A
Hachis de veau	0,02	0,15	0,25	6,3	1	0,4	0	—	0,9	—	0	A
Jarret de veau	—	0,18	0,27	6,3	0,9	0,2	0	—	—	—	0	A
Langue de veau	—	—	—	—	—	—	—	—	—	—	0	A
Ris de veau	—	0,08	0,35	4	—	—	55	—	—	—	0	A
Rognon de veau	0,02	0,35	2,3	6,8	3,8	0,5	12	—	—	—	0	A
Viande de porc maigre	0	0,8	0,19	4,2	1	0,5	2	—	—	—	0	A
Viande de porc mi-grasse	0	0,8	0,19	4,2	1	0,5	2	—	—	—	0	A
Carré de porc	0	0,8	0,2	4,1	—	—	—	—	—	—	0	A
Côtelettes de porc	0	0,8	0,19	4,1	0,4	0,48	0	—	0,7	—	0	A
Filet de porc	0	0,9	0,19	4,4	—	—	0	—	—	—	0	A
Foie de porc	4,26	0,43	2,85	16	7	0,85	27	0,0005	0,96	—	0	A
Hachis de porc	0	0,8	0,19	4,2	1	0,5	2	—	—	—	0	A
Hachis porc/veau	0,01	0,12	0,22	5,3	1	0,45	1	—	0,45	—	0	A
Jambon cru maigre	0	0,82	0,19	4	0.64	0,44	0	—	—	—	0	A
Jambon fumé	0	0,75	0,19	4	—	0,4	0	—	0,44	—	0	A

ALIMENTS ET BOISSONS	VITAMINES en milligrammes									Caroténoïdes actifs (provitamine A en mg)	Cellulose en grammes	Acidité (A) Alcalinité (B)
	A (l)	B_1 (h)	B_2 (h)	B_3 ou PP (h)	B_5 (h)	B_6 (h)	C (h)	D (l)	E (l)			
Langue de porc	—	0,1	3	4	—	—	—	—	—	—	0	A
Lard mi-gras	0	0,44	0,16	1,1	—	0,35	0	—	0,5	—	0	A
Lard maigre frit	0	0,48	0,3	4,6	—	—	0	—	—	—	0	A
Rognon de porc	0,039	0,34	1,8	9,4	3,5	0,65	13	—	—	—	0	A
Spiering	0	0,51	0,17	2	—	0,38	0	—	0,48	—	0	A
3. Charcuteries												
Andouillette	—	—	—	—	—	—	—	—	—	—	0	A
Bacon	0	0,54	0,25	3,8	0,55	—	0	—	—	—	0	A
Boudin blanc	—	—	—	—	—	—	—	—	—	—	0	A
Boudin noir	—	—	—	—	—	—	—	—	—	—	0	A
Cervelas	—	—	—	—	—	—	—	—	—	—	0	A
Fromage de tête (tête pressée)	—	0,4	0,2	2,5	—	—	—	—	—	—	0	A
Galantine (porc-veau-volaille)	—	—	—	—	—	—	—	—	—	—	0	A
Gélatine	0	0	0	0	—	—	0	—	—	—	0	A
Jambon cuit (blanc)	0	0,54	0,26	4,2	0,53	—	0	—	—	—	0	A
Mortadelle	—	—	—	—	—	—	—	—	—	—	0	A
Paté de foie	—	—	—	—	—	—	—	—	—	—	0	A
Pied de porc	—	—	—	—	—	—	—	—	—	—	0	A
Rillettes	—	—	—	—	—	—	—	—	—	—	0	A
Salami allemand	—	0,18	0,2	2,6	—	—	—	—	—	—	0	A
Salami français	—	0,2	0,2	3	—	—	—	—	—	—	0	A
Saucisse de Francfort	0	0,18	0,19	2,8	—	—	0	—	—	—	0	A
Saucisse de Strasbourg	0	0,2	0,16	2,9	—	—	0	—	—	—	0	A
Saucisson d'Arles	—	0,2	0,2	3	—	—	—	—	—	—	0	A
4. Gibiers à poils												
Cerf	—	0,05	0,2	5,7	—	—	—	—	—	—	0	A
Chevreuil	0	0,37	0,28	7,4	—	—	0	—	—	—	0	A

Lapin de garenne	—	0,05	0,06	10	—	—	—	—	—	—	0	A
Lièvre	0	0,09	0,19	5	—	—	—	—	—	—	0	A
Sanglier, marcassin	—	—	—	—	—	—	—	—	—	—	0	A
5. Gibiers à plumes												
Canard sauvage	—	0,06	0,1	5	—	—	—	—	—	—	0	A
Perdrix, perdreau	—	—	—	—	—	—	—	—	—	—	0	A
Faisan	—	—	—	—	—	—	—	—	—	—	0	A
6. Volailles												
Canard domestique	—	0,1	0,24	5,6	—	—	8	—	—	—	0	A
Magret de canard	—	0,1	0,3	6	—	—	8	—	—	—	0	A
Dinde	Traces	0,13	0,14	7,9	0,75	—	0	—	—	—	0	A
Dindonneau	—	0,2	0,4	7	—	—	10	—	—	—	0	A
Oie	—	0,13	0,22	5,6	—	0,6	—	—	—	—	0	A
Foie d'oie	—	0,02	—	4	—	0,9	—	—	—	—	0	A
Pigeon	—	—	—	—	—	—	3	—	—	—	0	A
Poule	—	0,08	0,16	8	—	—	—	0,0011	—	—	0	A
Poulet	0,009	0,1	0,2	6,9	0,8	0,5	2,5	—	0,25	—	0	A
Foie de poulet	9,66	0,4	2,5	11,8	4,1	—	35	0,0013	—	—	0	A
7. Poissons de mer												
Anchois, en conserve, sans l'huile	0,15	0,06	0,5	2,6	—	—	—	—	—	—	0	A
Cabillaud (morue)	0	0,06	0,09	2	0,12	0,2	2	—	—	—	0	A
Colin	—	0,08	0,1	2	—	—	1	—	—	—	0	A
Daurade (dorade)	—	—	—	—	—	—	—	—	—	—	0	A
Eglefin (aiglefin)	0,0015	0,1	0,12	0,9	—	—	—	—	—	—	0	A
Eperlan	—	—	—	—	—	—	—	—	—	—	—	A
Flétan	0,13	0,09	0,18	6	0,3	0,42	0	—	—	—	0	A
Hareng frais	0,039	0,06	0,24	4,3	1	0,45	0,5	0,023	2	—	0	A
Hareng cru salé (maatje)	0,04	0,06	0,22	4,2	0,8	0,31	0,3	0,025	2,2	—	0	A
Hareng mariné	0,045	—	0,08	—	—	0,15	—	—	—	—	0	A
Hareng fumé (buckling)	0,012	0,04	0,28	2,9	—	0,35	—	—	—	—	0	A
Limande	0,009	0,22	0,21	3,8	—	0,25	—	—	—	—	0	A
Maquereau	0,053	0,15	0,35	7,7	0,46	0,7	0	0,0013	1,6	—	0	A
Merlan	—	0,09	0,07	2,1	—	—	2	—	—	—	0	A
Morue (voir cabillaud)	0	0,06	0,09	2	0,12	0,2	2	—	—	—	0	A
Plie	0,009	0,22	0,21	3,8	—	0,25	—	—	—	—	0	A
Raie	—	—	—	—	—	—	—	—	—	—	0	A

ALIMENTS ET BOISSONS	VITAMINES en milligrammes									Caroténoïdes actifs (provitamine A en mg)	Cellulose en grammes	Acidité (A) Alcalinité (B)
	A (l)	B_1 (h)	B_2 (h)	B_3 ou PP (h)	B_5 (h)	B_6 (h)	C (h)	D (l)	E (l)			
Rouget barbet	—	—	—	—	—	—	—	—	—	—	0	A
Rouget grondin	—	—	—	—	—	—	—	—	—	—	0	A
Sardine fraîche	0,089	—	0,4	—	—	—	2,5	0,036	—	—	0	A
Sardines entières, en conserve, sans huile	0,087	0,02	0,17	4,8	0,6	0,28	0	0,006	—	—	0	A
Sardines, sans peau ni arêtes, en conserve, sans huile	0,087	0,015	0,17	4,8	0,5	0,2	0	0,004	—	—	0	A
Sole	0,009	0,22	0,21	3,8	—	0,25	—	—	—	—	0	A
Thon frais	0,3	0,05	0,11	—	0,3	0,25	—	—	—	—	0	A
Thon en conserve, au naturel	0,3	0,05	0,06	10,8	0,2	0,25	0	—	—	—	0	A
Thon en conserve, à l'huile	0,3	0,05	0,04	10,1	0,2	0,25	0	—	—	—	0	A
Turbot	—	0,8	0,14	2,3	—	—	—	—	—	—	0	A
8. Poissons d'eau douce												
Anguille fraîche	0,6	0,15	0,35	2,2	—	0,28	1,6	0,13	—	—	0	A
Anguille fumée	0,75	0,14	0,37	3,8	—	0,15	—	0,16	—	—	0	A
Brême	—	—	—	—	—	—	—	—	—	—	0	A
Brochet	—	0,15	0,07	1,7	—	—	—	—	0,2	—	0	A
Carpe	0,09	0,09	0,04	1,5	—	—	—	—	—	—	0	A
Gardon	—	—	—	—	—	—	—	—	—	—	0	A
Goujon	—	—	—	—	—	—	—	—	—	—	0	A
Esturgeon	—	—	—	—	—	—	—	—	—	—	0	A
Perche	0,009	0,08	0,12	1,7	—	—	—	—	—	—	0	A
Sandre	0,009	0,14	0,12	1,7	—	—	—	—	—	—	0	A
Saumon frais	0,066	0,17	0,17	7,5	0,8	0,98	1	0,16	—	—	0	A
Saumon, en conserve, au naturel	0,07	0,03	0,18	6,5	0,5	0,45	Traces	0,13	—	—	0	A
Saumon fumé	0,07	0,03	0,15	6	0,4	0,4	0	0,15	—	—	0	A
Tanche	—	0,2	—	—	—	—	—	—	—	—	0	A
Truite commune	0,045	0,09	0,15	3,5	—	—	—	—	—	—	0	A

9. Œufs de poissons												
Œufs d'esturgeon :												
— caviar frais d'Iran	—	0	—	—	—	—	—	—	—	—	0	A
— caviar frais de Russie	—	0	—	—	—	—	—	—	—	—	0	A
— caviar frais d'Astrakan	—	0	—	—	—	—	—	—	—	—	0	A
Œufs de cabillaud (morue)	—	1	1	1,5	—	—	40	—	—	—	0	A
10. Farines de poissons												
Farine de poissons (moyenne)	—	0,04	0,6	5,5	0,9	0,5	—	—	—	—	0	A
Farine de baleine	—	0,1	0,8	10	0,2	0,8	—	—	—	—	0	A
Farine de hareng	—	—	0,4	9	1,6	0,5	—	—	—	—	0	A
Farine de cabillaud (morue)	—	—	—	—	—	—	—	—	—	—	0	A
Farine de Sardine	—	0,08	0,5	9	0,7	0,6	—	—	—	—	0	A
11. Batraciens, crustacés, mollusques et coquillages												
Bignorneau noir	0,3	0,02	0,08	0,4	—	—	4	0,0001	—	—	0	A
Buccin bouilli	—	—	—	—	—	—	—	—	—	—	0	A
Clovisse	—	—	—	—	—	—	—	—	—	—	0	A
Coque cuite	—	—	—	—	—	—	—	—	—	—	—	A
Coquille St-Jacques	0	0,04	0,1	1,4	0,14	—	—	—	—	—	0	A
Crabe frais	—	0,05	0,06	2,5	0,5	0,35	Traces	—	—	—	0	A
Crabe en conserve	—	0,05	0,15	2,5	—	—	—	—	—	—	0	A
Crabe tourteau bouilli	—	—	—	—	—	—	—	—	—	—	0	A
Crevette cuite fraîche	0,003	0,07	0,05	1,25	—	0,13	2	—	—	—	0	A
Crevette conservée	0,018	0,01	0,03	1,4	0,21	0,11	0	0,0026	—	—	0	A
Ecrevisse	—	—	—	—	—	—	4	—	—	—	0	A
Escargot	—	—	—	—	—	—	15	—	—	—	0	A
Grenouille	—	0,14	0,25	1,2	—	—	5	—	—	—	0	A
Homard frais	—	0,15	0,13	1,9	1,3	—	5	—	—	—	0	A
Homard conservé en boite	—	0,16	0,14	2,2	—	—	4	—	—	—	0	A
Huître	0,1	0,18	0,23	1,2	0,5	0,11	Traces	0,00013	—	—	0	A
Moule	0,054	0,16	0,22	1,6	—	—	—	—	—	—	0	A
Palourde	—	—	—	—	—	—	—	—	—	—	0	A
12. Laits												
Lait de femme (moyenne)	0,06	0,01	0,04	0,18	0,25	0,02	5	0,0001	0,24	0,03	0	B
Lait de vache entier cru et frais	0,03	0,04	0,16	0,07	0,34	0,05	1	0,0001	0,06	0,03	0	B
Lait de vache écrémé	—	0,04	0,16	0,2	0,34	0,05	1	—	—	—	0	B

ALIMENTS ET BOISSONS	VITAMINES en milligrammes									Caroténoïdes actifs (provitamine A en mg)	Cellulose en grammes	Acidité (A) Alcalinité (B)
	A (l)	B_1 (h)	B_2 (h)	B_3 ou PP (h)	B_5 (h)	B_6 (h)	C (h)	D (l)	E (l)			
Petit-lait (lactosérum)	0,004	0,04	0,08	0,07	0,35	0,02	1,5	—	—	—	0	B
Lait de vache condensé non sucré	0,11	0,06	0,36	0,2	0,85	0,03	1,5	0,00009	—	—	0	B
Lait de vache condensé sucré	0,11	0,1	0,39	0,2	0,85	0,06	3	0,00009	—	—	0	B
Lait de vache en poudre entier non sucré	0,36	0,28	1,2	0,7	2,7	0,3	10	—	—	—	0	B
Lait de vache en poudre écrémé non sucré	0,012	0,35	1,96	1,1	3,5	0,4	10	—	—	—	0	B
Lait de vache en poudre demi-gras et sucré	—	—	—	—	—	—	—	—	—	—	0	B
Lait d'ânesse	—	—	—	—	—	—	—	—	—	—	0	B
Lait de brébis	0,06	0,07	0,5	0,5	0,35	0,3	3	—	—	—	0	B
Lait de chamelle	0,06	0,05	0,11	0,3	—	—	5	—	—	—	0	B
Lait de chévre	0,036	0,05	0,12	0,25	0,35	0,027	2	0,00005	—	—	0	B
Lait de jument	0,014	0,03	0,02	0,05	0,3	0,03	10	0,0002	—	—	0	B
Lait de renne	—	—	—	—	—	—	—	—	—	—	0	B
13. Laits fermentés, crèmes et divers												
Babeurre (lait battu)	0,01	0,04	0,18	0,1	0,36	0,04	1	—	0,05	—	0	B
Crème fouettée (Chantilly)	0,15-0,33	0,025	0,14	0,09	—	0,035	1	0,001	—	—	0	B
Crème glacée	—	—	—	—	—	—	—	—	—	—	0	B
Crème de lait	0,15-0,33	0,03	0,14	0,1	—	—	1	0,001	—	—	0	B
Kéfir	—	—	—	—	—	—	—	—	—	—	0	—
Yaourt (yoghourt) entier	0,044	0,045	0,024	0,18	—	0,05	2	—	—	—	0	B
Yaourt (yoghourt) maigre	0,011	0,05	0,13	0,19	—	—	—	—	—	0,015	0	B
14. Fromages frais												
Fromage blanc entier	—	0,02	0,3	0,1	—	—	1,5	—	—	—	0	—
Fromage blanc maigre	—	0,02	0,3	0,1	—	—	1	—	—	—	0	—
Petit suisse 40 %	—	—	0,3	0,1	—	—	1	—	—	—	0	—

Petit suisse 60 %	—	—	0,3	0,1	—	—	1,5	—	—	—	0	—
Demi-sel	—	—	0,3	0,1	—	—	1	—	—	—	0	—
15. Fromages affinés												
Belgique												
Bouquet des moines (Abb. Val-Dieu)	0,16	0,04	0,26	0,36	—	—	—	—	—	—	0	A
Bruxelles	—	—	—	—	—	—	—	—	—	—	0	A
Herve	0,28	—	—	—	—	—	—	—	—	—	0	A
Maredsous	—	—	—	—	—	—	—	—	—	—	0	A
Passendale	0,27	0,03	0,31	0,1	—	0,06	0,5	0,0025	0,25	—	0	A
Wynendale	—	—	—	—	—	—	—	—	—	—	0	A
France												
Bleu de Bresse	—	0,03	0,7	0,45	—	—	—	0,001	—	—	0	A
Boursin	—	—	—	—	—	—	—	—	—	—	0	A
Brie de Meaux	—	—	—	—	—	—	—	—	—	—	0	A
Camembert 45 %	0,25	0,05	0,45	1,45	0,5	0,25	0	—	—	—	0	A
Camembert 50 %	0,35	0,05	0,45	1,45	0,5	0,25	0	—	—	—	0	A
Cantal	—	—	—	—	—	—	—	—	—	—	0	A
Carré de l'Est	—	—	—	—	—	—	—	—	—	—	0	A
Chèvre (moyenne)	0,04	0,03	0,6	0,2	—	—	—	—	—	—	0	A
Comté	—	—	—	—	—	—	—	—	—	—	0	A
Coulommiers	—	—	—	—	—	—	—	—	—	—	0	A
Livarot	—	—	—	—	—	—	—	—	—	—	0	A
Munster	0,3	—	—	—	—	—	—	—	—	—	0	A
Pont-l'évêque	—	—	—	—	—	—	—	—	—	—	0	A
Roquefort	0,24	0,05	0,6	0,55	0,6	—	0	—	—	—	0	A
Saint-Paulin	—	—	—	—	—	—	—	—	—	—	0	A
Danemark												
Bleu danois	0,21	0,03	0,7	0,45	—	—	—	0,001	—	—	0	A
Tilsit	—	—	—	—	—	—	—	—	—	—	0	A
Grande-Bretagne												
Chester (Cheshire)	—	—	—	—	—	—	—	—	—	—	0	A
Stilton (blue)	0,19	0,04	0,6	0,5	0,6	—	0	0,001	—	—	0	A
Italie												
Belpaese	—	—	—	—	—	—	—	—	—	—	0	A
Gorgonzola	0,26	—	—	—	—	—	—	—	—	—	0	A
Parmesan	0,32	0,02	0,73	0,2	—	—	0	—	—	—	0	A

ALIMENTS ET BOISSONS	VITAMINES en milligrammes									Caroténoïdes actifs (provitamine A en mg)	Cellulose en grammes	Acidité (A) Alcalinité (B)
	A (l)	B_1 (h)	B_2 (h)	B_3 ou PP (h)	B_5 (h)	B_6 (h)	C (h)	D (l)	E (l)			
Taleggio	—	—	—	—	—	—	—	—	—	—	0	A
Pays-Bas												
Edam	0,34	—	—	—	—	—	0	—	—	—	0	A
Gouda	0,34	—	—	—	—	—	0	—	—	—	0	A
Suisse												
Emmenthal	0,48	0,05	0,33	0,1	—	0,09	0,5	0,0025	0,35	—	0	A
Gruyère	0,48	—	—	—	—	—	—	—	—	—	0	A
16. Fromages fondus												
Gras	0,04	—	—	—	—	—	—	—	—	—	0	A
Mi-gras	0,03	—	—	—	—	—	—	—	—	—	0	A
Maigre	0,02	—	—	—	—	—	—	—	—	—	0	A
Gruyère	0,04	0,03	0,3	—	—	—	0	—	—	—	0	A
Maredsous	—	—	—	—	—	—	—	—	—	—	0	A
Vache qui rit	—	—	—	—	—	—	—	—	—	—	0	A
17. Œufs d'oiseaux												
Œuf de poule entier la pièce de 65 g	0,22	0,08	0,23	0,07	1,1	0,18	0	0,07	1,35	—	0	A
Œuf de poule entier par 100 g (moyenne)	0,34	0,12	0,34	0,1	1,6	0,26	0	0,1	2	—	0	A
Blanc d'œuf de poule	0	0,02	0,23	0,15	0,3	0,22	0,3	—	—	—	0	A
Jaune d'œuf de poule	0,98	0,3	0,5	0,04	5	0,24	0	—	—	—	0	A
Œuf de poule entier en poudre	1,34	0,35	1,23	0,2	7,35	0,08	0	0,006	—	2	0	A
Œuf de cane entier												
— la pièce de 70 g	—	—	—	—	—	—	—	—	—	—	0	A
— par 100 g (moyenne)	—	—	—	—	—	—	—	—	—	—	0	A
Œuf de dinde entier par 100 g (moyenne)	—	—	—	—	—	—	—	—	—	—	0	A

Œuf d'oie entier												
— par 100 mg (moyenne)	—	—	—	—	—	—	—	—	—	—	0	A
Mayonnaise fraîche	0,063	0,04	0,05	0	—	—	0	—	18	—	0	A
Mayonnaise industrielle	0,04	Traces	Traces	0	—	—	0	—	—	—	0	A
18. Légumes et dérivés												
Ail frais (tête)	Traces	0,2	0,08	0,6	—	—	14	—	—	—	1,1	B
Algue marine (laminaire sèche)	—	—	—	—	—	—	—	—	—	—	—	B
Artichaut	0,06	0,13	0,02	0,9	0,4	—	7	—	—	0,15	2,2	B
Asperge fraîche cuite	0,3	0,15	0,18	1,3	0,62	0,14	27	—	—	0,6	0,8	A
Asperge conservée en boite	0,18	0,06	0,09	0,9	0,17	0,03	15	—	—	0,4	0,5	B
Aubergine	0,009	0,04	0,05	0,6	0,23	—	5	—	—	0,04	0,9	B
Bette	2	0,03	0,09	0,4	—	—	34	—	—	—	0,8	B
Betterave rouge crue	0,006	0,03	0,04	0,4	0,14	0,05	10	—	0,2	—	0,9	B
Betterave rouge cuite	—	0,02	0,05	0,3	0,13	—	6	—	—	—	0,8	B
Brocoli cru	0,45	0,1	0,21	1,1	1,3	0,17	118	—	—	—	1,3	B
Carotte crue	0,6 à 3,6	0,06	0,06	0,5	0,27	0,12	8	—	0,45	6	1	B
Carotte cuite conservée en boîte	0,6 à 3,6	0,03	0,02	0,3	0,11	0,04	3	—	—	6	0,8	B
Céleri cru	—	0,05	0,04	0,4	0,4	—	7	—	2,6	0,1	0,7	B
Céleri cuit conservé	—	0,04	0,04	0,3	0,4	—	4	—	—	—	0,7	B
Céleri rave cru	0,005	0,03	0,03	0,3	—	—	14	—	—	0,01	—	B
Cerfeuil cru	—	—	—	—	—	—	60	—	—	6,2	—	B
Champignons de couche frais	0	0,1	0,44	6,2	2,1	0,05	4	0,0038	0,83	—	0,9	B
Champignons de couche cuits conservés en boîte	0	0,02	0,25	2,6	1	—	2	—	—	—	0,9	B
Champignons sauvages												
— moyenne	0	0,02	0,3	5,5	2,7	—	4	0,0088	0,3	—	1	B
— cèpes	0	0,03	0,37	4,9	2,7	—	2,5	0,0088	0,63	—	1,1	B
— chanterelles	0	0,02	0,23	6,5	—	—	6	0,0088	0,06	—	1	B
Chicon (voir endive belge)												
Chicorée (endive)	0,9	0,1	0,2	0,72	—	—	11	—	—	—	0,9	B
Chicorée frisée crue	0,28	0,07	0,12	0,4	—	—	10	—	—	1,8	0,6	B
Chou blanc	0,021	0,05	0,04	0,32	0,26	0,15	50	—	0,7	—	1,3	B
Chou brocoli (voir brocoli)												
Chou de Bruxelles cru	0,12	0,09	0,16	0,7	0,72	0,13	80	—	2,5	0,3	1,2	B
Choux de Bruxelles cuits conservés en boîte	0,08	0,06	0,11	0,4	0,55	0,1	1	—	0,8	0,1	1,2	B

ALIMENTS ET BOISSONS	VITAMINES en milligrammes A (l)	B1 (h)	B2 (h)	B3 ou PP (h)	B5 (h)	B6 (h)	C (h)	D (l)	E (l)	Caroténoïdes actifs (provitamine A en mg)	Cellulose en grammes	Acidité (A) Alcalinité (B)
Chou chinois	—	0,06	0,02	0,4	—	—	35	—	—	2	—	B
Choucroute	0,009	0,03	0,06	0,2	0,08	—	16	—	—	—	0,7	B
Chou-fleur cru	0,027	0,13	0,11	0,6	1	0,2	72	—	—	0,02	0,9	B
Chou frisé	1,05	0,1	0,21	1,1	1,3	0,17	118	—	—	—	1,3	B
Chou rouge cru	0,015	0,08	0,05	0,4	0,32	0,15	60	—	0,2	1,5	1,1	B
Chou vert cru	0,021	0,05	0,04	0,32	0,26	0,15	50	—	0,7	1	1,3	B
Ciboulette crue	1,74	0,09	0,11	0,3	—	—	30	—	—	5	0,7	B
Citrouille	—	0,05	0,05	0,5	—	0,11	10	—	—	2	1,3	B
Concombre	0,09	0,04	0,05	0,2	0,3	0,04	8	—	—	0,1	0,6	B
Cornichon	0,09	0,04	0,05	0,2	0,3	0,04	8	—	—	0,1	0,6	B
Cornichons (condiments voir 22)												
Courge (et potiron)	1,02	0,05	0,07	0,6	—	0,11	9	—	—	2	1	B
Cresson	1,2	0,1	0,22	0,8	0,1	1	80	—	—	3	0,5	B
Echalote	—	—	—	—	—	—	—	—	—	—	0,8	B
Endive belge (chicon, witloof)	0,45	0,07	0,12	0,4	—	—	10	—	—	1,8	0.6	B
Endive (voir chicorée)												
Epinard cru	2,83	0,16	0,27	0,6	0,3	0,2	50	—	—	5,5	0,6	B
Epinard cuit conservé en boîte	2,04	0,02	0,1	0,3	0,05	0,06	14	—	—	2	0,7	B
Estragon frais	—	—	—	—	—	—	120	—	—	—	—	B
Fenouil	1,05	—	—	—	—	—	65	—	—	—	0,8	B
Fève des marais	0,004	0,18	0,15	1,4	—	—	64	—	—	0,03	1,9	B
Gingembre (racine)	—	0,06	0,02	0,4	—	—	35	—	—	2	1	B
Haricot blanc sec	0,2	0,58	0,2	2,1	1	0,28	2	—	4	—	4	B
Haricot (fève) à couper	0,22	0,06	0,13	0,5	0,2	0,2	23	—	2,6	0,3	1,4	B
Haricot vert cru	0,19	0,07	0,11	0,5	0,2	0,16	19	—	2,5	0,3	1,4	B
Haricot vert cuit conservé en boîte	0,15	0,04	0,05	0,4	0,07	0,04	5	—	—	0,2	0,5	B
Haricot de Lima cru	0,08	0,21	0,11	1,4	1,3	0,55	32	—	—	—	1,5	B

Laitue (feuilles)	0,16	0,07	0,1	0,35	0,23	0,14	9	—	0,6	1	0,6	B
Lentille sèche	0,17	0,5	0,25	2	1,5	0,49	4	—	—	0,06	3,7	B
Macédoine de légumes conservée en boîte	0,8	0,04	0,06	0,35	0,24	0,06	3	—	0,3	2,1	0,8	B
Mâche	2	0,06	0,08	0,38	—	0,2	18	—	—	—	0,6	B
Maïs	0,12	0,15	0,12	1,7	0,9	0,22	12	—	—	—	0,8	B
Manioc cru	—	0,04	0,02	0,4	—	—	25	—	—	—	3,7	B
Manioc (semoule : tapioca)	—	0,16	0,25	1,8	—	—	—	—	—	0,05	—	0
Melon	0,18	0,03	0,05	0,2	0,3	0,03	8	—	—	0,3	0,6	B
Navet cru (racine)	Traces	0,05	0,07	0,5	0,02	0,11	28	—	0,02	0,01	1,1	B
Oignon cru	0,015	0,04	0,06	0,35	0,17	0,1	20	—	0,26	0,03	0,8	A
Oseille crue	—	0,08	—	—	—	—	120	—	—	11	0,8	B
Patate douce crue	2,31	0,09	0,05	0,6	0,93	0,32	22	—	4	3	1	B
Persil cru	2,47	0,11	0,29	1,4	0,03	0,2	197	—	—	5	1,8	B
Persil séché	—	—	0,4	5,7	—	0,12	40	—	6	34	—	B
Piment rouge	—	0,08	0,08	1	—	—	100	—	—	0,6	—	B
Piment vert	—	0,04	0,05	0,9	—	—	100	—	—	0,2	—	B
Pissenlit cru (dent-de-lion)	4,1	0,19	0,14	0,8	—	—	30	—	—	6	1,8	B
Poireau cru	0,015	0,06	0,04	0,5	—	—	19	—	—	—	1,2	B
Pois chiche sec	—	0,4	0,18	1,5	—	—	—	—	—	—	5,3	B
Petit pois cru	0,2	0,32	0,2	2,3	0,82	0,18	26	—	3,6	—	2,2	B
Petit pois cuit conservé en boîte	0,2	0,11	0,1	1,6	0,17	0,05	12	—	0,4	—	1,3	B
Pois sec entier	0,11	0,82	0,25	3,1	2,1	0,05	2	—	—	—	1,2	B
Pois sec cassé	—	—	—	—	—	—	—	—	—	—	—	B
Pois mange-tout	0,018	0,06	0,1	0,8	—	—	—	—	—	—	1,5	B
Poivron vert cru	0,19	0,06	0,06	0,4	—	—	120	—	—	—	1,4	B
Pomme de terre crue	0,006	0,11	0,04	1,2	0,3	0,2	30	—	0,06	—	0,4	B
Pomme de terre bouillie épluchée (nature)	0,001	0,09	0,03	1	—	—	10	—	—	—	0,4	B
Pomme de terre cuite au four	0,002	0,1	0,05	1,5	0,3	0,15	10	—	—	—	0,4	B
Pomme de terre frite	0,009	0,2	0,09	3,1	—	—	11	—	—	—	0,9	B
Pomme de terre séchée en poudre	0,012	0,25	0,09	4,8	—	—	25	—	—	—	2,2	B
Chips salées	0,015	0,18	0,11	3,2	—	—	11	—	—	—	1,1	B
Potiron (voir courge)												
Pourpier cru	—	—	—	—	—	—	20	—	—	—	0,8	B
Radis cru	0,009	0,06	0,03	0,3	0,18	0,1	21	—	—	—	0,7	B
Raifort cru	0,009	0,06	0,11	0,6	—	0,18	100	—	—	—	2,3	B
Salsifis cru (scorsonere)	0,003	0,04	0,04	0,2	—	—	10	—	—	—	2,1	B
Scarole verte ou blanche crue	—	0,1	0,2	0,3	—	—	12	—	—	—	1	B

ALIMENTS ET BOISSONS	VITAMINES en milligrammes									Caroténoïdes actifs (provitamine A en mg)	Cellulose en grammes	Acidité (A) Alcalinité (B)
	A (f)	B_1 (h)	B_2 (h)	B_3 ou PP (h)	B_5 (h)	B_6 (h)	C (h)	D (f)	E (f)			
Scorsonère (voir Salsifis)												
Soja germe	—	0,23	0,2	0,8	—	—	10	—	—	—	0,8	B
Soja, graines entières sèches	0,033	1	0,36	3,5	1,6	0,57	Traces	—	0,85	—	5	B
Soja, graines fermentées (tsiang chinois)	—	0,09	0,2	1	—	—	Traces	—	—	—	—	B
Tomate crue	0,33	0,08	0,04	0,6	0,28	0,15	30	—	0,27	—	0,6	B
Tomate cuite conservée en boîte	0,32	0,05	0,03	0,7	0,2	0,07	15	—	—	—	0,4	B
Jus de tomate salé conservé en boîte	0,32	0,05	0,03	0,8	0,3	0,19	16	—	—	—	0,2	B
Purée de tomate conservée	0,36	0,09	0,06	1.6	—	0,18	10	—	—	—	0,5	B
Tomate séchée	—	0,6	0,4	5,4	—	1,15	100	—	—	—	6	B
Tournesol, graine	—	—	—	—	—	—	—	—	—	—	2,7	B
Truffe	—	—	—	—	—	—	—	—	—	—	6	B
Witloof (voir endive belge)												
19. Fruits et dérivés												
Abricot frais	0,84	0,04	0,09	0,7	0,3	0,07	8	—	—	—	0,7	B
Abricot sec	2,23	0,01	0,16	3,3	0,7	—	10	—	—	—	3,2	B
Abricot sucré conservé en boîte	0,41	0,02	0,02	0,3	0,1	0,05	4	—	—	—	0,4	B
Airelle fraîche	0,012	0,02	0,02	0,07	0,02	—	14	—	—	—	1,4	B
Airelle conservée sucrée en boîte	0,009	0,01	0,02	0,08	—	—	4	—	—	—	0,4	B
Amande sèche	0,023	0,25	0,67	4,2	0,58	0,1	Traces	—	15	—	2,7	B
Ananas frais cru	0,039	0,08	0,03	0,3	0,17	0,08	26	—	—	—	0,5	B
Ananas sucré conservé en boîte	0,024	0,07	0,02	0,2	0,12	0,07	8	—	—	—	0,3	B
Ananas (jus conservé en boîte)	0,024	0,05	0,02	0,2	0,1	0,1	12	—	—	—	0,1	B
Arachide (cacahuète) sèche	—	—	—	—	—	—	—	—	—	—	2,7	A
Arachide grillée	0,11	0,3	0,13	16,1	2,14	0,3	0	—	—	—	2,4	A
Arachide (beurre d'-)	0	0,12	0,13	16,1	2,5	0,3	0	—	—	—	2	A
Avocat frais	0,087	0,08	0,16	1,1	0,6	0,61	18	—	—	—	1,8	B
Banane fraîche	0,13	0,1	0,07	0,6	0,19	0,41	8	—	0,4	—	0,6	B

Banane séchée	—	—	—	2,9	—	—	4	—	—	—	—	B
Brugnon frais (nectarine)	0,22	0,06	0,08	0,5	—	—	24	—	—	—	—	B
Cacahuète (voir arachide)												
Cassis frais	0,066	0,05	0,04	0,35	0,4	0,08	180	—	—	—	5,7	B
Cassis (jus frais)	—	—	—	—	—	—	150	—	—	—	—	B
Cassis (gelée)	—	—	—	—	—	—	20	—	—	—	—	B
Cerise fraiche	0,19	0,05	0,06	0,3	0,08	0,05	12	—	—	—	0,4	B
Cerise du Nord (voir griotte)												
Cerises conservées en bocal	—	0,02	0,02	0,18	0,08	—	6	—	—	—	0,2	B
Chataîgne fraîche	0	0,22	0,21	0,5	0,3	—	14	—	7	—	1,7	B
Chataîgne sèche	0	0,3	0,4	0,7	—	—	—	—	—	—	5	B
Citron frais	0	0,05	0,02	0,25	0,25	0,06	65	—	—	—	0,9	B
Citron (jus frais)	0	0,04	Traces	0,1	0,1	0,04	65	—	—	—	—	B
Cocktail de fruits conservés au sirop en boîte	0,048	0,01	0,01	0,4	—	—	2	—	—	—	0,4	B
Coing frais	0,009	0,03	0,02	0,2	—	—	15	—	—	—	2,4	B
Datte fraîche	0,018	0,09	0,05	2,2	0,8	0,1	0	—	—	—	1,7	B
Datte sèche confite	0,018	0,09	0,1	2,2	0,8	0,1	0	—	—	—	2,4	B
Figue fraîche	0,022	0,08	0,07	0,57	0,32	0,13	3	—	—	—	1,2	B
Figue sèche	0,024	0,16	0,12	1,7	0,5	0,32	0	—	—	—	5,8	B
Fraise fraîche	0,018	0,03	0,06	0,3	0,26	0,04	60	—	—	—	1,4	B
Fraise sucrée conservée en boîte	—	—	—	—	—	—	—	—	—	—	0,7	B
Fraise (confiture de -)	—	—	—	—	—	—	0 à 35	—	—	—	—	B
Framboise fraîche	0,045	0,03	0,07	0,3	0,2	0,09	20	—	—	—	5,4	B
Framboise sucrée conservée en boîte	—	—	—	—	—	—	—	—	—	—	4,1	B
Framboise (jus frais)	0,036	0,02	—	—	—	—	20	—	—	—	Traces	b
Goyave fraîche	—	0,05	0,03	1,2	—	—	250	—	—	—	6	B
Grenade fraîche	—	0,02	0,02	0,1	—	—	4	—	—	—	—	B
Griotte (cerise du Nord) fraîche	0,22	0,04	0,06	0,4	0,09	0,08	22	—	—	—	0,3	B
Groseille blanche fraîche	0,036	0,06	0,02	0,2	0,06	0,05	36	—	—	—	2,5	B
Groseille rouge fraîche	0,036	0,06	0,02	0,2	0,06	0,05	36	—	—	—	2,5	B
Groseille verte fraîche (à maquereau)	0,087	0,1	0,03	0,2	0,15	0,02	28	—	—	—	2,2	B
Kaki frais	—	0,05	0,05	—	—	—	15	—	—	—	1,3	B
Kiwi frais de culture	0,09	0,05	0,04	0,4	0,12	0,03	50 à 150	—	—	—	1,1	B
Kiwi frais sauvage	—	—	—	—	—	—	200 à 300	—	—	—	—	B
Litchi frais	—	0,04	—	—	—	—	30	—	—	—	—	B
Mandarine fraîche	0,13	0,08	0,03	0,4	—	0,02	38	—	—	—	0,6	B

ALIMENTS ET BOISSONS	VITAMINES en milligrammes									Caroténoïdes actifs (provitamine A en mg)	Cellulose en grammes	Acidité (A) Alcalinité (B)
	A (l)	B_1 (h)	B_2 (h)	B_3 ou PP (h)	B_5 (h)	B_6 (h)	C (h)	D (l)	E (l)			
Mangue fraîche	—	0,06	0,05	1	—	—	60	—	—	—	1	B
Mirabelle	—	—	—	—	—	—	—	—	—	—	—	B
Mûre fraîche sauvage	0,06	0,03	0,05	0,4	0,15	0,05	24	—	—	—	8	B
Mûre fraîche de culture	0,06	0,03	0,04	0,4	0,25	0,05	17	—	—	—	3,6	B
Myrtille fraîche	0,084	0,03	0,02	0,3	0,1	0,09	17	—	—	—	4,6	B
Nectarine (voir brugnon)												
Nèfle frais	—	—	—	—	—	—	2	—	—	—	—	B
Noisette sèche	0,03	0,55	0,35	5	1,15	—	4	—	22	—	3,5	B
Noix sèche	0,009	0,4	0,17	1,1	0,8	1	3	—	—	—	2,3	A
Noix d'acajou rôtie	—	0,6	0,12	2,1	1,19	—	—	—	—	—	1,3	B
Noix du Brésil	0,003	1	0,07	7,7	0,23	0,11	2	—	17	—	2,1	A
Noix de coco fraîche	0	0,08	0,02	0,4	0,33	0,06	2	—	1	—	3,4	B
Noix de coco (lait)	0	0,04	0,15	0,2	—	—	1	—	—	—	Traces	B
Noix de coco (séchée)	0	0,03	Traces	Traces	0,2	—	0	—	—	—	4,1	B
Olive verte fraîche	0,09	0,03	0,08	0,5	—	—	—	—	—	—	1,8	B
Olive noire fraîche	0,09	—	—	—	—	—	—	—	—	—	1,6	B
Olive en saumure	0,09	0,03	0,07	0,5	0,02	0,02	0	—	—	—	1,2	B
Orange fraîche	0,057	0,09	0,03	0,2	0,2	0,03	60	—	0,23	—	0,7	B
Orange (jus frais)	0,03	0,07	0,02	0,2	0,14	0,026	35	—	—	—	0,1	B
Orange (jus en conserve)	—	0,07	0,02	0,2	0,1	0,02	28	—	—	—	0,05	B
Orange (confiture d'-)	—	—	—	—	—	—	15	—	—	—	—	B
Pamplemousse frais	Traces	0,06	0,04	0,3	0,25	0,02	40	—	0,25	—	0,4	B
Pamplemousse (jus frais)	Traces	0,04	0,02	0,2	0,16	0,014	45	—	—	—	0,1	B
Pamplemousse (jus en conserve)	Traccs	0,02	0.01	0.2	0,15	—	33	—	—	—	0,1	B
Pamplemousse (quartiers sucrés conservés en boîte)	Traces	0,03	0,02	0,2	0,15	—	30	—	—	—	0,2	B
Papaye fraîche	—	0,04	0,04	0,6	—	—	60	—	—	—	0,9	B

Pastèque fraîche	—	0,03	0,04	0,2	—	—	6	—	—	—	0,6	B
Pêche fraîche	0,27	0,03	0,05	0,9	0,12	0,02	8	—	—	—	1	B
Pêche conservée au sirop en boîte	0,14	0,01	0,02	0,6	0,05	0,02	4	—	—	—	0,4	B
Pêche séchée	0,98	0,01	0,22	4,5	—	0,15	16	—	—	—	3,5	B
Pignon frais	—	—	—	—	—	—	—	—	—	—	—	B
Pistache fraîche	—	—	—	—	—	—	—	—	—	—	—	B
Poire fraîche	0,006	0,02	0,04	0,1	0,05	0,02	5	—	—	—	1,5	B
Poire conservée au sirop en boîte	Traces	0,01	0,02	0,1	0,02	—	2	—	—	—	0,8	B
Poire séchée	—	—	—	—	—	—	0	—	—	—	3,7	B
Pomme fraîche	0,027	0,04	0,02	0,3	0,08	0,09	9	—	0,72	—	0,9	B
Pomme (jus frais)	—	0,02	0,03	0,5	0,02	0,03	3	—	—	—	—	B
Pomme en compote sucrée conservée en boîte	0,012	0,01	0,01	0,14	0,02	—	1	—	—	—	0,6	B
Pomme séchée	—	0,05	0,08	0,5	—	—	12	—	—	—	4,3	B
Prune fraîche	0,11	0,08	0,06	0,45	0,15	0,05	5	—	—	—	0,8	B
Prune sucrée conservée en boîte	0,069	0,03	0,03	0,4	0,08	0,27	1	—	—	—	0,3	B
Pruneau	0,57	0,15	0,23	1,7	0,35	0,5	3	—	—	—	2,8	B
Raisin frais	0,024	0,05	0,02	0,3	0,08	0,09	5	—	—	—	0,4	B
Raisin (jus frais)	—	0,04	0,05	0,2	0,05	0,05	3	—	—	—	Traces	B
Raisin sec	0,015	0,15	0,08	0,5	0,09	0,3	—	—	—	—	6,8	B
Rhubarbe fraîche	—	0,02	—	0,1	—	—	15	—	—	—	0,7	B
Rhubarbe en marmelade sucrée	—	0,01	—	0,1	—	—	6	—	—	—	0,6	B
Sorbets de fruits	0	0,02	0,8	Traces	—	—	0	—	—	—	—	B
20. Corps gras												
Beurre frais non salé	0,99	Traces	0,01	0,1	0,5	0,15	Traces	0,002	2,6	0,4	0	A
Graisse de bœuf fondue	—	—	—	—	—	—	—	—	—	—	0	—
Graisse de bœuf industrielle (blanc de bœuf)	—	—	—	—	—	—	—	—	—	—	0	—
Graisse d'oie	—	—	—	—	—	—	—	—	—	—	0	—
Graisse de porc (saindoux)	0	0	0	0	—	—	—	—	2	—	0	—
Huile d'arachide	—	—	—	—	—	—	—	—	—	—	0	0
Huile de maïs	—	—	—	—	—	—	—	—	—	—	0	0
Huile de noix	—	—	—	—	—	—	—	—	—	—	0	0
Huile d'olive	0	0	0	0	—	—	0	—	14	—	0	0
Huile de soja	—	—	—	—	—	—	—	—	—	—	0	0
Huile de tournesol	—	—	—	—	—	—	—	—	—	—	0	0

ALIMENTS ET BOISSONS	VITAMINES en milligrammes									Caroténoïdes actifs (provitamine A en mg)	Cellulose en grammes	Acidité (A) Alcalinité (B)
	A (l)	B_1 (h)	B_2 (h)	B_3 ou PP (h)	B_5 (h)	B_6 (h)	C (h)	D (l)	E (l)			
Huile de foie de morue	25,5	—	0	0	—	—	—	0,213	3,26	—	0	0
Huiles végétales (moyenne)	—	—	—	—	—	—	—	—	—	—	0	0
Margarine (moyenne)	—	—	—	—	—	—	—	—	—	0,6	0	A
Margarine Becel	—	—	—	—	—	—	—	—	—	—	0	A
Margarine Vitelma	—	—	—	—	—	—	—	—	—	—	0	A
Mayonnaise fraîche	0,063	0,04	0,05	0	—	—	0	—	18	—	0	A
Mayonnaise industrielle	0,06	Traces	Traces	0	—	—	0	—	—	—	0	A
21. Sucres et dérivés												
Bonbons acidulés	—	—	—	—	—	—	—	—	—	—	—	—
Bonbons au chocolat	—	—	—	—	—	—	—	—	—	—	—	—
Cacao sec en poudre	0,003	0,11	0,25	2,1	—	—	0	0,0025	3,1	—	4,9	B
Caramels	0,051	0,02	0,14	0,1	—	—	Traces	—	—	—	—	B
Cassonade brune	0	0,009	0,03	0,18	—	—	0	—	—	—	—	B
Chocolat blanc	—	—	—	—	—	—	—	0,0005	—	—	0	—
Chocolat fondant	0,009	0,03	0,15	0,6	—	—	0	—	—	—	1,4	A
Chocolat au lait	0,045	0,1	0,38	0,8	—	—	0	—	—	—	0,5	A
Chocolats (pralines belges): moyenne	0,013	0,04	0,12	0,35	—	—	—	—	—	—	0,6	B
Confitures (moyenne)	0,003	0,02	0,02	0,2	—	—	0 à 40	—	—	—	0,6	B
Gelées (moyenne)	—	0,02	0,02	0,2	—	—	—	—	—	—	—	B
Guimauve (pâte de -)	0	0	0	0	—	—	0	—	—	—	—	B
Massepain	0,005	0,11	0,28	1,3	0,27	0,04	Traces	—	4	—	2,2	B
Mélasse	—	0,04	0,08	2,9	0,5	0,27	0	—	—	—	—	B
Miel d'abeilles naturel	0	Traces	0,05	0,35	0,08	0,03	3	—	—	—	—	0
Pralines belges (voir chocolats)												
Sirops	0	0	0,01	0,1	—	—	0	—	—	—	—	B
sucre non raffiné	0	0	0	0	—	—	0	—	—	—	—	B
Sucre raffiné blanc	0	0	0	0	—	—	0	—	—	—	—	0

22. Condiments et épices												
Cornichons au vinaigre	—	Traces	Traces	—	—	Traces	4	—	—	—	0,5	A
Cornichons aigres-doux	—	Traces	Traces	—	—	Traces	4	—	—	—	0,5	B
Ketchup	0,12	0,03	0,02	0,55	—	0,06	4	—	—	—	0,3	A
Moutarde en pot	—	0,1	0,2	0,8	—	—	50	—	—	—	—	A
Noix de muscade	—	—	—	—	—	—	—	—	—	—	—	—
Oignons au vinaigre	—	Traces	Traces	—	—	Traces	7	—	—	—	—	A
Poivre	—	—	—	—	—	—	—	—	—	—	—	B
Sel blanc raffiné	—	—	—	—	—	—	—	—	—		—	—
Vinaigre	—	—	—	—	—	—	—	—	—		—	A
Vinaigrette 25 %	—	—	—	—	—	—	—	—	—		—	A
Vinaigrette 50 %	—	—	—	—	—	—	—	—	—		—	A
23. Levures										Alcool en millilitres		
Levure de boulangerie fraiche (ferment)	0	0,45	2,1	28,2	5,3	1,2	0	—	—		0,3	A
Levure de bière sèche (aliment)	0	9,69	5,45	46	13,8	6,1	0	—	—		0,9	A
Levure de Torula	0	15	5	50	14	3,8	—	—	—		—	A
24. Boissons (par 100 ml)												
Bière blonde	0	0,001	0,02	0,8	0,08	0,08	0	—	—	2,4	—	B
Bière blonde (luxe)	0	0,002	0,03	1	0,09	0,09	0	—	—	4	—	B
Bière brune	0	0,002	0,03	1,3	0,09	0,09	0	—	—	3,5	—	B
Cacao (laitage)	—	0,04	0,19	0,2	—	—	1	—	—	0	—	—
Café noir	0	0,01	0,01	0,9	—	—	0	—	—	0	—	B
Cidre brut	—	—	—	—	—	—	—	—	—	5,8	—	B
Cidre doux	—	—	—	—	—	—	—	—	—	2,3	—	B
Campari	—	—	—	—	—	—	—	—	—	16	—	B
Cinzano	—	—	—	—	—	—	—	—	—	12	—	B
Coca-cola	—	—	—	—	—	—	—	—	—	0	—	A
Cognac	—	—	—	—	—	—	—	—	—	33,1	—	0
Eaux-de-vie	—	—	—	—	—	—	—	—	—	40	—	0
Gancia	—	—	—	—	—	—	—	—	—	12	—	B
Ginger ale	0	0	0	0	—	—	0	—	—	0	—	0
Limonades	—	—	—	—	—	—	—	—	—	0	—	0
Poiré pur	—	—	—	—	—	—	4	—	—	5	—	B
Porto	—	—	—	—	—	—	—	—	—	16	—	B
Rhum	—	—	—	—	—	—	—	—	—	35	—	0
Schweppes tonic	—	—	—	—	—	—	—	—	—	0	—	—

ALIMENTS ET BOISSONS	VITAMINES en milligrammes									Alcool en millilitres	Cellulose en grammes	Acidité (A) Alcalinité (B)
	A (l)	B_1 (h)	B_2 (h)	B_3 ou PP (h)	B_5 (h)	B_6 (h)	C (h)	D (l)	E (l)			
Sodas	—	—	—	—	—	—	—	—	—	0	—	—
Thé de chine	0	0	0,04	0,1	—	—	1	—	—	0	—	0
Vin blanc 10°	—	0,004	0,02	0,09	0,06	0,09	0,5	—	—	8,4	—	B
Vin rouge 10°	—	0,004	0,02	0,09	0,06	0,09	0,5	—	—	7,9	—	B
Vin rouge 12°	—	0,005	0,02	0,09	0,06	0,09	0,5	—	—	9,5	—	B
Whisky	—	—	—	—	—	—	—	—	—	36	—	0
25. Eaux minérales (par 100 ml)												
Allemagne Fédérale												
Apollinaris	—	—	—	—	—	—	—	—	—	0	—	—
Belgique												
Bru	—	—	—	—	—	—	—	—	—	0	—	—
Chaudfontaine	—	—	—	—	—	—	—	—	—	0	—	—
Chevron	—	—	—	—	—	—	—	—	—	0	—	—
Spa Monopole	—	—	—	—	—	—	—	—	—	0	—	—
Spa Reine	—	—	—	—	—	—	—	—	—	0	—	—
Spontin	—	—	—	—	—	—	—	—	—	0	—	—
France												
Badoit	—	—	—	—	—	—	—	—	—	0	—	—
Contrexéville	—	—	—	—	—	—	—	—	—	0	—	—
Evian	—	—	—	—	—	—	—	—	—	0	—	—
Perrier	—	—	—	—	—	—	—	—	—	0	—	—
Vichy Célestins	—	—	—	—	—	—	—	—	—	0	—	—
Vichy Hôpital	—	—	—	—	—	—	—	—	—	0	—	—
Bassin de: Saint-Yorre	—	—	—	—	—	—	—	—	—	0	—	—
Bassin de Vichy: Source Regina (Cusset)	—	—	—	—	—	—	—	—	—	0	—	—
Vittel Grande Source	—	—	—	—	—	—	—	—	—	0	—	—
Volvic	—	—	—	—	—	—	—	—	—	0	—	—

26. Potages et bouillons												
Bouillon de bœuf	–	–	–	–	–	–	–	–	–		–	–
Bouillon de poule	–	–	–	–	–	–	–	–	–		–	–
Bouillon cube	–	–	–	–	–	–	–	–	–		–	–
Consommé de bœuf au vermicelle	–	–	–	–	–	–	–	–	–		–	–
Consommé de poule au vermicelle	–	–	–	–	–	–	–	–	–	–	–	–
Potage aux poireaux et pommes de terre	–	–	–	–	–	–	–	–	–	–	–	–
Potage aux légumes	–	–	–	–	–	–	–	–	–	–	–	–
Potage auc champignons	–	–	–	–	–	–	–	–	–	–	–	–
Potage aux tomates	–	–	–	–	–	–	–	–	–	–	–	
Soue á lóignon	–	–	–	–	–	–	–	–	–	–	–	–
Soupe aux pois au lard fumé	–	–	–	–	–	–	–	–	–	–	–	
Soupe de poissons	–	–	–	–	–	–	–	–	–	–	–	–

Table des matières

IMPRESSION : BUSSIÈRE S. A., SAINT-AMAND (CHER). — N° 4743
D. L. JUIN 1988/0099/67
ISBN 2-501-00888-X
Imprimé en France